蔬菜治病

水果疗疾

蔬菜篇

王启才　陈国权　王华

编　著

中国中医药出版社

·北京·

图书在版编目（CIP）数据

蔬菜治病水果疗疾.蔬菜篇 / 王启才，陈国权，王华编著. — 北京：中国中医药出版社，2017.7

ISBN 978-7-5132-4276-9

Ⅰ.①蔬…　Ⅱ.①王…　②陈…　③王…　Ⅲ.①蔬菜－食物疗法　Ⅳ.①R247.1

中国版本图书馆CIP数据核字（2017）第129660号

中国中医药出版社出版

北京市朝阳区北三环东路 28 号易亨大厦 16 层
邮政编码　100013
传真　010 64405750
保定市中画美凯印刷有限公司印刷
各地新华书店经销

开本 880×1230　1/32　印张 7.5　字数 223 千字
2017 年 7 月第 1 版　2017 年 7 月第 1 次印刷
书号　ISBN 978 - 7 - 5132 - 4276 - 9

定价　49.00 元
网址　www.cptcm.com

社 长 热 线　010-64405720
购 书 热 线　010-89535836
侵 权 打 假　010-64405753

微信服务号　zgzyycbs
微商城网址　https://kdt.im/LIdUGr
官 方 微 博　http://e.weibo.com/cptcm
天猫旗舰店网址　https://zgzyycbs.tmall.com

如有印装质量问题请与本社出版部联系（010 64405510）
版权专有　侵权必究

内容提要

本书详细介绍了日常生活中常见的 78 种蔬菜的性味、归经、营养成分及药用价值、调理和防治疾病的范围、单方验方以及食用注意事项等。

通过阅读此书，可以掌握一些基本的食疗知识和方法，其治法符合医理，方法简单易学，是养生和食疗爱好者的理想书籍，现代家庭生活中不可缺少的食疗"医生"和"营养师"。

前言

蔬菜治病，水果疗疾，属于饮食康复疗法的范畴，是中医学宝贵的一部分，在我国有着十分悠久的历史。

食疗可分为食治、食补、食养三大门类，如葱姜治感冒、大蒜治痢疾属于食治；用富有营养的鸡鸭鱼肉之类的食品补脏腑气血之不足，是谓食补；以清淡的谷菜果肉滋养人体，即为食养。三者之间既有区别，又有关联，相辅相成，不可分割。

饮食康复疗法自古有之。古代名医治病，常以食疗为先。在食疗不效或者不愈的情况下，才施以药疗。唐代孙思邈《备急千金要方》就有"凡病以食疗为先"之说。他们认为：食物入口与药物治病同出一理。纵观中医学的药物百草园，许多药物本身就是食品。诸如葱白、大蒜、生姜、红枣、山药、扁豆、百合、绿豆、薏苡仁、莲子、芡实、饴糖、蜂蜜、胡椒、茴香、核桃、白果、枇杷、山楂、乌梅、橄榄、豆豉、冬瓜、丝瓜、木瓜、南瓜子、赤小豆、桑葚、龙眼肉、罗汉果……

本书选择了日常生活中常见的 78 种蔬菜，分别介绍它们的性味、归经、营养成分、药用价值、调理和防治疾病的范围、单方验方以及食用注意事项等。在"药食同源""凡病以食疗为先"的思想指导下，力求把人们日常生活中常吃的蔬菜可以防治疾病的知识传授给广大人民群众，这就是我们修订此书的目的所在。

由于本书通俗、简易、实用、有效，自从 1994 年出版至今，曾先后多次再版，深受全国各地人民群众的欢迎和好评！中国中医药出版社经常接到全国各地的读者来信、来电，要求对本书修订、再版。为了适应当今蔬菜养生的实际需要，我们应出版社的邀请，在原书基础上进行修订、充实，增加了新的蔬菜品种，以及很多食疗养生新内容，并增加了插图，使之图文并茂。

在这次修订过程中，我们得到了湖北中医药大学 2009 级中医教改实验班秦丽、龙清华和 2010 级中医教改实验班梅如冰、励迪鹏同学的大力协助，在此致以衷心谢意！

南京中医药大学教授　　王启才
湖北中医药大学教授　　陈国权
重庆 324 医院主任医师　王　华
2016 年 6 月

（一）佳蔬第一菜 —— **白菜**

白菜，古称"菘菜"，质嫩味鲜，营养丰富，在日常生活中是百姓餐桌上最为常见的食用蔬菜，有"菜中之王"的桂冠，还有"冬日白菜美如笋"之美誉。老百姓常说的白菜有大白菜、小白菜（青菜）、娃娃菜（袖珍大白菜）、卷白菜（包菜）四种。小白菜四季常有，大白菜、娃娃菜和卷白菜一般在冬、春季采收，去根储存。

【营养及药用价值】

白菜性凉、味甘甜；归肺（经）、胃（经）、大肠（经）、膀胱（经）；除了含有糖、脂肪、蛋白质三大营养素之外，还含有大量纤维素（90%以上）、维生素A、B族维生素和维生素C，以及钙（如同牛奶）、磷、铁、锌（在蔬菜中名列前茅，甚至超过肉、蛋）、硒、铬、钼等元素。四种白菜的食疗作用和药用价值大致相同，具有疏风解表、清热解毒、生津解渴、清心除烦、润肺止咳化痰、清胃润肠通便、通利小便消肿等功能，主要适用于伤风感冒、燥热咳嗽、青光眼、眼干、口干、咽炎、声音嘶哑、消化性溃疡、习惯性便秘、尿道感染、冻疮、皮肤病、醉酒，以及容易上火、思虑过度、睡眠不足之人。

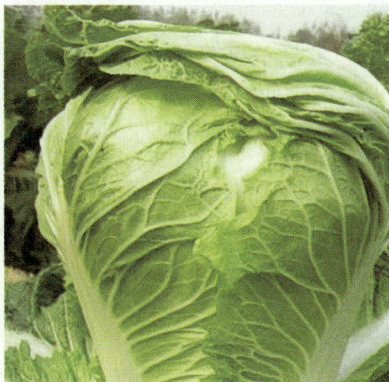

关于白菜，中国的老百姓有"百菜不如白菜""一天不吃青（菜），两眼冒火星""鱼生火，肉生痰，青菜萝卜保平安"等谚语。白菜是低热

量菜蔬，既是日常生活中最不能缺少的绿叶蔬菜，更是高血压、高血脂、肥胖症、糖尿病等患者理想的绿色食品。

纤维素被现代营养学称为"第七营养素"，能促进人体对动物蛋白的吸收，维持血糖在体内的平衡，促进胃肠蠕动，帮助消化，防止大便燥结，保持大便通畅，使肠道的毒素随粪便排出体外，预防肠癌的发生。

维生素 A、维生素 C 以及微量元素硒和钼，都具有很强的抗氧化性能和解肝脏毒的作用，还可以阻止致癌物质亚硝胺的生成和致癌物引起的细胞突变，抑制癌细胞的繁殖，从而发挥一定防癌抗癌的作用。

铁能补血；钙、磷能壮骨；锌能促进小儿的生长、发育，提高男性不育患者的精子活力，加速皮肉创伤的愈合；硒、铬有杀菌消炎、润肤养颜的功效，还有一定的抗癌作用；钼也能阻碍体内致癌物质亚硝胺的形成，有抗癌、防癌的作用，尤其是预防矽肺、乳腺癌和肠癌。

1. 伤风感冒：大白菜根 100 克（洗净、切片），红糖 30 克，生姜 3 片，水煎取汁服，每日 2～3 次；白菜根、白萝卜各 100 克，葱白、生姜各 60 克，水煎取汁服，每日 3 次。

2. 燥热咳嗽、百日咳：白菜或白菜根、冰糖各适量，炖服；白菜、白萝卜各 100 克，甜杏仁 30 克（去皮尖），煮熟后吃菜喝汤，每日 2 次；白菜干 100 克，豆腐皮 50 克，红枣 6 枚，加水适量炖汤，用油盐调味佐膳，每日 2 次。

3. 咽炎、咽喉肿痛、口干舌燥、声音嘶哑：娃娃菜或干冬白菜、大米各 50 克，加适量水煮粥，粥熟时，用花生油少量调味服食，每日 2～3 次。此方也可用于病后食欲不振。

4. 胃痛：白菜根、白萝卜各 200 克，葱白、生姜各 100 克，捣烂炒热后外敷胃脘部。

5. 胃、十二指肠溃疡：白菜适量，捣烂、绞汁，加温内服；小白菜 250 克，洗净，切细，加少量食盐拌腌 10 分钟，用洁净纱布绞取液汁，调入适量的白糖或红糖食用。1 日内分作 3 次，空腹服下。

6. 胃热、便秘：白菜适量，直接用开水煮汤服食（不加盐）；白菜心（切丝）、茭白（切片）各 100 克，大米 200 克，煮粥服食；白菜 60 克，麻仁 15 克（另包），共煮熟后去麻仁，吃菜喝汤，每日 1 ~ 2 次。如果是排毒，可以连服 3 ~ 7 天，每月 1 次（须禁房事数日）。

7. 缺钙：白菜尤其是小白菜中钙的含量很高，而且它的钙磷比例非常适合人体吸收，是防治维生素 D 缺乏症（佝偻病）的理想蔬菜。小儿缺钙、软骨病、脱发患者，可经常煮食小白菜并饮汤。

8. 水肿：娃娃菜有利尿、消水肿作用，能清除体内毒素和多余的水分，促进血液和水分新陈代谢，尿少、水肿者不妨多吃。

9. 尿路感染：轻者取白菜 500 克，加盐少许，捣烂取汁，一次服用 20 毫升，每日 3 次；重者取白菜 1000 克，玉米须、车前草各 100 克，水煎取汁服，每日 3 次。

10. 精神紧张：小白菜所含大量维生素 B_1、维生素 B_6、泛酸等，具有缓解精神紧张的功能作用。

11. 湿疹、丹毒、荨麻疹、过敏性皮炎等皮肤病：白菜适量，捣烂，涂抹患处，干后即换。

12. 青春痘：大白菜有清热解毒、排毒养颜作用，脸上长痘痘的青年人可以多吃。

13. 冻疮：白菜适量，加水浓煎，每晚洗患处。

14. 烫伤、烧伤、刀伤、血肿：将白菜叶放在开水中浸泡，泡软后敷在患处即可消肿止痛。

15. 青光眼：白菜 250 克，薏苡仁 30 克，共煮熟后连同薏苡仁一起服食并喝汤，每日 2 次。

16. 醉酒：白菜心适量，切细，加酱油、醋、盐、麻油、大蒜等调料凉拌生吃；如果因喝酒过多而引起剧烈头痛，可用清水煮白菜，用其蒸汽熏蒸头部，同时配合深呼吸，头痛症状可明显减轻。

17. 木薯中毒：鲜白菜、生萝卜各 1200 克，用凉开水洗净，切碎捣烂绞汁，加红糖适量，分数次服。

18. 癌症：白菜尤其是卷白菜中所含的硒、钼等微量元素，能干扰和影响致癌物质的代谢，使之失去致癌活性；还能干扰癌细胞的蛋白合成和影响癌细胞的能量代谢，有一定的抗癌作用（主要是咽喉癌、食道癌、肺癌、乳腺癌、胃癌、肠癌等）。据美国癌症协会的调查资料显示：在众多的叶花类蔬菜中，白菜和花菜的抗癌效果较好，在抗癌蔬菜中仅次于大蒜排在第二位。

据清史文献记载：慈禧太后晚年得了一场重病，高烧不退、咳嗽痰多、口干舌燥、心慌怕冷，以致呼吸困难、上气不接下气，而且不想吃饭，吃什么吐什么，大小便困难，四肢无力，身上疮疖不断。其症状与现代医学的老年性支气管肺炎并发呼吸衰竭十分相似。宫内御医治疗无效。

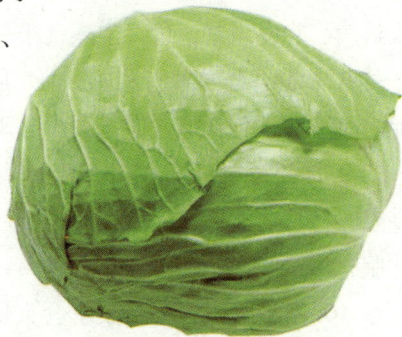

这时有一御医从远道而来的和尚那里讨了一偏方，偏方上写了八个字："少吃肉鱼，多吃白菜。"这时慈禧为了保命，在治疗期间，不再吃那些大鱼大肉了，改吃以大白菜为主的白菜宴。御厨把白菜做成各种式样味道鲜美、清爽可口的菜肴，慈禧食用后慢慢增进了食欲，身体也逐渐康复，她对此赞不绝口，称大白菜为"天下第一菜"。

注意事项

1. 白菜比较容易受到土壤中的重金属污染，鉴于越来越严重的空气污染、废水污染和农药化肥的超标使用，故白菜一定要清洗干净。

2. 食用白菜应先洗后切，且不易在水中久泡；洗后沥干，尽快烹调，不宜吹风；下锅也不宜带水过多，尽量减少维生素的丧失。

3. 因白菜性凉，虚寒咳嗽、痰白量多、脾胃虚寒、肾虚尿频者及产妇哺乳期不宜食用，但可以适量吃娃娃菜。

4. 文献记载：白菜不能与兔肉同吃，会引起呕吐、腹泻。可供参考。

5. 晚餐吃不完的炒白菜不能过夜后再吃，以免造成致癌物质亚硝酸盐的沉积（以下绿叶蔬菜均同）。

（二）适宜生吃的叶用莴苣 —— 生菜

生菜，即"叶用莴苣"的俗称，因主要食用方法是生吃，故而得名。因其有消除多余脂肪的作用，又被人们称之为"减肥菜"。生菜为西餐蔬菜沙拉的当家主菜，将洗净的生菜叶片置于冷盘里，再配以色彩鲜艳的其他蔬菜、瓜果或肉类、海鲜，即是一盘色、香、味俱佳的沙拉。生菜品种不同，口感也有不同，从清甜脆嫩到辛辣刺激皆有，适合的调味汁也有所不同。

生菜按叶片的色泽分为青叶、白叶、紫叶和红叶数种，青叶生菜纤维素多，白叶生菜叶片薄，品质细嫩，紫叶、红叶生菜色泽鲜艳，质地鲜嫩。按叶片的生长状态区分，则分为有叶片皱褶的散叶生菜（奶油生菜、花叶生菜）和球形的团叶包心生菜两种。

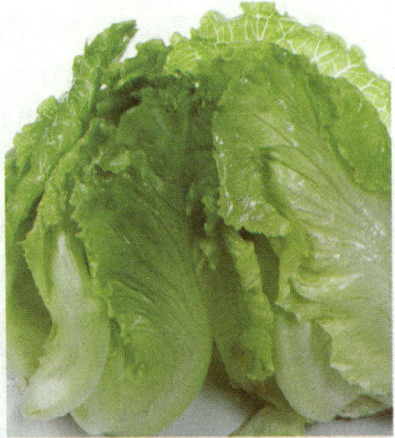

【营养及药用价值】

生菜性凉，味甘、苦（茎叶中含有莴苣素）；归胃（经）、大肠（经）、膀胱（经）；含有丰富的维生素 C 和膳食纤维、碳水化合物、甘露醇、干扰素诱生剂和多种矿物质及微量元素。有清热消炎、养心安神、振奋精神、健脾养胃、清肝利胆、化痰除湿、消脂减肥等功效。适宜于胃病、维生素 C 缺乏症、牙龈出血、神经衰弱、高血脂、肥胖症、肝胆病患者食用；女性经常食用生菜有利于保持苗条健美的身材；甘露醇有利尿和促进血液循环的作用；干扰素诱生剂可刺激人体正常细胞产生干扰素，产生一种"抗病毒蛋白"，从而起到抗病毒的作用。

生菜除了生吃外，还能清炒，或与蒜蓉、蚝油、菌菇、豆腐等同炒食；用叶片包裹牛排、猪排或猪油炒饭，也是一种广为应用的食用方法。另外，肉食、家禽等荤性浓汤里，放入部分生菜，沸滚后迅即出锅，也不失为上等汤菜。

1. 神经衰弱、失眠：清炒生菜镇静催眠，用于辅助治疗神经衰弱、头痛、失眠症。

2. 高血糖：蒜蓉生菜除了具有清炒生菜的功效外，还有消炎杀菌和降血糖的作用，甚至还可以健脑益智。

3. 高血脂、高血压：从菜肴的食疗功效看，清炒生菜不如蚝油生菜和生菜炒菌菇、生菜烧豆腐的效果好：蚝油生菜（炒时不必再加盐）除能降血脂、降血压、降血糖、促进智力发育、抗衰老外，还能利尿、促进血液循环、抗病毒、防治心脏病及肝病。

4. 咳嗽痰多：菌菇炒生菜搭配食用，对热咳、痰多、胸闷、吐泻等有一定的食疗作用。菌菇含有丰富的、易于人体吸收的蛋白质，具有补脾益气、润燥化痰功效。

生菜与营养丰富的豆腐搭配食用，是一种高蛋白、低脂肪、低胆固醇、多维生素的菜肴，具有润燥化痰、清肝利胆、滋阴补肾、养颜润肤、减肥健美的作用。对肺热咳嗽、脾虚腹胀、糖尿病、目赤肿痛等有一定的食疗作用。但由于豆腐含有较多的嘌呤成分，故痛风病人不宜吃生菜烧豆腐。

生菜质地鲜嫩清脆，口感滑利清香。其各种各样的食用方法，尽可能按照自己的口味选择。在肉食量明显增加的富贵年代以及"富贵病"日益增加的现代人中，生菜给人们带来的清爽利口的美好感受的确颇受人们青睐。

注意事项

1. 生菜不耐储存，很容易腐烂变质，新鲜生菜买回后 2 天内必须吃完。

2. 生菜对催熟剂乙烯非常敏感，因此，应避免与乙烯含量较多的苹果、梨子、李子、柿子、香蕉、木瓜、猕猴桃等水果存放在一起，以免诱发赤褐斑点。

3. 生菜性寒，肺寒咳嗽、脾胃虚寒、肾阳虚尿频者及产妇不宜吃或少吃。

4. 患有青光眼和白内障等眼病患者不宜食用蒜蓉生菜（大蒜久食伤肝损眼）。

（三）油菜 —— 炒食、榨油皆上乘

油菜，因为在成长期很容易起薹，故又名"芸薹菜"。具备炒食、榨油两相宜的特点：一般是春季采其薹（连菜叶）作菜蔬；秋季收割成熟种子榨油，即"菜油"。

【营养及药用价值】

油菜性凉，味甘、微辛；归肺（经）、肝（经）、脾（经）；所含营养素有糖、脂肪、蛋白质和多种维生素（尤以维生素A含量最高），含丰富的胡萝卜素、粗纤维素和矿物质（尤以铁含量最高）。具有清热解毒、祛风散血、润肠通便、降脂减肥、消肿止痛的作用，主要用于劳伤吐血、血痢、便秘、高血脂、肥胖病、急性乳腺炎、丹毒、荨麻疹、带状疱疹、无名肿毒等病症。

1. 劳伤吐血：油菜1株，洗净、切碎，水煎服食。每日2次。

2. 血痢、腹痛：油菜适量，捣烂取汁200毫升，外加蜂蜜100毫升，一次温服食50～100毫升，每日3次。

3. 便秘：油菜中含有大量的植物纤维素，能促进肠道蠕动，增加粪便的体积，缩短粪便在肠腔停留的时间。经常食用菜油有润肠通便作用，可治疗多种便秘，并预防肠道肿瘤。

4. 肥胖：油菜籽虽能榨油，但其叶本身却属于低脂肪绿叶蔬菜，且含有较多的膳食纤维，能与其他食物中的胆固醇及甘油三酯结合，并从粪便排出，从而减少脂类的吸收。经常炒食油菜，具有活血化瘀、降脂减肥的作用。

5. 急性乳腺炎：油菜煮汁或捣烂绞汁，每次温服1小杯，每日3次；或用新鲜油菜叶捣烂敷患处，每日更换3次。

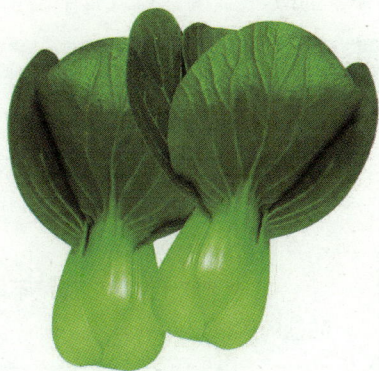

6. 丹毒： 油菜适量，洗净，捣烂敷患处，每日更换 2 ~ 3 次；同时将油菜汁略加温，内服，每次 30 毫升，每日 2 ~ 3 次。

7. 带状疱疹： 油菜叶适量，略加搓揉，炒热后涂擦患处，每日数次。

8. 痈疽、无名肿毒： 油菜适量，煮熟，吃菜喝汤，每日 2 次；或用湿粗纸包鲜菜叶置火灰中煨，趁热捣烂，外敷患处，每日更换 2 ~ 3 次。

9. 免疫低下、缺钙： 油菜含有大量胡萝卜素和维生素 C，有助于增强机体免疫能力。油菜所含钙量在绿叶蔬菜中为最高，常吃可有效补充钙质，治疗和预防骨质疏松症。

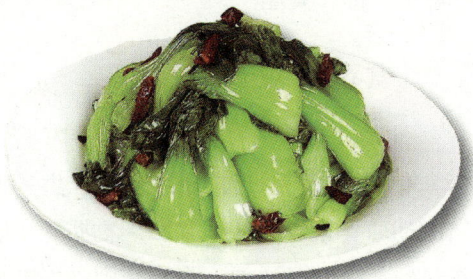

10. 蛔虫性肠梗阻、肠套叠、虫入耳： 菜籽油也有一定的药用价值：例如蛔虫性肠梗阻、肠套叠，急用菜油 120 克，1 次服下；或熟菜油每次服 6 克，每日 4 次（服用后效果欠佳者应尽快送医院就医）；诸虫入耳，可取菜油 1 ~ 2 滴，点入耳中，虫即退出。

注意事项

1. 食用油菜应先洗后切，且不宜在水中久泡；洗后沥干，尽快烹调，不宜吹风；下锅也不宜带水过多，尽量减少维生素的损失。

2. 本品性凉，虚寒咳嗽、痰白量多、脾胃虚寒、肾虚尿频、产妇不宜食用。

3. 晚餐吃不完的炒油菜不能过夜后再吃，以免造成致癌物质亚硝酸盐的沉积。

（四）备受青睐的新品蔬菜 ——油麦菜

油麦菜也称"莜麦菜"，有的地方又叫它"苦菜"，同生菜一样，也是一种尖叶型"叶用莴苣"，故有"凤尾"之称。其营养成分和功能作用同生菜十分相近，所以又名"牛俐生菜"。

【营养及药用价值】

油麦菜性凉，味甘；归胃（经）、大肠（经）、小肠（经）；含有蛋白质、脂肪、维生素A、B族维生素和维生素C、胡萝卜素和钙、铁、锌、硒、铜等成分。其营养价值同生菜相近，是绿叶蔬菜中含维生素和钙、铁、铜比较多的，蛋白质、胡萝卜素、钙、铁、锌、硒的含量均高于生菜，更远远超过莴笋，是一种优等的低热量、高营养的蔬菜。具有滋阴润肺、止咳化痰、养心安神、降脂减肥、提高免疫、抗氧化、防衰老的功效，适用于肺燥咳嗽、高血脂、动脉硬化、肥胖症、神经衰弱、维生素C缺乏引起的坏血病等。

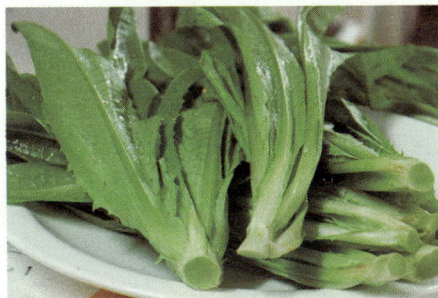

1.肺燥肺热：油麦菜富含维生素A，能保护呼吸道上皮，预防呼吸道感染；润肺，对咽喉部有良好的湿润作用，去除肺燥肺热，有利于局部炎症消失，使人呼吸畅通舒适。

2.咳嗽痰多：适宜咳嗽痰多、黏稠者，能稀释呼吸道炎症和分泌物的黏稠度，使之易咳出；能解除咽喉局部的痒感，从而阻断咳嗽反射。

3.失眠：油麦菜200克，洗净、切段，加少许食盐炒食，每日1次。

4.坏血病：油麦菜的维生素C含量高，对于治疗坏血病（维生素C缺乏症）、预防动脉硬化有明显效果；在抗氧化、抗衰老、防癌抗癌、延年益寿方面也有一定作用。

5.其他：油麦菜中富含的铜对于中枢神经（脑、心、肝）、免疫系统、血液、头发、皮肤和骨骼组织的发育和功能均有重要影响。

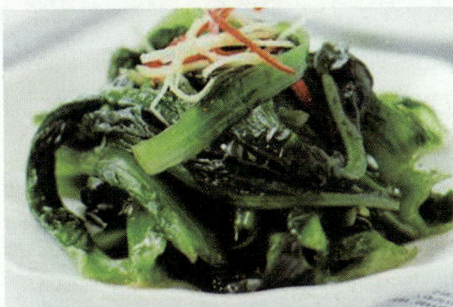

油麦菜的食用方法与生菜相同，既可生食，配各种调料凉拌；又可热炒、作汤，吃起来嫩脆爽口，风味独特，是很多人都很喜爱的一种新品种蔬菜。因其含水量低于生菜，所以烹调时缩水较少。

注意事项

1. 油麦菜对乙烯很敏感，储藏时应远离苹果、梨子和香蕉，以免诱发赤褐斑点。

2. 炒油麦菜的时候切记时间不能过长，断生即可，否则会影响菜的口感和鲜艳的色泽。

3. 油麦菜性质凉寒，肺寒咳嗽、脾胃虚寒、肾虚尿频者及产妇不宜。

（五）红嘴绿鹦哥——菠菜

菠菜，根红叶绿，有"红嘴绿鹦哥"的美名。菠菜本来是两千多年前波斯人栽培的蔬菜，被称为"波斯草"，当时中国称菠菜产地为西域菠薐国，波斯草又被叫作"菠薐菜"，简称为"菠菜"。在距今一千三百多年前的唐代贞观年间，尼泊尔国王那拉提波派使臣把波斯草作为礼物送到长安，献给唐皇，从此菠菜就在中国"安家落户"了。

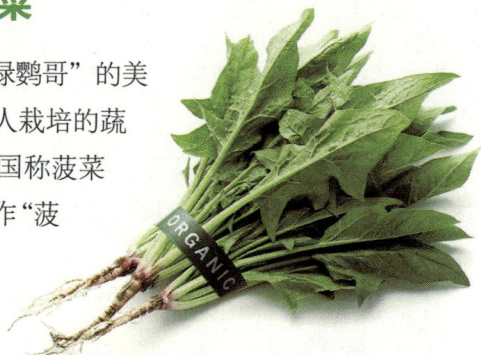

美国的动漫游戏《大力水手》也讲述了一个大力水手的菠菜情结故事：菠菜是大力水手波比的恩物，每到紧急关头，只要他吞下几罐菠菜，肌肉就立即隆起，个子也迅速长高，那些老是想欺负他的坏蛋就会被他打得落荒而逃、怕得要死！对于波比来说，任何时候只要有罐头菠菜在手，就能给他无穷无尽的力量，解决一切难题。

【营养及药用价值】

菠菜性寒凉，味甘；归肺（经）、胃（经）、肝（经）、大肠（经）；

含有糖、脂肪、蛋白质、维生素 A、维生素 B_2，丰富的胡萝卜素、植物粗纤维、微量元素铁、钾等，其中以维生素 A、植物粗纤维含量最高。具有清热除烦、生津止渴、敛汗润肺、健脾养胃、润肠通便、养肝明目等医疗作用，主要适用于贫血、心悸、高血压眩晕、糖尿病、习惯性便秘、红眼病、夜盲症、醉酒、跌打损伤等病症。适当多吃菠菜，能促进人体新陈代谢，促进少年儿童身体发育，增强抗病能力。对于女性来说，还是抵抗衰老、减少皱纹的良药。

1. 咳嗽气喘： 菠菜籽以文火炒黄，研成细末，每次服 4 ~ 5 克，每日 2 次，温水送服。

2. 结核病： 菠菜叶适量，开水浸烫后捞起切段，每天早上加红糖少许凉拌吃。

3. 贫血： 菠菜中含有丰富的铁，维生素 C 又能提高铁的吸收率，并促进铁与造血的叶酸共同作用，有效地预防贫血症。患有贫血、心悸者，宜用菠菜 250 克，开水煮熟，打入鸡蛋 1 ~ 2 个，吃菜喝汤，坚持服用效果良好。

4. 高血压眩晕： 菠菜、海淡菜各适量，煮食；菠菜、芹菜各 250 克，去根、洗净，切成小段，放入开水中浸烫 2 分钟后捞出，拌入麻油、味精等，佐餐食用，每日 2 次。

5. 糖尿病： 菠菜叶中含有一种类胰岛素样物质，其作用与哺乳动物体内的胰岛素非常相似，故糖尿病患者（尤其是 2 型糖尿病患者）不妨经常吃些菠菜以使体内血糖保持稳定。可以用鲜菠菜连根带叶 60 克，白木耳 20 克，鸡内金 15 克，煮熟后吃菜喝汤，每日 2 次。

6. 胰腺炎： 菠菜能促进胰腺分泌，帮助消化，对于慢性胰腺炎也有一定治疗作用。

7. 习惯性便秘、痔疮、肛裂： 菠菜性凉，植物粗纤维长于清理人体胃肠道的热毒，具有促进肠道蠕动的作用，利于排便，可防治便秘，使人容光焕发。可取菠菜 100 克，蜂蜜、麻油各 30 克，拌匀后生吃，早晚各 1 次。

8. 目赤肿痛： 菠菜籽、野菊花各适量，水煎取汁服，每日 2 次。

9. 夜盲症、口角炎： 菠菜的维生素 A 含量最高，能够保护视力，防止夜盲、口角炎等维生素缺乏症的发生。可用菠菜500克，捣烂取汁，每次分2次饭后服下；或菠菜加猪肝（羊肝）250克，炖熟而食，常服。

10. 眼病： 菠菜里还含有一种能防止阳光对视网膜的损伤的类胡萝卜素，每周吃2～4次菠菜，可预防和延缓视网膜退化，降低失明的危险。

11. 脱发： 菠菜50克，黑芝麻20克，炒食，每日1次，连服2周以上可见效果。

12. 醉酒： 菠菜适量，洗净，用开水先焯一下，切成段，加酱油、醋，凉拌生吃。

13. 跌打损伤： 菠菜250克，捣烂取汁，每次以黄酒冲服半杯，每日3次。

14. 肺癌、乳腺癌术后： 常用凉拌菠菜作为调理菜谱，菠菜300g，香油、酱油各5g，花椒油、鲜姜丝、精盐各3g，味精、醋各适量。菠菜切成6～7cm大小的段，锅内加清水，烧沸，加入菠菜段略焯，捞出控净水，轻轻挤一下，装入盘内晾凉；把鲜姜丝及其他调料一起加入凉菠菜中，拌匀服食。这道菜被誉为肺癌患者的"免死金牌"。

15. 衰老： 菠菜中含有大量的抗氧化剂，具有促进细胞增殖、激活大脑功能、增强青春活力的作用。经常食用能延缓衰老、益寿延年。

注意事项

1. 菠菜比较容易受到土壤中的重金属污染，鉴于越来越严重的空气污染、废水污染和农药化肥的超标使用，故菠菜一定要清洗干净。

2. 菠菜性凉，故凡阳虚多寒、肺寒咳嗽、脾胃虚弱腹泻、肾虚尿频者及产妇不宜食用。

3. 尽管菠菜含铁量很高，但因其会干扰锌和钙的吸收，所以不宜单纯用它来补铁、补血，尤其不宜给儿童多吃。

4. 菠菜会引起痛风发作，痛风患者不宜吃（万一致痛，生吃红皮大萝卜或绞汁饮服可解）。

5. 菠菜含有草酸，圆叶品种含量尤多，故食用前宜用沸水稍加焯烫，以减少草酸含量。生菠菜与豆腐等其他含钙食品同煮食也要先用沸水焯烫后方可，避免形成草酸钙，影响钙的吸收；结石患者不宜多吃。

（六）苋菜 ——蔬菜、药用两相兼

据说，苋菜最早生长在美洲，后来，征服美洲的欧洲人觉得苋菜叶子红绿相间，十分好看，就将其带回欧洲，种植在公园里作为景观。再后来才传到亚洲、非洲各地。在我国，中原地带称苋菜为"旱菜"，上海人称"米苋"，东北人称"芸青菜"，有青苋、红苋、青红相间、野刺苋四种，药用以红苋菜为主。

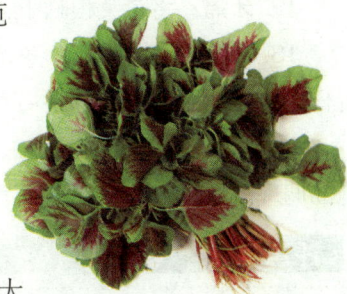

【营养及药用价值】

苋菜性寒凉，味甘甜；归肝（经）、大肠（经）、小肠（经）、膀胱（经）；含有蛋白质、脂肪、碳水化合物、维生素 A、维生素 B、维生素 C、胡萝卜素、粗纤维及钙、磷、铁、钾、钠、镁、氯等。具有平降肝火、清热明目、利水通淋、消肿散结、凉血止血、解毒杀虫等作用，主要适用于肝阳上亢、肝火上炎之头晕痛、目赤肿痛及耳鸣、牙痛、咽痛、肠炎、痢疾、二便不利、产后腹痛、皮肤瘙痒、毒虫咬伤等病症。

1. 肝火上炎之头晕、头痛、目赤肿痛： 平日里多吃苋菜，以疏风清热、平降肝火。

2. 肠炎： 多吃苋菜可作为辅助治疗；鲜野苋菜根 30 ~ 60 克，水煎取汁服，每日 2 次。

3. 痢疾： 鲜野苋菜根 30 ~ 60 克，马齿苋（或海蚌含珠、凤尾草）30克，水煎取汁服，每日 2 ~ 3 次；妇人产后下痢，可选用紫红苋菜一把煮汁，再加粳米煮粥吃，数次可愈。

4. 大便不通： 鲜苋菜一把，水煎取汁服，每日 2 ~ 3 次。

5. 产后腹痛： 红苋菜 50 克，干炒至黄，研为细末，加红糖适量，开水冲服。每日 2 次。

6. 尿道炎、血尿： 鲜野苋菜根、车前草各 30 克，水煎取汁服。每日分3 次服用。

7. 小便不利： 新鲜苋菜一把，与猪肉一同煮食。坚持服用，可收良效。

8. 皮肤疖肿：苋菜叶、生鲫鱼适量，同捣烂，敷患处。每日更换 2～3 次。

9. 漆疮瘙痒：苋菜适量，水煎外洗。每日 2 次。

10. 小腿溃疡：鲜苋菜适量，捣烂，以蜂蜜调敷患处。每日 2～3 次。

11. 毒蛇咬伤：新鲜苋菜适量，捣烂外敷，干后即换。

12. 牙痛：将苋菜根晒干，烧存性，研为细末，沾粉涂抹痛处。

13. 咽炎、扁桃体炎：将苋菜连根带叶晒干，研为细末，吹入咽喉部，每日 3～4 次；鲜苋菜 30～60 克捣汁或水煎，加白糖或蜂蜜调服。

14. 甲状腺肿、子宫肌瘤、子宫癌：红苋菜 200 克，水煎常食，可作辅助调理。

注意事项

1. 本品寒凉、破瘀血，体质虚弱、肺寒咳嗽、痰白量多、脾胃虚寒、肾虚尿频者及产妇不宜食用。

2. 晚餐吃不完的炒苋菜不能过夜后再吃，以免造成致癌物质亚硝酸盐的沉积。

（七）芹菜清肝降"三高"

芹菜的药用历史早于食用，先是良药，后为佳蔬，既可炒食，又能凉拌。芹菜有"旱芹"和"水芹"两种，旱芹又有"香芹"和"药芹"之别（香芹茎短而圆，有香气，适合凉拌；药芹茎长而扁，有药味，也可以食用，但只宜炒食）。人们平常吃的芹菜以旱芹为主，水芹只在我国的南方才能栽培（是江南传统食物"水八仙"之一）。

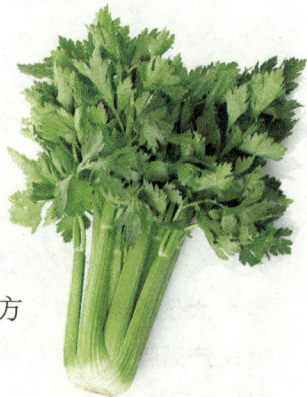

【营养及药用价值】

芹菜性凉，味辛、苦、微甘；归肺（经）、肝（经）、胃（经）、膀胱（经）；主要含蛋白质、碳水化合物、脂肪三大营养素和维生素A、维生素B、维生素C、维生素P、粗纤维素、部分矿物质（以磷和钙的含量较高）、黄酮类、挥发油、甘露醇等，其挥发性芹菜油，芳香扑鼻，沁人心脾，能促进食欲，增加胃口。

芹菜营养价值高，药用价值大，旱、水两种芹菜的药用价值大同小异。具有润肺止咳、健脾和胃、平肝降压、消脂减肥、软化血管、健脑益智、利尿除湿、调经止带等多种医疗作用。可用于感冒、咳嗽、胃肠功能差、食欲不振、消化不良、腹泻、肝炎、高血压、高血脂、肥胖症、冠心病、尿路感染、小便不利、月经不调、带下、乳腺炎、儿童发育欠佳以及腮腺炎等系列病症。因芹菜中含有大量粗纤维素，有通便作用，经常食用还可预防大肠癌。

1. 感冒发热：芹菜适量，捣烂取汁或水煎取汁服，每次50毫升。每日2次。

2. 支气管炎：芹菜根1把，橘皮9克，饴糖30克。前二者炒至微黄，饴糖用开水冲化，混合水煎取汁内服。每日2次。

3. 百日咳：芹菜500克，捣烂取汁，加少许食盐，隔水温热，每日早、晚各服50毫升。

4. 肺结核咳嗽：芹菜根30克，加蜂蜜水炒食。每日2～3次。

5. 急性胃炎：芹菜60克，甘草15克，水煎取汁，打入鸡蛋1个，吃蛋喝汤。

6. 腹泻：鲜嫩芹菜15克，黄芩9克，水煎取汁服，每日3次；小儿腹泻只用芹菜，不加黄芩。

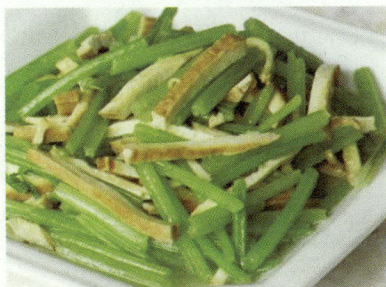

7. 传染性肝炎：芹菜100～150克，捣烂取汁，加蜂蜜炖服，每日2～3次；芹菜400克（切段），猪瘦肉200克（切片），煮汤，调味服食。

8. 高血压病、肝阳上亢头痛、眩晕、目赤、心烦易怒：《本草推陈》中有"芹菜粥治肝阳头昏、面红目赤、头重脚轻、行走飘摇"等，这些症状与现代医学的高血压病的表现正好一致。

（1）芹菜适量，水煎代茶。

（2）芹菜适量，捣烂取汁，口服20～30毫升，每日2次。

（3）芹菜300克，大枣10枚，水煎加白糖调食，每日2次。

（4）芹菜400克（切段），猪瘦肉200克（切片），煮汤，调味服食。

（5）芹菜150克（洗净、切碎），粳米100克。粳米煮粥，将熟时加入芹菜同煮一会，加冰糖或白糖调味作晚餐食用。

（6）芹菜、菠菜各250克，去根、洗净，切成小段，放入开水中浸烫2分钟后捞出，拌入麻油、味精等佐餐食用。每日2次。

9. 高血脂、肥胖症： 芹菜500克，水煎加白糖代茶常饮。

10. 糖尿病： 芹菜500克，捣烂取汁，每日分2次服完，长期坚持服用，必有良效。

11. 失眠： 芹菜50克水煮取汁，睡前半小时饮服，连服2周以上；芹菜150克（或芹菜根90克），酸枣仁10克，水煎服，每日2次。

12. 尿路感染、小便不利、血尿： 水芹菜500克，捣烂取汁，每次服50～100毫升，每日2～3次。

13. 月经不调： 芹菜500克，水煎加红糖内服；或芹菜50克，益母草15克，茜草6克，水煎取汁服，每日2次。

14. 带下： 芹菜50～100克，以水、酒各半煎汤服。每日2次。

15. 产后腹痛： 干芹菜60克，水煎加红糖和黄酒，空腹时缓缓服下。

16. 腮腺炎、乳腺炎： 水芹菜适量，捣烂加茶油调敷患处，每日2～3次。

17. 腰肌劳损： 老芹菜梗120克，杜仲10克，水煎取汁服，每日2～3次。

注意事项

1. 芹菜尤其是水芹菜比较容易受到重金属的污染，鉴于越来越严重的空气污染、废水污染和农药化肥的超标使用，芹菜一定要清洗干净再食用。

2. 食用芹菜应先洗后切，且不宜在水中久泡；洗后沥干，尽快烹调，不宜吹风；下锅也不宜带水过多，尽量减少维生素的丢失。

3. 本品性凉，虚寒咳嗽、痰白量多、脾胃虚寒、肾虚尿频者及产妇不宜食用。

4. 现代营养学研究表明：芹菜叶子的营养价值远比梗要高得多，按传统吃法弃之实在可惜，理应茎叶一同食用。

5. 晚餐吃不完的炒芹菜不能过夜后再吃，以免造成致癌物质亚硝酸盐的蓄积。

（八）"绿色精灵"——空心菜

空心菜名"蕹菜"，又名"无心菜""通心菜"。古时候，蕹菜只是生长在南方，是南方人常吃的一种蔬菜。关于空心菜的来历，在江苏还流传着这样一个故事：

传说殷纣王十分宠爱妲己，整日陪着她花天酒地，游山逛景，对朝事却不加过问。有一天，妲己心里不高兴，平白无故地装作心痛，把纣王给吓坏了，赶忙问："你这病让谁给你治一治？"妲己哭着说："非圣人之心不能治。"纣王又问："你说要用谁的心？"妲己一口咬定地说："比干之心方能治我的心痛病。"比干是纣王的叔父，纣王并不知道他在什么地方得罪了妲己，但为了自己的娇妃，纣王就什么也不顾了。

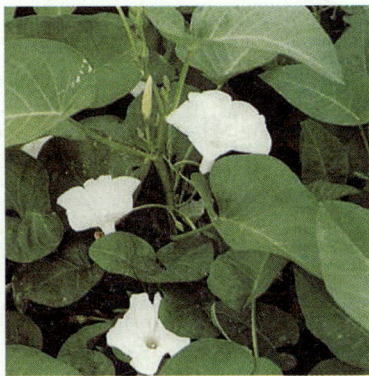

他对比干说："今日必须将你的心交上来一用。"比干听完后，知道是妲己出的坏主意，也不敢违抗，就安排好家小，随后准备将心献上。在回府的途中，比干突然遇到一位仙翁。仙翁手持仙鞭对比干说道："你将要遭取心之害，我送你一粒药丸，你把它吞下去，取心后你还会长出一颗来。"说完就飘然而去。比干吞下药丸，取心交于纣王，随后按老仙翁的吩咐，骑马逃走了。当他逃到一千多里外的一个地方后，看到一个美貌女子在卖菜，比干从未见过这种菜，就下马问道："这是什么菜？"卖菜女回答说："无心菜。"比干又问："无心？那菜怎么活呀？"卖菜女说："菜无心不能活，人无心岂能活？快从马上摔下来吧！"话音刚落，比干就从马上摔下来没气了。原来这个卖菜女就是妲己所变，故意来伤害比干的。后来，人们为了忌讳"无心"二字，就将"无心菜"改叫"空心菜"了。

早期空心菜只是贫苦人家饭桌上必有的菜，小孩子见了都皱眉头，万不得已才夹几片塞进嘴里。近些年，空心菜"晋升"成为养生保健菜，身价倍增，堂而皇之进入大餐馆、大酒店，成了保健人士必点的主菜。

【营养及药用价值】

空心菜性寒，味甘；入肺（经）、大肠（经）、小肠（经）；富含蛋白质（比等量西红柿高 4 倍）、脂肪、糖类、B 族维生素、维生素 C，叶绿素、粗纤维、胡萝卜素以及钙（比等量西红柿高 12 倍）、钾、氯等调节水液平衡的元素，有"绿色精灵"之称。清热凉血止血、利湿利尿消肿、润肠通便排毒，适用于小儿夏季热、糖尿病、高血脂、肥胖症、多种出血症如鼻出血、肺热咯血、淋浊尿血、便秘痔疮便血以及肠炎、痢疾、无名肿毒、跌打损伤、毒虫咬伤等。

1. 小儿夏季热、口渴、尿黄: 鲜空心菜（切段）、西瓜翠衣（外皮，切碎）各 100 克，荸荠 6 个（去皮、切片），共煮汤，每日服 3 次，连服数日。

2. 糖尿病: 鲜空心菜梗 60 克，玉米须 30 克，水煎取汁服，每日 2～3 次；或鲜空心菜 250 克，玉米须 200 克，水煎代茶饮，每日 1 剂。

3. 高血脂、肥胖: 空心菜的水浸出液能降低胆固醇、甘油三酯，具有降脂减肥的功效。

4. 肺热咯血、鼻出血、尿血、便血: 空心菜（连根）200 克，白萝卜 100 克，一同捣烂取汁，加蜂蜜调服，每日 2 次。

5. 胃肠有热、小便黄赤、肠燥便干、痔疮便血、肠道肿瘤: 空心菜含大量的纤维素，可促进和增强肠道蠕动，润肠通便，对防治便秘和肠道癌肿有积极的预防作用。

6. 肠炎、痢疾: 空心菜性寒，又是碱性食物，饮服菜汁可降低肠道的酸度，预防肠道内的菌群失调，对金黄色葡萄球菌、链球菌、大肠杆菌、痢疾杆菌等有抑制作用，可预防肠道感染。夏季经常吃，或空心菜根茎 120 克，水煎取汁常服，可以防暑解热，凉血排毒，防治肠炎、痢疾。

7. B 族维生素缺乏: 鲜空心菜 100 克，葱白 30 克（洗净、切段），一起煮汤，加食盐调味，常服食。

8. 白带过多且有异味: 空心菜（连根）250 克，鲜白木槿花 90 克（干花 30 克），炖猪肉或鸡蛋，吃肉喝汤。

9. 疮痈、无名肿毒、跌打肿痛: 空心菜适量，捣烂，加酒调敷患处，每日数次。

10.痱子、湿疹： 空心菜梗适量，炕干研末，加茶油调敷患处，每日数次。

11.带状疱疹： 鲜空心菜梗适量，在瓦上焙焦后，研成细末，用茶籽油搅成油膏状备用。患处先用浓茶汁清洗，擦干后涂搽此油膏，每日 2～3 次。

12.口臭、牙龈肿痛或龋齿牙痛： 空心菜中的叶绿素可洁齿、防龋、除口臭，可用空心菜根 120 克，醋与水各 250 毫升，同煎汤含漱，每次 10 分钟，每日 3 次。

13.毒菌中毒： 鲜空心菜捣汁大量灌服；如果能再加甘草 120 克，金银花 30 克，煎取浓汁，一起灌服，解毒效果更佳。

14.急性砷（砒霜）中毒、断肠草和木薯中毒： 鲜空心菜 500 克，用凉开水洗净，切碎捣烂，用消毒纱布绞汁灌服。

15.其他： 空心菜属于碱性食物，食用后可改变体内的酸度环境，增强体质，促进健康。还能润泽皮肤，养颜减肥，堪称美容佳品。

注意事项

1. 空心菜属于水生菜种，它也有个致命的弱点，那就是对环境污染土壤中的铅、汞、铬、镉、砷等重金属有较强的吸附力，很容易形成"问题"蔬菜。一旦吃多了，就会出现发热、头痛、头昏、呕吐等多种身体不适症状，严重者会嗜睡甚至昏迷。长期多吃，铅过量可引起血液病，镉过量会引起癌症。虽然从科学的角度讲，土壤中的重金属检测超标，种出的产品不一定超标，但是我们最好还是尽量少吃有污染的"问题"蔬菜。

2. 食用空心菜应先洗后切，且不易在水中久泡；洗后沥干，尽快烹调，不宜吹风；下锅也不宜带水过多，尽量减少维生素的丢失。

3. 本品性凉，体质虚弱、血压偏低、肺寒咳嗽、痰白量多、脾胃虚寒、大便溏泄、肾虚尿频者及产妇不宜食用。

4. 空心菜有止血作用，脑血栓患者最好不要吃。

5. 晚餐吃不完的炒空心菜不能过夜后再吃，以免造成致癌物质亚硝酸盐的聚积。

（九）清香茼蒿理肝气、养心神

茼蒿，又称"蓬蒿""艾菜""蒿子秆""皇帝菜"，由于它的花很像野菊，也叫"菊花菜"，它的茎和叶都可以吃，有蒿之清气、菊之甘香。

【营养及药用价值】

茼蒿性平，味辛、甘；入心（经）、肝（经）、脾（经）、胃（经）；含碳水化合物、丰富的胡萝卜素（超过一般蔬菜）、B族维生素、维生素C，氨基酸、粗纤维和钙、磷、铁、钾、钠、镁、氯等元素。具有养心安神、疏肝理气、调和脾胃、化痰除湿、通利二便之功效，主要用于高血压、头晕目眩、神经衰弱、心悸、失眠、健忘、咳嗽痰多、食欲不振、消化不良、二便不利、疝气等病症。

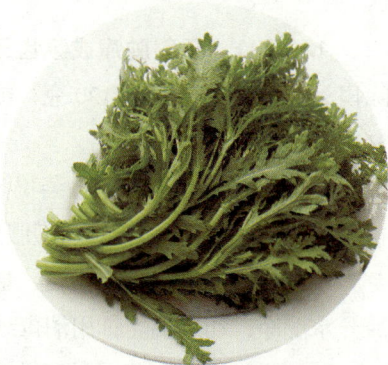

1. 高血压、头晕目眩：茼蒿1把，捣烂取汁，一次以温开水冲服20～30毫升，每日2次；鲜茼蒿250克，鸡蛋3枚，打汤饮服。降压、安神，对高血压性头昏脑胀有较好的治疗作用。

2. 神经衰弱、心悸、失眠、健忘：茼蒿内含丰富的维生素、胡萝卜素及多种氨基酸，可以养心安神、稳定情绪、防止记忆力减退。可取鲜茼蒿、菊花各60～90克，加鸡蛋打汤，一日分2次服食；或茼蒿350克，猪心250克，葱花适量，煸炒至熟食用。

3. 咳嗽痰多：茼蒿气味芳香，可以避秽化浊、除痰开郁。取茼蒿90克，水煎取汁，加冰糖适量，融化后分2次服用；也可以与白菜、萝卜同煮食。

4. 脾胃虚弱、消化不良、食欲不振、大便不利：茼蒿中含有特殊香味的挥发油，有助于宽中理气、消食开胃、增加食欲，所含粗纤维有助肠道蠕动，促进排便，达到通腑利肠的目的。可以用茼蒿250克（洗净），在滚开水中焯一下，再加麻油、盐、醋拌匀即食。

5. 水肿：所含钾、钠矿物盐，能调节体内的水液代谢，通利小便，消除水肿。

6. 疝气：疝气有坠涨感、少腹冷痛者，宜食本品辅助治疗。

注意事项

1. 茼蒿辛香滑利，胃虚泄泻者不宜多食；芳香辛散，热性病患者也不宜食用。

2. 晚餐吃不完的炒茼蒿不能过夜后再吃，以免造成致癌物质亚硝酸盐的聚积。

（十）木耳菜——古时家蔬谱新篇

木耳菜，原产于亚洲热带地区，作为时蔬，在我国已经有 1500 多年的历史。因为它的叶子近似圆形，肥厚而黏滑，在咀嚼时如同吃木耳一般清脆爽口，故而得名。其别名甚多，有"落葵""无葵""藤菜""汤菜""御菜""繁露""软姜子""西洋菜""篱笆菜""紫角叶""紫豆菜""胭脂菜""豆腐菜""染浆叶"等。以幼苗、嫩梢或嫩叶食用，既可凉拌、清炒，也能做汤、烫食，其味清香，清脆柔嫩，滑腻爽口。

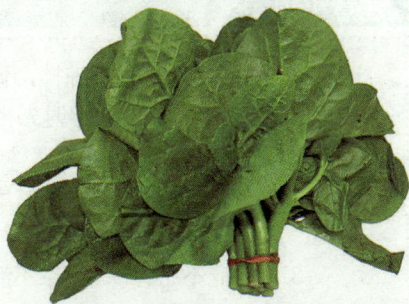

【营养及药用价值】

木耳菜性寒，味甘、酸；归心（经）、肝（经）、脾（经）、大肠（经）、小肠（经）；所含营养素除糖、蛋白质较少以外，其他营养成分与苋菜不相上下，维生素 A、B 族维生素、维生素 C、维生素 E、胡萝卜素、膳食纤维以及钾、钠、钙、磷、镁、铁、硒、锌、锰等元素的含量都比较高，脂肪少、热量低。具有清热解毒、润肠通便、强筋壮骨、降压降脂减肥的功效，适用于便秘或痢疾、贫血、缺钙、骨质疏松症、高血压、高血脂、肥胖症、肝胆病、皮肤炎症、疮疡痈疖等。

1. 营养型贫血、缺铁性贫血：木耳菜的铁含量比苋菜略高，是菠菜的2～3倍，很适合缺铁性贫血患者食用。

2. 缺钙、骨质疏松症：木耳菜的钙含量比苋菜略高，而且草酸含量极低，补钙效果好还不会形成结石，是难得的天然补钙佳品。

3. 高血压：木耳菜益肾阴、平肝阳、利小便、清热凉血，经常食用有滋阴潜阳、降血压的作用，极适宜血压偏高的中老年人食用。

4. 高血脂、肥胖：木耳菜脂肪含量少、热量低，在清热解毒、润肠通便的作用下，发挥降脂减肥作用，适用于便秘或痢疾、高血脂、单纯性肥胖症患者。

5. 皮炎、痤疮：木耳菜维生素 C 含量高，在清热解毒、润肠通便的作用下，发挥养颜美容功效，适用于皮肤粗糙、弹性差且容易发皮炎、生痤疮、疖肿者。

6. 癌症：据现代研究，木耳菜菜叶中富含一种黏液，有一定的抗癌防癌作用。

注意事项

1. 木耳菜只宜素炒或凉拌，不宜放酱油。炒食要大火短时间爆炒，时间长了容易出黏液；凉拌时先将木耳菜择洗干净，入开水锅里快速焯一下，捞出、摊开晾凉，放鸡精、食盐、麻油、蒜泥拌匀即可食用。

2. 本品性凉，泻热滑肠，凡虚寒咳嗽、痰白量多、脾胃虚寒便溏腹泻、肾虚尿频者及女性经期和孕妇、产妇皆不宜食用。

3. 晚餐吃不完的炒木耳菜不能过夜后再吃，以免造成致癌物质亚硝酸盐的聚积。

（十一）观音菜——补益气血的新宠蔬菜

观音菜，又名"红背菜""紫背菜""红玉菜""血皮菜""叶下红""补血芽""紫背天葵""天葵秋海棠""两色三七草"等。观音菜的茎叶质地柔软嫩滑，食用时具有特殊风味，是一种集营养保健价值与特殊风味为一体的高档保健新宠蔬菜。

观音菜可均衡营养，且食用方法灵活多样，既可以凉拌、做汤，也可素炒、荤炒，柔嫩滑爽，风味别具一格。此外，还可将观音菜泡酒、泡水做成药酒或保健茶饮用等；用开水冲泡后的观音菜茶，其色紫红，味微酸，清香可口，若加入少许白糖，其味更佳，观音菜凉拌时先用盐处理半小时，再倒去盐水，加入糖和醋即可；煮食时先用开水焯一下，再加入蒜、酱油、香油等即可食用；炒食拌加腐乳、沙拉酱等佐料，风味更佳。

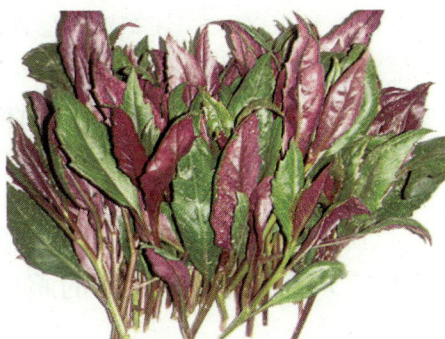

观音菜耐储存，常温下可鲜储 1 周左右不变色、不腐烂。

【营养及药用价值】

性凉、味甘淡、辛；入肺（经）、肝（经）、肾（经）、大小肠（经）；含有充足的水分、脂肪、粗蛋白、维生素 A、B 族维生素、维生素 C（尤以鲜嫩茎叶和嫩梢的含量较高）、维生素 E、膳食纤维以及钾、钙、铁、磷、铜、锌、锰等物质。有补益气血、生津止渴、润肺止咳、清热解毒、散瘀消肿、抗病毒、抗寄生虫、抗肿瘤等作用，主要用于气血不足、缺铁性贫血、咯血、盆腔炎、血崩、痛经和创伤止血等。

1. 贫血： 观音菜富含造血功能的铁、维生素 A 原、黄酮类化合物，对治疗一些血液病（如营养型贫血、缺铁性贫血）有很好的疗效。对老人、儿童和产后妇女具有较好的保健功能。中国南方一些地区更是把观音菜作为一种补血的良药，作为产后妇女食用的主要蔬菜。

2. 免疫低下： 观音菜中的维生素 E、锌、锰、黄酮类物质等具有增强机体免疫力的作用，能强身健体，提高对疾病的抵抗力。

3. 衰老： 人体抗氧化作用减弱或不能及时清除自由基是人体衰老的主要原因。体内清除自由基的防御体系主要有两套：一是酶防御体系，如超氧化物歧化酶（SOD）、过氧化物酶等；二是非酶防御体系，如维生素 A、维生素C、维生素E、黄酮类物质等。观音菜含大量维生素C和部分维生素A、维生素E，而铁、铜、镁等微量元素又是上述酶的辅基，因此，常吃观音菜能增强人体抗氧化和清除自由基的能力，从而达到推迟衰老、益寿延年的目的。

（十二）色、香、味俱佳的豌豆苗

豌豆苗又名"安豆苗""寒豆苗"，为豆科植物豌豆的嫩苗，即刚从豌豆种子萌芽而生长的初生芽，苗茎长白而细，叶在苗茎顶段。豌豆苗颜色嫩绿，具有豌豆的清香味，最适合于做汤和涮锅，也可以清炒。营养丰富、气味清香，吃起来清香柔嫩、滑利爽口，不仅味道鲜美独特，而且色、香、味俱佳，营养价值高，绿色无公害，不失为餐桌上的上乘蔬菜，备受人们的青睐。

【营养及药用价值】

豆苗性寒、凉，味甘；归脾（经）、胃（经）、大肠（经）；富含优质蛋白、碳水化合物、B族维生素、维生素C、胡萝卜素、粗纤维、多种人体必需的氨基酸以及多种矿物质、微量元素，尤其是钙、钾、钠的含量在绿叶蔬菜中所占的比例偏高，是营养素很均衡的一种绿叶蔬菜，其营养价值几乎可以同西兰花媲美，除了维生素A和胡萝卜素含量比西兰花稍微逊色之外，其他成分均旗鼓相当，在钾和钠的含量比例上甚至还略高一筹。有补中益气、帮助消化、润肠通便、利尿消肿、降压减肥、清热解毒、通利乳汁等作用，适用于脾胃不适、脘腹胀痛、呃逆或呕吐、二便不利、血压偏高、水肿型肥胖、乳汁不通等症。

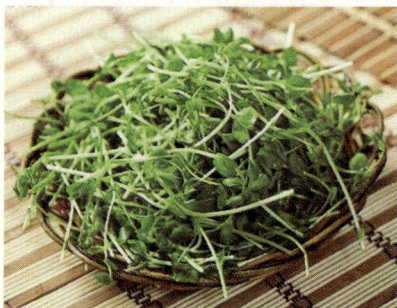

1. **便秘**：富含粗纤维，能促进大肠蠕动，通利大肠，治疗便秘。
2. **水肿**：豌豆苗中的钾，有利于高血压人群降低血压，更可帮助排除体内多余的水分，从而达到减肥的效果，适合于水肿型肥胖者。

3. 糖尿病： 豌豆苗和猪肉同食，对预防糖尿病有较好的作用。

4. 晒伤： 常吃豌豆苗能使晒黑的肌肤恢复白皙，使肌肤清爽不油腻。

5. 癌症： 豌豆苗富含维生素 C 和能分解体内亚硝胺的酶，可分解亚硝胺，有一定的抗癌防癌作用，适宜跟烧烤食品一起吃。

6. 免疫低下： 豌豆苗的优质蛋白能增强机体免疫功能，提高机体的抗病能力和康复能力，有利于养生和健康长寿。

> **注意事项**
>
> 豌豆苗性凉，虚寒咳嗽、痰白量多、脾胃虚寒、肾虚尿频遗精者及产妇不宜食用。

（十三）延缓衰老、抗癌防癌佳蔬 ——花菜

花菜又称"菜花""花椰菜""椰菜花""甘蓝花""球花甘蓝"等，有白、绿两种，绿色的又叫"青花菜""西兰花"，是花菜中的上品。

【营养及药用价值】

花菜性平偏凉、味甘；归肺（经）、胃（经）、肝（经）、脾（经）、肾（经）；白花菜和青花菜的营养成分和功能作用基本相同，含蛋白质、脂肪、多种维生素（尤以维生素 C 最为丰富，是蔬菜中含量最高的一种）、胡萝卜素（青花菜高于白花菜）、氨基酸、铁、磷等。有滋阴润肺、生津润喉、健脾养胃、滋补肝肾、强筋壮骨、健脑益智、抗氧化、防衰老、防治癌症等作用，适用于肺燥干咳、咽喉干痛、脾胃虚弱、小儿发育迟缓、肢体痿软、久病体虚、头晕、耳鸣、健忘以及乳腺癌、胃癌、直肠癌等病症的防治。

1. 气虚咳嗽： 花菜 200 克，百合 100 克，杏仁 50 克，冬虫夏草 10 克，鸡蛋 2 个。前 4 味煲汤，起锅前打入鸡

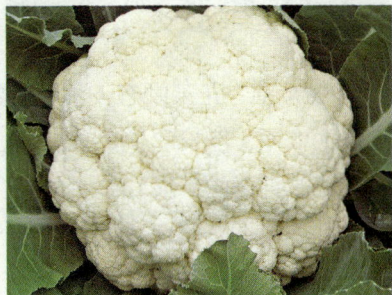

蛋，加湿淀粉少量，烧开，酌加调料即可。适用于肺气不足、肾不纳气引起的咳嗽气短、干咳少痰、腰酸腿软、消瘦乏力等症。

2. 脾肾两虚：猪腰或羊肾 1 对，剖开去筋膜，冷水泡半日；黑木耳 100 克凉水泡开，花菜 200 克掰小块，洗净开水焯过；猪腰（羊肾）切丁，同黑木耳爆炒，酌加盐、姜、蒜末，炒至八分熟时加入花菜，炒熟即可。适用于脾肾虚弱引起的食欲不振、消化不良、头晕耳鸣、腰膝酸软，或放化疗引起的面色晦暗、乏力倦怠等。

3. 暑热烦渴、小便黄赤：花菜 60 克，水煎代茶。适用于暑热之际烦热口渴、小便黄赤、大便秘结不畅通。

4. 上火：青花菜 250 克（洗净），白木耳 50 克（泡开），菊花少量，冰糖少许，文火煲约半小时，拣出菊花，放凉后食用。用于热邪伤阴引起的肝胆火旺、口苦咽干、头痛目赤、胃热口臭、不思饮食，或放疗引起的气阴两虚等症。

5. 心血管疾病：西兰花是含有类黄酮最多的食物之一，是最好的血管清理剂，能够阻止胆固醇氧化，增强血管弹性和韧性，不容易破裂，防止血小板凝结，因而能减少心脏病与中风的危险。

6. 血小板减少、维生素 K 缺乏症：有些人的皮肤一旦受到小小的碰撞就会青一块紫一块的，这是因为体内缺乏维生素 K 或血小板减少的缘故。这种病患者应该经常吃花菜。

7. 色斑：吃花菜还能降低形成黑色素的酶，阻止皮肤色素斑的形成，对肌肤有良好的美白润肤效果。

8. 免疫低下：花菜的维生素 C 含量极高，不但有利于人的生长发育，更重要的是能提高人体免疫功能，促进肝脏解毒，增强人的体质，增加抗病能力。

9. 癌症：花菜中有一种叫"萝卜硫素"的物质，有提高致癌物解毒酶活性的作用，能抗氧化、抗肿瘤、预防癌症；西兰花对导致胃癌的幽门螺杆菌具有神奇的杀灭功效，长期食用还可以减少乳腺癌、胃癌、直肠癌的发病几率。调查研究表明：胃癌患者胃液中的维生素 C 浓度显著低于正常人，体内血清硒的水平也明显下降，而花菜不但能补充一定量的硒和维生素 C，同时也能供给丰富的胡萝卜素，起到一定阻止癌前病变细胞形成的作用。美国癌症协会的调查资料显示：在众多的蔬菜水果中，花菜、大白菜的抗癌效果最好，尤其是对胰腺癌，被誉为"免死金牌"。

西兰花、鲜虾仁，加入适量盐、鸡精、淀粉和色拉油烹炒的西兰花虾球是一道非常好的食疗家常菜；西兰花同鸽蛋、虾仁、乌鸡、枸杞子等炖煮熬汤，能够起到营养互补、促进吸收的效果。处于生长发育期的儿童、生活在污染环境中肝脏易遭到毒害以及一切希望抵制癌瘤染身的人们应经常食用花菜，尤其是西兰花。

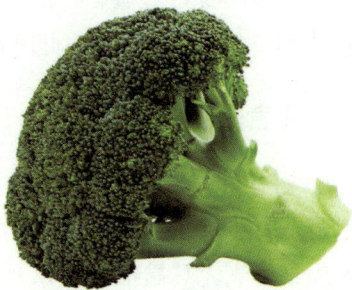

注意事项

1. 花菜虽然营养丰富，但密集的菜花缝隙中常会有残留的农药存留，也容易生菜虫。所以，在吃之前要将菜花放在盐水里浸泡几分钟，既有助于去除残留农药，菜虫也会被浸泡出来。

2. 焯水后应放入凉开水内过凉，捞出沥净水再行烹调。

3. 做凉拌菜不宜加酱油，如果偏好酱油的口味，可以少加点生抽。

4. 花菜不耐高温长时间处理，烧煮和加盐时间不宜过长，否则易丧失和破坏防癌抗癌的营养成分，或者使菜花变软影响口感。

5. 吃的时候要多嚼一些时间，以利于营养的充分吸收。

6. 菜花具有滋阴的作用，水肿的人不宜食用。

（十四）别具风味的蔬菜——香椿

香椿，也称"椿树"，香椿芽是椿树的嫩芽，又叫"香椿头"。是我国特有的经济树种香椿树的幼芽及嫩叶，是一种深受我国人民喜爱的别具风味的蔬菜。早春时节，香椿树枝头会萌发出新鲜的嫩芽，因香味特别浓郁，故名"香椿"。

香椿，嫩叶呈深褐色，质脆醇香，味道鲜美，凉拌、热炒、腌制均可。

特别是香椿芽拌豆腐、香椿炒鸡蛋，更是又香又嫩，回味无穷。香椿芽宜在清明至谷雨期间采摘，此时香椿芽最为鲜嫩味美，营养价值也高。

【营养及药用价值】

香椿性平偏凉，味辛香、苦涩；入肺（经）、胃（经）、大肠（经）；营养成分丰富，脂肪的含量不多，但蛋白质、碳水化合物、钙、磷、维生素C、B族维生素尤其是维生素B_1的含量在叶菜类中相对偏多，还有维生素E、粗纤维、胡萝卜素、铁和性激素等物质。

香椿不但营养丰富，还有很高的药用价值。有润肺止咳、健脾益气、调理胃肠、生津润燥、清热化湿、涩肠止血、益肾固精、润肤明目、解毒杀虫等诸多医疗作用，可用于治疗肺热咳嗽、湿热内蕴所致的食欲不振、久泄久痢、肠风便血、小便短赤或涩痛、遗精白浊、崩漏带下、妇科炎症、小儿疳积、目赤肿痛、疮疡疥癣、湿疹、脱发等病症。

小小香椿作用大，香椿的茎叶、根内白皮和果实（香铃子）均可入药，都有一定的医疗作用。食疗临床和现代药理研究表明：香椿嫩芽芳香醒脾、开胃、促进食欲，同时还有涩肠止血等功效，用于食欲不振、痔疮出血等症；香椿茎叶中所含的黄酮和内酯除了具有宣肺化痰、健脾保肝、舒筋活络、清热解毒、抗菌消炎、抗病毒、抗肿瘤、抗氧化、调节血脂、软化血管、增强血管张力的功效外，还能双向调节血糖；香椿籽主治胃病、风湿性关节炎；香椿根皮含苦楝素，清热燥湿、涩肠止血、解毒杀虫，能治疗湿热下痢、便血、崩漏、带下、遗精、白浊、疳积、蛔虫等症；香椿根皮及叶煎汁，对肺炎球菌、大肠杆菌、痢疾杆菌、伤寒杆菌、绿脓杆菌和金黄色葡萄球菌等都有很好的抑制和杀灭作用。

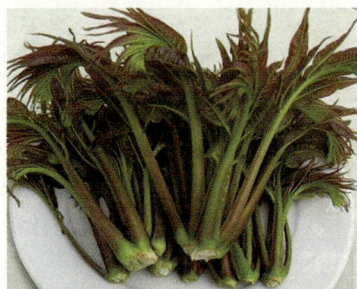

1. 伤风感冒：香椿叶、食醋各适量，将香椿浸泡在食醋中，然后用沸水冲泡成香椿汤服用，每日1剂。

2. 脾胃虚弱、腹脘胀满、不思饮食：嫩香椿、焦三仙（炒麦芽、炒山楂、炒神曲）各 20 克，莲子 15 克，藿香 10 克，水煎煮后去渣取汁，分 2 次饮用，每日 1 剂。

3. 胃溃疡： 香椿根皮 30 克，金银花藤 25 克，水煎煮后去渣取汁饮服，每日 1 剂；香椿芽 250 克（搓碎），红枣适量（去核、捣烂），香椿以红枣泥为丸（每丸重约 3 克），每次温开水送服 2 丸，每日 2 次。

4. 肠炎、痢疾： 香椿叶 100 克，水煎取汁，早、晚分服，每日 1 剂（适用于急性肠炎、细菌性痢疾）；香椿皮 120 克，焙干研末，每次用开水送服 9 克，每日服 2 次（适用于慢性肠炎、痢疾）；香椿芽 100 克（洗净，放开水中加盖温浸 5 分钟，沥干切碎），熟鸡脯肉 200 克（撕成细丝），鸡脯放于盘中，香椿撒在上面，加入麻油、酱油、醋、精盐和味精，拌匀，待腌渍入味后服食，每日 2～3 次（适宜于久泻、久痢）。

5. 心悸、失眠： 香椿芽、丹参、炒酸枣仁各 20 克，茯苓 15 克，水煎煮后去渣取汁，分 3 次服用，每日 1 剂。

6. 高血压： 香椿芽（洗净，放滚开水中加盖温浸 5 分钟，取出切碎）、五香豆腐干（切粒）各 100 克，皮蛋 1～2 个（去壳、切丁）。同放于碗盘中，加入麻油、醋、精盐、味精，拌匀，做成"香椿双丁"，腌渍入味后经常食用。

7. 控制血糖： 香椿芽 12 克，用开水浸泡或清水煮后食用，每日 1 剂，连续服用。

8. 风湿性腰腿痛： 香椿叶、生姜各适量，混合捣烂，用白酒拌匀，先反复擦患处，然后再敷于痛处，每日 2 次。

9. 风湿性关节炎： 香椿籽 30 克，猪肉或羊肉适量。香椿籽放在猪肉或羊肉里炖煮，肉烂后服食，每周 1 次。

10. 泌尿系统感染： 椿树根皮、车前草各 30 克，黄柏 9 克，水煎取汁服，每日 1 剂。

11. 月经过多、湿热带下： 椿树白皮 20 克，生薏苡仁 30 克，黄柏 15 克，水煎取汁服，每日 2 次。

12. 白带： 鲜香椿根皮 60 克，水煎煮后去渣取汁，在药汁中加入适量的红糖，每日分 3 次饮用。

13. 阴囊部瘙痒或阴道炎： 椿根皮、蛇床子、白鲜皮各 30 克，蒲公英

20 克，水煎，坐浴、外洗局部或做阴道冲洗，每次 30 分钟，每日 1 次。

14. 便血、痔漏下血、崩漏：香椿白皮适量（晒干、切碎并研为细末），以醋糊为丸如桐子大，口服 20 粒左右；香椿皮 25 克，石榴皮、红糖各 15 克，水煎服，每日 2 次；椿白皮（切碎）、生绿豆芽、生白萝卜各 100 克，三物分别榨汁，混合后水煎过滤取汁，冲入黄酒适量，临睡时炖服。

15. 疮痈疥癣：新鲜香椿嫩芽适量，煎水外洗患处；鲜香椿叶、大蒜各适量，食盐少许，混合捣烂成泥，外敷患处；香椿皮 50 ～ 100 克（洗净），煎水取汁外洗患处，或煎水熬膏涂抹局部 1 ～ 2 个小时，每日数次。

16. 声音嘶哑：香椿 100 克，榨汁，分 2 次饮用，每日 1 剂。具有滋润咽喉、清热解毒的功效。

17. 鱼刺梗喉：香椿籽适量，研碎，用热酒冲服数次。

18. 口舌生疮：嫩香椿 50 克，洗净、捣烂，然后加米醋或黄酒调匀，每日 1 剂。具有清热凉血解毒的功效。

19. 水土不服：出门旅行，如果有水土不服、身体不适，可用干香椿代替茶叶泡水喝，即可解除。

20. 脱发：香椿芽适量，洗净、捣烂，涂擦脱发处，可促使头发重生。

21. 皮肤不佳：香椿芽适量，捣碎取汁，涂抹面部，每日 1 ～ 2 次。

【小食谱】

香椿粥：香椿嫩叶芽（洗净、切碎）、粳米各 100 克，水 1000 毫升，先将粳米烧开慢熬至粥将成时，再放入香椿和食盐，继续熬至菜熟粥成，最后下味精，淋麻油，分 2 次空腹服用。适用于肠炎、痢疾、宫颈炎、痔疮肿痛。

香椿烧豆腐：香椿芽 50 克（洗净），水豆腐 15 克（冷水洗净、切成小块），先将香椿芽放滚开水中加盖温浸 5 分钟，取出切碎，放于水豆腐上，加麻油、酱油、精盐、味精，拌匀食用。适用于胃肠湿热、食欲不振、小便短赤、目赤肿痛。

香椿的吃法多种多样，常见的有香椿拌豆腐、香椿炒鸡蛋、清炒香椿；还可以制作成香椿末、香椿泥、香椿蒜汁等佐料；将香椿芽洗净，加盐捣碎，再加点辣椒、麻油，味鲜香辣；用腌过的香椿芽裹鸡蛋面糊油炸，蘸花椒盐食用，味胜海鲜；将香椿芽和大蒜一起捣成稀糊状，加上适量油盐酱醋和凉开水，做成香椿蒜汁，用来拌面吃，也很有风味。

新鲜香椿中硝酸盐含量较高，在食用前应用沸水焯一下；如果喜欢冻藏后食用，速冻之前也要焯烫 1 分钟左右再冻藏，装入封口塑料袋，放在冰箱速冻，即可贮存 1 个月以上，保持嫩绿和芳香本色。不仅食用安全性大大提高，而且维生素 C 也得以更好地保存。

腌制香椿芽前也要焯烫，焯烫后的香椿需要腌制到 10 天左右，待亚硝酸盐含量降低之后再食用，可以大大降低食用腌香椿的危害（加入维生素C 或茶叶等配料也可以降低腌制中亚硝酸盐的含量）。

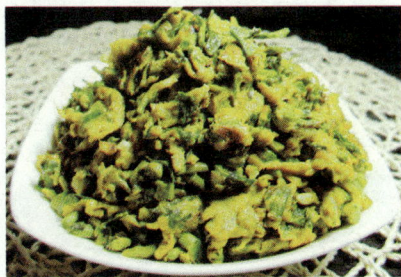

食用香椿要注意炒的时间不要过久，腌制的时间也不宜过长，过炒、久腌则色味俱减。

香椿也不宜久放，最好买现吃；吃剩的熟香椿不宜隔天食用，放置时间一长，亚硝酸盐的含量会增加。

总之，吃香椿时应遵循鲜吃、嫩芽、焯烫、慢腌这几个原则，就能保证吃香椿的平安性。

注意事项

1. 香椿性平而偏凉，虚寒泻痢患者不宜食用。

2. 香椿是发物，多食易使痼疾复发。故慢性疾病应少食或不食为好。

3. 香椿不宜与动物肝脏同食，香椿富含维生素 C，动物肝脏中的铜离子、铁离子极易使维生素 C 氧化而导致营养成分下降或丧失。

4. 服用维生素 K 药物时不宜吃香椿，香椿所含的维生素 C 能同维生素 K 相互抵消作用，既导致维生素 K 治疗作用降低，也使香椿自身的营养价值降低。

5. 香椿和臭椿在外表上很相似，应注意区分：香椿叶边缘无齿，背面有圆的腺点，揉搓后闻之有香气；臭椿叶子边缘有疏大的齿，搓揉后闻之有臭味。

（十五）香香臭臭话芫荽

芫荽又名"园荽""胡荽""香菜""香荽""香草""香茹""香茸""香戎""石香薷""蜜蜂草""满天星"。一般只在菜肴和汤菜中起提味、提神的点缀作用。

说它是香菜，很多人却并不喜欢碰它，因它有一股特异的气味。如同榴梿一样，喜欢的人夸它香气扑鼻，厌恶它的人则说它臭气熏天。在盛产香菜的湖北省安陆市，人们还把香菜腌制食用，是当地居民餐桌上的美味佳肴和最佳佐料。

【营养及药用价值】

芫荽性温，味辛、甘；入肺（经）、脾（经）、胃（经）；香菜营养丰富，同时还含有丰富的矿物质，除了含有脂肪、蛋白质外，还有大量的维生素C（比普通蔬菜高得多）、维生素 B_1、维生素 B_2、维生素 K，丰富的氨基酸（比普通蔬菜要高10倍之多）、粗纤维质，大量胡萝卜素（是黄瓜、茄子、西红柿的10倍之多）和钾、钙、磷、铁、镁等物质，尤以钙、铁含量最高，比一般蔬菜高数倍。其综合营养成分几乎可与豆类相媲美。

李时珍《本草纲目》中说："香菜辛温香窜，内通心脾，外达四肢，避一切不正之气。"为祛风散寒、温中健脾的养生食品。日常食之，有健脾养胃、刺激食欲、帮助消化、消食下气、发汗透疹、利尿通便、祛风解毒、壮阳助性等功效，还具有软化血管、降血压、降胆固醇、延缓衰老的作用。可用来治疗伤风感冒、胃脘冷痛、消化不良、食欲不振、高血压、动脉硬化、高血脂、脱肛，适用于寒性体质、脾胃虚弱、性欲淡漠者食用。一般每次食用7～10克。

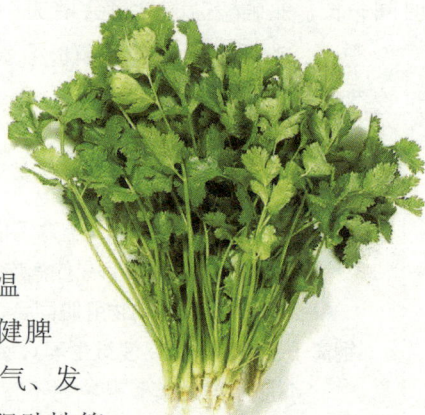

1. 伤风感冒：芫荽 50 克，黄豆 30 克，水煎取汁服；香菜 30 克，加米汤半碗蒸化后再加饴糖口服；香菜、紫苏、葱白各 10 克，水煎加红糖调味饮服，每日 2 次；香菜 1 把，生姜 10 片，葱白 5 根（连须），水煎取汁，加红糖 50 克，趁热饮服，每日 2～3 次。

2. 风寒咳嗽：芫荽 30 克，饴糖 30 克，大米 100 克。先将大米洗净、煮汤，与香菜、饴糖搅拌，再蒸 10 分钟，趁热顿服。

3. 感冒与坏血病：多吃芫荽能增强肝脏解毒能力，提高机体的免疫力，防止感冒和坏血病的发生。

4. 胃寒疼痛：芫荽 1000 克，泡入 500 毫升葡萄酒中，3 天后即可饮用。每以疼痛发作时饮服 15 毫升。

5. 反胃呕吐：鲜芫荽适量捣汁 1 匙，甘蔗汁 2 匙，温服，1 日 2 次。

6. 呃逆：鲜芫荽叶 12 克，生姜 3 片，开水泡或煎一沸，趁热服用。

7. 消化不良：芫荽籽、陈皮各 6 克，苍术 9 克，水煎取汁服。每日 2 次。

8. 高血压：鲜芫荽、葛根各 10 克，水煎取汁服，每次 50 毫升，早晚各 1 次，10 天 1 个疗程。

9. 血栓：多吃芫荽能软化血管，增强血管壁的弹性，有效化解血栓。生物学研究证实：芫荽中的槲皮素、芸香苷等物质有纤溶作用，能将血栓分解成可溶性产物，使小的血栓完全溶解和吸收，大的血栓则逐渐软化、溶解。可取 10 克新鲜芫荽，切段后开水冲泡代茶饮用，每日 1 杯，连饮 1 周。

10. 肾毒：芫荽适量（洗净，切段），用清水煮沸 10 分钟，冷却后过滤取汁到一个干净的瓶子，存放冰箱。每天喝 1 杯，能将肾脏积累的盐和其他毒素经小便排出，为天然的清洗肾脏的方法。

11. 痔疮、脱肛：芫荽适量，水煎取汁，趁热熏洗肛门；或以芫荽籽烧烟熏肛门，每日 2 次。

12. 产后缺乳：芫荽 30 克（干品 10 克），水煎取汁服。每日 2 次。

13. 面部黑斑：芫荽适量，水煎外洗患部，每日 2～3 次。

14. 牙痛：芫荽籽适量，水煎取汁，频频含漱。

15. 毒菌中毒：芫荽籽 10 克，水煎取浓汁，1 小时内服 2 次。

1. 芫荽芳香发散，多食或久食会损伤正气，阳虚汗多的人不宜吃。
2. 芫荽辛温发散，患有口臭、狐臭、严重龋齿、胃溃疡、皮肤疮疖者忌食。
3. 服用补药时，不宜服用芫荽，以免降低药力。

（十六）温肾壮阳韭菜好

韭菜，又名"洗肠草""起阳草""壮阳草"，被人们誉为"绿色蔬菜之王"。韭菜饺子、韭菜包子、韭菜盒子、韭菜炒鸡蛋、韭菜炒肉丝、韭菜炒螺丝……都是十分常见的美味佳肴。但对于很多人来说，韭菜却是一种让人欢喜让人忧的食物：喜欢是因为它独特的香气，忧虑的是吃后肚子会不怎么舒服，还有让人尴尬的口气。

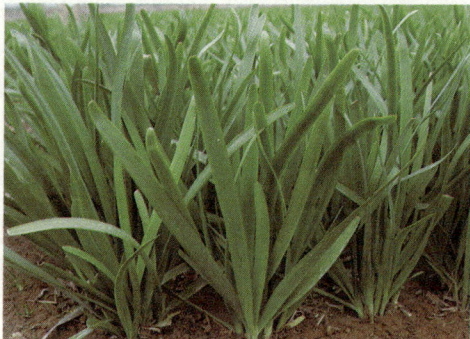

韭菜以温肾壮阳闻名遐迩，是备受男性同胞青睐的美食。它那独特的辛香味是其所含的硫化物形成的，这些硫化物有一定的杀菌、消炎作用，有助于人体提高自身免疫力。还能帮助人体吸收维生素 A 和维生素 B_1，因此，韭菜若与维生素 B_1 含量丰富的猪肉类食品互相搭配，就是比较营养的吃法。不过，硫化物遇热易于挥发，因此烹调韭菜时需要急火快炒起锅，稍微加热过火，便会失去韭菜风味。

【营养及药用价值】

韭菜性温，生者辛辣、熟者甘甜；入肺（经）、胃（经）、肝（经）、肾（经）；除了含有蛋白质、脂肪和糖三大营养素以外，还有较多的维生素 C、胡萝卜素、粗纤维以及钙、磷、铁等矿物质。具有宣肺调气、调理肠胃、疏肝理气、温阳补肾（春韭）、活血化瘀、降血压、降血脂、调经止带、消肿止痛、解毒杀虫、防癌抗癌等诸多作用，可用于寒性咳喘、肺结核、胃痛、反胃、呃逆、腹痛、便秘或痢疾、五更泄、高血压、高血脂、糖尿病、肥胖症、遗尿、遗精、阳痿、早泄、肾虚腰痛及水肿、月经不调、痛经、带下、乳腺炎、脱肛、痔疮、皮炎、顽癣以及多种出血症、跌打损伤等诸多病症的防治。

1. **咳嗽**：韭菜根 30 克，橘皮 15 克，大枣 10 枚。水煎，食枣喝汤，每日 2 次。

2. **哮喘**：韭菜 100 克，鸡蛋 2 个，加少许油、盐炒食，有辅助治疗作用。

3. **肺结核**：韭菜 100 克，蛤蜊肉 150 克，煮熟后佐以调味品食用。每日 1 次，连续服用。

4. **咯血、吐血、鼻出血**：韭菜汁 1 杯、用童子尿或冷开水冲服。每日 2 次。

5. **胃痛**：急性者以韭菜 30 克水煎送服五灵脂末 9 克；慢性者取生韭菜叶 500 克，捣烂取汁，一次性用温开水冲服 30 毫升，每日 3 次。

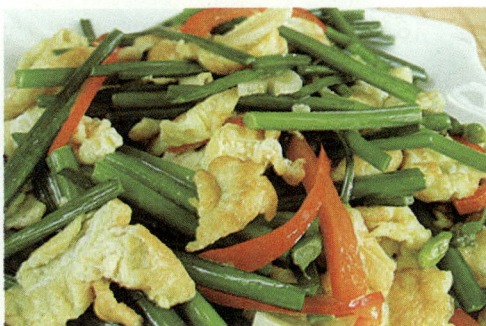

6. **反胃**：韭菜 60 ～ 100 克，牛奶 1 小杯，生姜汁 20 毫升，混合口服。

7. **呃逆**：韭菜汁 50 毫升，生姜汁、梨汁、藕汁各 20 毫升，牛奶半杯，煮沸后缓慢咽下，每日数次；顽固性呃逆用韭菜籽 30 克，研为细末，1 日分 3 次冲服。

8. **腹痛**：胃肠虚寒性腹痛可取带根性韭菜 500 克，捣烂取汁，加红糖 30 克，以温开水频频冲服。

9. **便秘**：韭菜含特别丰富的纤维素，能刺激肠道，增强肠蠕动，促进排便。可用韭菜汁 1 杯，加温开水和少许黄酒冲服，每日 2 次。

10. **痢疾**：韭菜汁 1 杯，黄酒 1 盅，混合顿服，每日 2 ～ 3 次。

11. 五更泄（凌晨腹泻）： 鲜韭菜60克，切碎拌入米粥里，加盐稍煮片刻，温而食之。

12. 高血压、高血脂、肥胖： 韭菜中的维生素C和钾盐，具有增进食欲、促进排尿、除去体内过多水分、减少食物中胆固醇的吸收、降低血压和血脂的作用，对高血脂、高血压、动脉硬化、冠心病和单纯性肥胖的防治有一定功效。

13. 糖尿病多饮： 清明节前的韭菜200～250克，炒食或做羹（均不放盐），每日吃1次，连吃月余。

14. 糖尿病下肢肿： 常吃韭菜馅包子、饺子或韭菜炒鸡蛋，有一定效果。

15. 肾虚腰痛： 韭菜100克，猪腰子1个（切片），加少许油、盐炒熟，佐餐常食。

16. 脾肾阳虚腿脚肿： 常吃韭菜馅包子、饺子或韭菜炒鸡蛋，对治疗有所帮助。

17. 癌症： 韭菜含有特别丰富的粗纤维，能极大地刺激肠道，增强肠道蠕动，促进排出肠道内的有毒物质，有利于防癌抗癌。

18. 自汗、盗汗： 韭菜根适量，水煎取汁内服，每日2次。

19. 疲劳： 吃韭菜能加速对疲劳物质乳酸的分解，故有抗疲劳、消除疲劳、振奋精神的作用。

20. 遗尿： 韭菜籽9克，研为细末，和面粉做饼，每日2次分食；韭菜籽10克，粳米100克，先将粳米煮粥，待粥沸后加入韭菜籽末、食盐适量，再同煮成粥，温热服用；新鲜韭菜60克（洗净、切段），粳米100克。先将粳米煮粥，待粥沸后加入韭菜、食盐适量，再同煮成粥，温热服用。

21. 尿失禁： 常吃韭菜馅包子、饺子或韭菜炒鸡蛋，并能缓解药物造成的肾损伤。

22. 遗精： 韭菜籽、龙骨、桑螵蛸各等份，共研细末，饭后冲服6克，每日2次；韭菜籽5克，粳米50克，精盐适量，将韭菜籽用文火炒熟，与淘洗干净的粳米及食盐一同下锅，加水500毫升，先用旺火烧开，再转用文火熬煮成稀粥，温热食用，日服1～2次。

23. 阳痿： 常吃韭菜炒鸡蛋、韭菜煮稀饭（鲜韭菜50克切段或韭菜籽细末 10 克，粳米 100 克，细盐少许，粳米先煮，快熟时加入韭菜或韭菜籽末和盐，再稍煮片刻即成）；韭菜 150 克洗净切段，鲜虾 250 克去壳，加佐料炒熟佐膳，与白酒同服，常服；韭菜籽、龙骨、桑螵蛸各等份，共研细末，饭后冲服 6 克，每日 2 次。

24. 早泄：韭菜 60 克，粳米 100 克，食盐适量。先将韭菜洗净切成细末，另将淘洗干净的粳米放入砂锅，加水 1000 毫升，用旺火烧开后加入韭菜细末，再转用文火熬煮成稀粥，加入食盐即成，日服 1 次。

25. 月经不调：韭菜梗、羊肉丝、墨鱼丝各 50 克，加少许油、盐爆炒，调配佐料，每日分 2 次食用。

26. 月经过多：韭菜 200 克，米酒适量，混合煮食。

27. 痛经：韭菜汁 1 杯，加红糖水冲服，每日 2 次。

28. 白带异常：韭菜根适量，水煎，打入鸡蛋 1 个，再加红糖煮食，每日 1 次；韭菜籽与醋同煮，焙干研末，蜜调为丸子如桐子大，每晚临睡前黄酒送服 30 粒。

29. 妊娠反应：韭菜汁 50 毫升，生姜汁 10 毫升，加糖适量，调服。

30. 产后血晕：韭菜适量，切段，投入水瓶内，加入热醋，将瓶口对准鼻子吸入热气。

31. 子宫脱垂：韭菜适量，水煎取汁，熏洗局部。

32. 中暑昏迷：韭菜汁 1 杯，灌服或滴鼻，即刻苏醒。

33. 跌打损伤、瘀血肿痛、外伤出血：韭菜适量捣烂外敷患处；韭菜与面粉按照 3∶1 的比例，捣烂成糊状，涂敷患处，每日 2 次；韭菜 30 克，黄酒 70 毫升，煎煮取汁，趁热服下，每日 1～2 剂。

34. 急性扭伤：腰扭伤取韭菜 60 克，水煎取汁，加黄酒 60 毫升同服；或韭菜 30 克（切细），黄酒 90 毫升，混合水煎服，每日 1～2 剂；其他关节扭伤取韭菜 30 克捣烂，加盐、姜汁少许，敷患处，每日 1～2 次。

35. 乳腺炎：韭菜 1 把，杏仁 6 克，混合捣烂敷患处，每日 2 次。

36. 痔疮：韭菜不拘多少，水煎，趁热熏蒸肛门，同时用煮过的韭菜擦洗局部，每日数次。

37. 脱肛：韭菜根适量，水煎取汁，熏洗肛门，每日 2 次；韭菜适量，切段炒热，取 2 块细软布分包，轮流热熨肛门。

38. 蛲虫：每晚临睡前以韭菜水煎熏洗肛门，而后滴入韭菜汁 3～5 滴。

39. 过敏性紫癜：韭菜汁适量，健康童子尿 50 毫升，混合，每日分 2 次饮用。

40. 过敏性皮炎、漆疮：韭菜适量，捣烂或捣汁，涂敷患部，每日数次。

41. 痱子：韭菜根 60 克，水煎取汁服或外洗，每日 2 次。

42. 荨麻疹：韭菜适量，炒食；韭菜、甘草各 20 克，水煎取汁服。

43. 顽癣：韭菜适量，焙干，研细末，猪油调敷患处；牛皮癣可用生韭菜、蒜各 30 克，捣烂如泥，烘热后用力擦患处，每日 1 次，连续数日。

44. 汗斑：韭菜汁适量，每日晨起擦抹局部 2 次，连用 4～5 天。

45. 荨麻疹、漆疮痒痛：韭菜 500 克，煮水 10 分钟，取汁擦洗患处；韭菜加盐捣烂涂擦患处；每日数次。

46. 脚气：韭菜 500 克，煮水 10 分钟后泡脚 20 分钟，每晚 1 次，连续 3 天可除；韭菜加盐捣烂取汁擦患处；鲜品 50 克，加 1000 毫升开水泡（加盖），待水温 40℃左右时泡脚 15 分钟，2 日 1 次。

47. 近视、夜盲、视物不清：韭菜 100 克，羊肝 120 克（切片），加少许油、盐炒食。坚持食用。

48. 肾虚耳鸣耳聋：韭菜 100 克，猪腰子 1 个（切片），加少许油、盐炒熟，佐餐常食。

49. 中耳炎：韭菜根 50 克，切碎、捣烂、取汁，加入冰片少许，滴耳，每天 3 次，有特效。

50. 飞虫入耳：韭菜 1 把，捣烂取汁，滴入耳内，飞虫即出。

51. 鼻出血：韭菜汁 1 杯口服（夏季冷服，冬季热服）；阴虚火旺者将鲜韭菜根捣烂，塞鼻孔。

52. 牙痛：韭菜根 10 个，川椒 20 粒，麻油少许，捣烂如泥，敷于患处。数次可愈。

53. 金创（刀剑外伤）：韭菜汁、风化石灰各适量，混合晒干，研为细末，敷于伤口，常换。

54. 误食金属或骨刺卡喉：韭菜（不切）适量，加水煮软淡食。金属可被韭菜的粗纤维缠绕，同大便一起排出体外。

1. 明代药学家李时珍《本草纲目》中记载："韭菜春食则香，夏食则臭，多食则神昏目暗，酒后尤忌。"说明春天的韭菜最好，夏天韭菜老化、纤维多而粗糙，不易被胃肠消化吸收，不宜多食。饮酒不宜同吃韭菜。

2. 韭菜辛温大热，多食易上火，凡阳盛实热（口干渴、口气重、尿黄赤、大便干、脉搏快、舌红苔黄燥）、阴虚火旺体质（颧红、心烦、咽干口燥、脉细而快、舌红少苔）以及过敏体质的人不宜食用。

3. 小儿要少吃韭菜，胃肠炎、消化不良、眼病、疮疡肿毒者忌食，尤其不能生吃。

（十七）芥菜——热炒、腌食两相宜

芥菜，又名"冲菜""雪菜""雪里蕻"。芥菜叶常于入冬前腌制成雪菜（即"雪里蕻"）；而芥菜的种子能研磨成一种辛辣调料——芥末，多用于凉拌菜和吃生鱼片的时候；芥菜的根又称"芜菁""芥辣""芥菜疙瘩"，有强烈的芥辣味并稍带苦味，是制作"大头菜"的原材料，在我国"大头菜"之乡湖北襄阳地区，人们还把大头菜叫作"诸葛菜"，传说腌制大头菜是诸葛亮首创的。

【营养及药用价值】

芥菜性温、味辛；归肺（经）、脾（经）、胃（经）；含有丰富的蛋白质、脂肪油，维生素A、维生素B、维生素C，大量的纤维素以及钙、铁等物质。

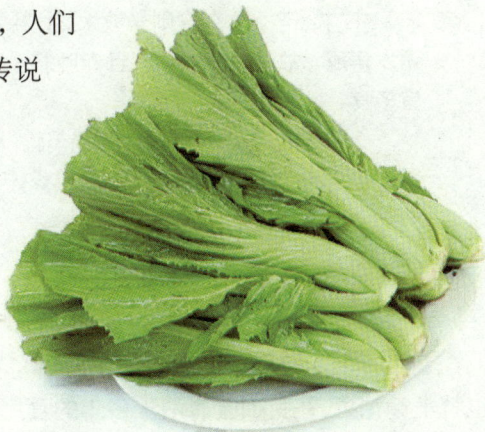

具有利尿止泻、祛风散血、消肿止痛的作用，主要治疗寒性咳嗽、泄泻或便秘、痔疮肿痛、小便不利、牙龈肿痛、咽痛暗哑、漆疮瘙痒以及跌打损伤、关节肿痛等病症。

1.肺寒咳嗽：鲜芥菜适量，捣烂取汁50毫升口服。每日3次。

2.恶心、呕吐、脐下绞痛：芥末少许内服。

3.寒性腹泻：芥菜根适量，烧存性，研为细末，用蜂蜜水调服，1次10克，每天2次。

4.便秘：芥菜含有大量的纤维素和水分，能有效防治便秘。

5.痔疮肿痛：鲜芥菜叶捣烂如泥，频频涂擦患处。

6.小便不利：鲜芥菜适量，水煎代茶饮服。

7.咽痛声嘶：雪里蕻(腌芥菜干)50克，开水冲烫，吃菜、饮汤代茶饮。

8.牙龈红肿溃烂：芥菜杆适量，烧存性，研为细末，频频涂敷，以愈为度。

9.漆疮瘙痒：芥菜适量，煎汤外洗。每日数次。

10.跌打损伤、关节疼痛：芥末适量或芥菜60克，捣烂成泥，加醋调成糊状，涂于干净纱布上敷患处，3～5小时取下，隔3～5天后再敷1次。

注意事项

1.本品辛温，久食则辛散太盛，耗人元气，积湿成热，昏人眼目，诱发痔疮，故发热、内热、目赤肿痛、痔疮下血以及元气亏虚之人不宜多食。

2.芥菜含过多的粗纤维，不易消化，小儿消化功能不全者不宜多食。

（十八）忘忧金针黄花菜

黄花菜，又名"金针菜""萱草""忘忧草"，为百合科植物，它的花蕾，也就是黄花菜，在我国已有两千多年的食用历史。萱草之所以又叫"忘忧草"，就是因为它"食之风动，使人忘忧"。古代游子会在远行前在母亲住的房子周围种上一些萱草，就是希望母亲多看、多吃，不要太忧伤。萱草就是怀念母亲的花，所以，古代用"萱堂"代指母亲。

【营养及药用价值】

黄花菜性平，味甘、微苦；归肝（经）、脾（经）、肾（经）；含糖、脂肪、蛋白质、维生素 A、维生素 B、维生素 C、胡萝卜素以及钙、磷、铁等物质。具有清热消炎、清心除烦、凉血止血、利尿消肿等功效，适用于风热感冒、咳嗽、咽炎、声音嘶哑、眩晕、心烦、失眠、黄疸、痢疾、便血、痔疮、小便赤涩、水肿、肥胖症、糖尿病、乳腺炎等病症。

近年来，黄花菜已被科学实验证实，具有比较明显的健脑益智、延缓衰老、防止痴呆功能，因而更令世人刮目相看。

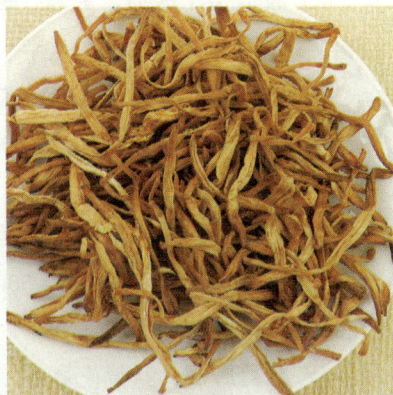

1. **风热感冒**：黄花菜、白糖各 30 克，水煎服食。每日 2 次。

2. **风热咳嗽**：黄花菜根 30 克，百合 40 克，共烘干，研为细末，温开水送服。每日 2 ~ 3 次。

3. **慢性咽炎**：黄花菜 30 克，石斛 20 克，麦冬 15 克。泡茶频频饮用，每日 1 剂。

4. **声音嘶哑**：黄花菜 30 克，加水 400 毫升煮烂，再用蜂蜜 30 克调匀，慢慢咽下。每日 3 次。

5. **咯血、吐血、鼻出血**：干黄花菜、白茅根各 30 克，水煎取汁服；或鲜黄花菜、鲜藕节各 30 克，共捣烂取汁，凉开水冲服。每日 2 次。

6. **腮腺炎**：黄花菜 20 克，加盐煮食。每日 1 ~ 2 次。

7. **牙痛**：黄花菜 30 克，怀牛膝 10 ~ 15 克，鸭蛋 1 ~ 2 只（去壳，不捣破蛋黄），加水同煮，饮汤吃黄花菜和鸭蛋，1 次服完。每天 1 剂。

8. **头晕、耳鸣**：黄花菜、猪瘦肉各适量，炖食。常服。

9. 心烦、失眠： 黄花菜干品 30 克，水煮 30 分钟，去渣加冰糖适量再煮 2 分钟，睡前 1 小时温服，连服 10 日可见效。

10. 黄疸： 干黄花菜 30 克，羊肉 300 克，炖熟，1 日分 2 次吃完。常服。

11. 痢疾： 黄花菜、马齿苋各 30 克，红糖 60 克，水煎取汁服。每日 2 ~ 3 次。

12. 肥胖症、糖尿病： 黄花菜 15 克，海带丝 30 克，笋丝 20 克。共煮食，每日 1 剂，经常服用。

13. 尿道炎（尿血、尿急、尿痛）： 干黄花菜 60 克，黑木耳 15 克，水浸泡 1 小时，洗净后加水煮半小时，加白糖适量，每日分 3 次服用。

14. 乳腺炎： 鲜黄花菜适量，捣烂外敷，每日 2 ~ 3 次。

15. 痔疮： 黄花菜（干、鲜品均可）适量，加水 2 碗，煮至 1 碗，加入红糖适量。每日 2 次。连服 5 ~ 7 天。对初期痔疮可以治愈，重者可减轻疼痛。

16. 阴囊湿疹： 黄花菜根 500 克，加水 1500 毫升，煎 30 分钟。熏洗患处 1 小时左右。每天 1 ~ 2 次，连续熏洗 3 ~ 4 天。

17. 跌打肿痛： 鲜黄花菜 25 克，捣烂，和蛋清 1 个，拌匀后涂于患处。每日换药 1 ~ 2 次。

注意事项

1. 古今文献一致记载：新鲜黄花菜中含有一种叫秋水仙素的生物碱，食用后能被胃肠吸收，再经过氧化会变成有毒物质，导致恶心、呕吐、腹痛、腹泻、尿血、便血等中毒反应，所以，食用及入药内服一定要用其干品（古今文献都说黄花菜不能吃新鲜的，否则如何如何……实际上，我国的很多地方如湖北、浙江等地城乡有用新鲜黄花菜清炒或烧肉吃，很少出现危险。所以，文献记载仅作参考）。

2. 黄花菜有止血的作用，脑血栓患者不宜食用。

（一）荠菜——**天然无公害，药食两相宜**

荠菜，又称"地菜""甘荠""清明菜"。初春时嫩苗可炒菜、做汤、煮鸡蛋、煮稀饭，其色香味均属上乘；同鲜肉做馅包饺子或馄饨，味美无比，是野菜中的佼佼者。清明节后可采全株作为药用，是营养十分丰富、纯天然、无公害、药食两宜的绿色食品。野菜的营养及药用价值均比一般蔬菜要高，因为野菜根生得深，能将土壤中的养分和矿物质充分吸取了上来。荠菜也不例外，民间有"到了三月三，荠菜当灵丹"之说。

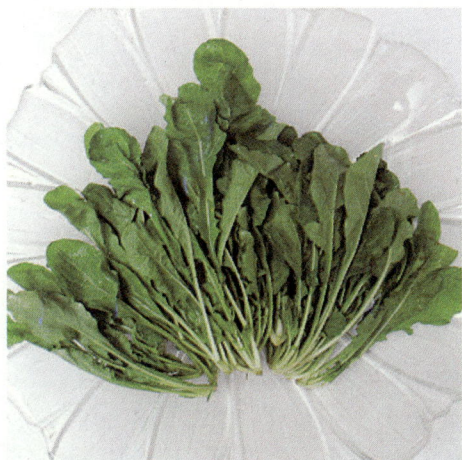

【营养及药用价值】

荠菜性微寒、味甘；入肺（经）、胃（经）、肝（经）、肾（经）；富含糖、脂肪、蛋白质、维生素A、B族维生素、维生素C、胡萝卜素、多种氨基酸以及钾、钠、钙、镁、磷、铁等。具有益气养血、止咳平喘、补脾胃、助消化、止泻痢、降压、利尿、清热化湿、凉血止血等作用，适用于气血不足、肺热咳喘、咯血、吐血、鼻出血、胃痛、腹泻、痢疾、高血压、水肿、泌尿系结石、尿血、遗精、风湿筋骨痛、跌打损伤、疮疖痈肿、月经过多、产后出血、带下、眼底出血等病症。

1. 肺热咳喘： 荠菜 60 克，鱼腥草 15 克，甘草 9 克，水煎取汁服，每日 2 次。

2. 胃痛： 荠菜 30 克，甘草 9 克，水煎取汁服，每日 2 次。

3. 腹泻： 荠菜 30 克，茯苓 15 克，浓煎取汁，1 日分 3 次服完，连续 3～5 日。

4. 痢疾： 荠菜 90 克，青木香 9 克，陈皮 6 克，浓煎取汁口服，每日 2 次，连续 3 日。

5. 高血压病： 荠菜 250 克，浓煎取汁，加入蜂蜜 250 克，文火熬成膏，每次冲服 1 匙，每日 3 次。

6. 肾炎水肿： 荠菜适量，同猪腰子 1 对煮汤；荠菜根、车前草各 50 克，水煎取汁服，每日 2 次。

7. 乳糜尿（小便混浊）： 荠菜 200 克，水煎取汁服或捣汁饮服，每日分 1～2 次，连续 1 个月以上。

8. 肾结核、血尿： 荠菜 250 克，加水煎煮 20 分钟左右，打入鸡蛋 1 个，煮熟后服食，每日 2 次，连续 1 个月以上。

9. 泌尿性结石、尿血： 荠菜 60 克，鸡蛋 2 个，水煎服食，每日 1 次；荠菜 100～200 克，白茅根 30 克，水煎取汁服，每日 3 次。

10. 遗精： 荠菜（切碎）50 克，粳米 50 克，置锅中，加清水 500 毫升，急火煮开 3 分钟后改文火煮 30 分钟即成粥，每日 2 次。

11. 月经过多、产后出血： 荠菜 50 克，炙黄芪、益母草各 30 克，炒小蓟 15 克，当归 10 克，水煎取汁服，每日 2 次。

12. 带下： 荠菜 50 克，猪苓 15 克，蒲公英 30 克，水煎取汁服，每日 2 次；荠菜 30 克，瘦猪肉 120 克，墨鱼适量，煮熟食，每日 1 次。

13. 产后血虚腹痛： 荠菜 50 克，加米煮粥服食；荠菜 40 克，益母草 15 克，水煎取汁，加入红糖 60 克，温服，每日 2 次。

14. 风湿筋骨痛、跌打损伤： 荠菜 100 克，加水、酒各半煎水取汁，每日 3 次服。

15. 疮疖痈肿： 荠菜适量，水煎外洗；另取鲜品捣烂外敷，每日数次。

16. 凉血、止血： 内含较多的活性物质，能缩短出血和凝血时间。

（1）眼底出血：荠菜花 15 克，旱莲草 12 克，水煎取汁服，每日 2 次。

（2）鼻出血：荠菜100~200克，白茅根30克，水煎取汁服，每日3次。

（3）咯血、吐血、牙龈出血：荠菜花15克，侧柏叶12克，藕节30克，水煎取汁服，每日3次。

17. 其他： 据现代研究，荠菜还有一定的抗癌作用。

注意事项

本品性微寒，故肺寒咳喘、脾胃虚寒、大便稀溏、肾阳虚者及产妇不宜食用。荠菜止血，有血栓的人不宜吃。

（二）亦食亦药的传统野菜 ——苦菜

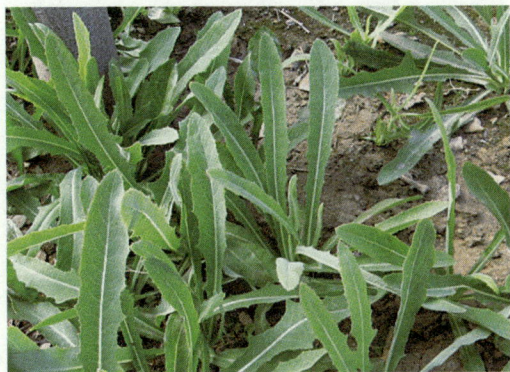

苦菜，因其味苦而得名，又称"茶""茶苦荬""苦苣菜""苦麻菜""苣荬菜""无香菜""甘马菜""老鹳菜"。我国民间自古就有食用苦菜的习惯，至今已有两千多年的历史。《诗经》中就记有："谁谓茶苦，其甘如荠。"明代还将其列为救荒食品，那时的食法是：采集苗叶，洗净并用水浸去苦味，凉拌吃（凉拌可咸鲜、可甜酸、可酸辣）、炸熟吃或用油盐炒食。现在的吃法有：将苦菜洗净切碎，加面粉和匀后蒸熟拌上油、盐、酱、醋、蒜泥吃；或者加入搅散的鸡蛋液和匀，放进热油锅里爆炒，味道清香鲜美，苦味微不足道；也可以晒干，要吃的时候用温水浸泡发后炒食；或像泡茶那样冲泡饮用。

【营养及药用价值】

苦菜性寒，味苦、辛；入肝（经）、胃（经）、大肠（经）；含有蛋白质、脂肪、B族维生素、维生素C、维生素E、维生素P、多种氨基酸、胡萝卜素、粗纤维以及钾、钙、铁、磷、锌等元素。具有清热解毒、杀菌消炎、活血化瘀、调理胃肠、凉血止痢、退黄通淋作用，适用于风热感冒、咳嗽、鼻窦炎、口腔溃疡、咽炎、扁桃体炎、急性胃炎、慢性肠炎、痢疾或便秘、糖尿病、黄疸、胆囊炎、尿血、痔疮下血、乳腺炎、疮疡痈疖、无名肿毒、妇科生殖道炎症、白带腥臭、产后瘀血腹痛、虫蛇咬伤等病症。

1. 感冒： 苦菜 100 克，野菊花 20 克，水煎取汁服，每日 2 次。

2. 慢性咳嗽： 苦菜 300 克，大枣（去核）20 枚，水煮取汁，加蜂蜜适量熬成膏，于 1 日内分 2 次服完，连续 3 ～ 7 日。

3. 贫血： 苦菜中含有丰富的胡萝卜素、维生素 C 以及钾盐、钙盐等，对预防和治疗贫血病，维持人体正常的生理活动，促进生长发育有较好的作用。

4. 急性胃炎： 苦菜 30 克，蒲公英、佩兰各 15 克，水煎取汁，每日分 3 次服。连续 3 ～ 5 日。

5. 慢性肠炎： 苦菜 30 克，黄连、生甘草各 3 克，水煎取汁服，每日 2 次。

6. 痢疾： 苦菜、马齿苋各 250 克，洗净并浸泡 30 分钟后捣烂取汁，每次 10 毫升，每日 2 次，连服 1 周。

7. 便秘： 败酱草（苦菜干品）15 克，开水冲泡代茶，频频饮服。

8. 糖尿病： 苦菜 200 克，南瓜 100 克，乌梅 30 克，共煮，每日分 2 ～ 3 次服食，连续 1 ～ 3 个月，以观其效。

9. 黄疸： 苦菜 50 克，茵陈蒿、金钱草各 30 克，水煎取汁服，每日 2 次。

10. 胆囊炎： 苦菜、蒲公英各 60 克，水煎取汁服，每日分 2 次服用。

11. 乳腺炎： 苦菜 100 ～ 120 克，水煎取汁服；或捣烂外敷，干后即换。

12. 疮疡痈疖、无名肿毒： 败酱草 30 ～ 60 克（鲜草加倍），水煎取汁服，每日 2 次。

13. 痔疮肿痛、下血： 苦菜 100 ～ 120 克，水煎取汁服，或捣烂外敷，干后即换；苦菜 50 克（捣泥），面粉少许，拌匀，大便之后涂敷肛门，视大便次数多少而用，直至血止。

14. 前列腺增生症： 败酱草 60 克，鹿角霜 20 克，水煎取汁，每日分 2 次服用，连续 1 ～ 3 个月。

15. 女性生殖道慢性炎症： 苦菜 100 克（干品减半），水煎取汁服，每日 2 次；或加入金银花、蒲公英各 15 克，水煎取汁服，每日分 2 ～ 3 次服用。

16. 产后瘀血腹痛： 败酱草 20 克，水煎取汁服。每日 2 次。

17. 鼻窦炎： 败酱草（苦菜干品）90 克，炒苍耳子 30 克，水煎取汁服，每日 3 次。

18. 口腔溃疡： 苦菜（洗净）60 克，每日分 4 ～ 6 次嚼吞，连续 3 ～ 5 日。

19. 急性咽炎、扁桃体炎： 苦菜 100 克（干品 50 克），水煎取汁服，每日 2 次，连续 3 ～ 5 日；苦菜 60 克，板蓝根 30 克，山豆根 10 克，水煎取汁，每日分 2 ～ 3 次服，连续 3 日。

20. 扁平疣： 苦菜适量，捣烂取汁，外涂患处；或同木贼 50 克，香附 15 克，水煎外洗，每日 2 次。

21. 虫蛇咬伤： 苦菜适量，捣烂外敷，每日数次。

【现代研究】

苦菜对金黄色葡萄球菌、溶血性链球菌有较强的杀菌作用，对肺炎双球菌、脑膜炎球菌、白喉杆菌、绿脓杆菌、痢疾杆菌也有一定的杀伤作用，故对感冒发热、慢性气管炎、咽喉炎、扁桃体炎、黄疸性肝炎、细菌性痢疾等均有一定的疗效。苦菜水煎剂可用于防治宫颈癌、直肠癌、肛门癌，对白血病患者的血细胞脱氧酶有明显的抑制作用。

注意事项

本品苦寒清下，故肺寒咳嗽、胃肠虚寒、脾肾阳虚尿频遗精者及产妇，无实热、无瘀血者不宜食用。

（三）芦蒿 —— 登盘香脆嫩，风味冠春蔬

芦蒿，正名"蒌蒿"，别称众多，有"蒌蒿""水蒿""柳蒿""水艾""香艾""泥蒿""蒿苔""龙艾""龙蒿""柳叶艾蒿""柳叶青蒿"；

古籍《尔雅》称"蘩""由胡"，《神农本草经》《本草纲目》称"白蒿"。芦蒿按嫩茎颜色分有青芦蒿、红芦蒿和白芦蒿三种；按叶型分有大叶蒿（柳叶蒿）、碎叶蒿（鸡爪蒿）两种，其中以柳叶青梗蒿品质最好。

芦蒿的嫩茎、芦芽和地下肥大的肉质茎均可食用：可摘成寸长小段凉拌或炒食，有一种特殊浓烈的异香，比芹菜的味道好，外脆里嫩，清香宜人，味道鲜美，风味独特，滑利爽口，营养丰富，是人们喜欢的蔬菜佳品，享有"登盘香脆嫩，风味冠春蔬"的美誉。中国当代著名老作家汪曾祺先生形容："感觉就像是春日坐在小河边闻到春水初涨的味道。"

我国食用芦蒿的历史悠久，最早可见于北魏《齐民要术》之中；《神农本草经》将芦蒿列为野蔬上品；唐代孙思邈的《备急千金要方》一书也记载了芦蒿的药用价值；到了宋代，文人墨客吟咏更多，名句有苏轼的"蒌蒿满地芦芽短，正是河豚欲上时"；黄庭坚的"蒌蒿芽甜草头辣"；陆游的"旧知石芥真尤物，晚得蒌蒿又一家"等等；明代的南京人就开始采食野生芦蒿，将芦蒿嫩茎凉拌或同肉一起炒食。其碧如玉针，嫩不须嚼。根状茎腌制，嫩叶也可作菜蔬或腌制酱菜用。

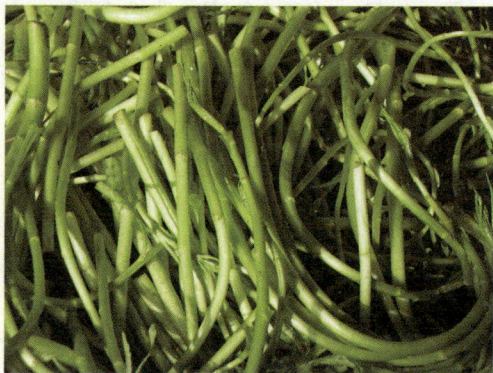

我国 20 世纪 90 年代初期尝试人工栽培芦蒿，芦蒿的抗逆性强，很少发生病虫害，无需施农药，是一种无污染、无公害的绿色养生保健食品，是江南、华中、华北、东北一带冬春季节的主要食用野菜。

随着人们经济状况的好转和养生保健意识的增强，一日三餐的菜谱也伴随着发生了微妙的变化，经过人工栽培的芦蒿不但走近了寻常百姓家的餐桌，同时也步入了高档宾馆、酒店的宴席中。最受青睐的莫过于"芦蒿炒香干"了：芦蒿 200 克，豆腐干 150 克，香葱 10 克，油、盐、酱油各少许。先将油烧热，下葱花爆香，放进芦蒿快速翻炒，加盐和豆腐干丝翻炒 1 分钟即成。

在江西南昌，芦蒿被誉为"鄱阳湖的草，南昌人的宝"。江西人的第一部方言电视连续剧《松柏巷里万家人》，里面的主题曲就是《藜蒿炒腊肉》，是用南昌方言演唱的，看这歌词：道白：呷稀哩哟？候死人奈（吃什么呢？馋死人了）！唱："鄱阳湖里咯几根子草，南昌人饭桌上变成了宝。喷喷香咯日子红火火咯过哟，活得有滋又有味，赛过那藜蒿炒腊肉，千家万户乐陶陶，乐陶陶。"南昌人喜爱芦蒿（炒腊肉）的味美之情由此可见一斑！

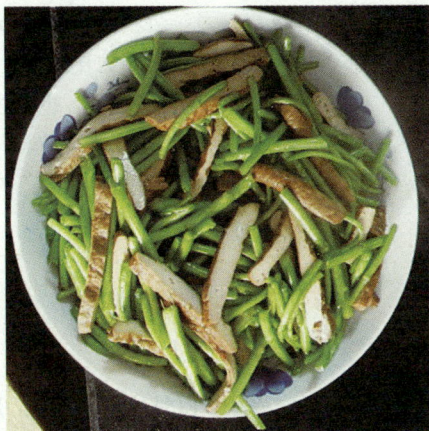

芦蒿也是法国菜中鸡肉、鱼肉、蜗牛烹调香辛佐料，常常浸于醋中，制成香艾醋，作为色拉的调味汁。

江南水乡有歌谣云："正月藜，二月蒿，三月当柴烧。"这里的月份指的是农历，说的是食用芦蒿要看时节，过了时节就不便食用，只有当柴烧的份了。

【营养及药用价值】

芦蒿性平、偏凉，味辛、甘；归脾（经）、胃（经）、肝（经）；含水分、蛋白质、脂肪、碳水化合物、维生素C、胡萝卜素、氨基酸、纤维素以及钙、磷、铁、锌以及抗癌元素硒（与芦笋旗鼓相当，甚至于还略胜一筹）等，根茎含淀粉量高，可为机体提供热量能源。

李时珍在《本草纲目·草部第十五卷》记载："藜蒿气味甘甜无毒，主治五胀邪气、风寒湿脾，补中益气，长毛发，久食轻身，耳聪目明，防衰。"

近代营养医学研究表明：芦蒿有补益气血、强身健体、清热解毒、清心除烦、润肺止咳化痰、平降肝火、利胆退黄、降低血压、降脂减肥、抗癌防癌、润泽皮肤、凉血止血等诸多医疗作用，适宜于气血不足、心烦失眠、肺热咳嗽、脾虚胃弱、脘腹胀满、食欲不振、肝火上炎、头晕、目赤、高血压、高血脂、肝胆湿热（黄疸型或无黄疸型肝炎）、肢体浮肿、心血管疾病、牙病、喉病以及癌症患者的辅助食疗。

1. 传统习惯上芦蒿的叶子是不吃的，多因其味苦涩，不能直接食用而被丢弃，蒿茎也只留杆尖部分，俗有"一斤蒿择掉八两"的形容。其实，如同芹菜一样，芦蒿叶子也是能吃的，其营养价值并不亚于嫩茎，弃之的确可惜！可以用水焯一下，加盐、芝麻酱、麻油或辣椒油等调料凉拌；可以加入汤中；也可以切碎后打入鸡蛋，加少许面粉、盐、水调和均匀，摊鸡蛋饼；还可以晒干当茶叶泡饮。

2. 糖尿病和其他慢性病如肾脏病患者慎食，缺铁性贫血患者尤其要少食。

（四）治疗泻痢的特效食材马齿苋

马齿苋，又名"马芹菜""马荠菜""地马菜""瓜子菜""五行草""长命草"等。

相传古代有一年的夏秋之交，北方农村久旱无雨，赤日炎炎，灾情严重，田间禾苗都枯焦而死。与此同时，疫痢也流行起来，饥病交加，老、弱、病、残者相继死去。少数年壮力强者勉强支撑着虚弱的身子外出寻觅野草、树皮充饥。他们惊喜地发现田埂路边有一片盛开着黄色小花的野草还茂盛地长着，观其全草，光滑无毛，肉质肥厚。于是把它连根拔出，采集了一大堆，带回家给村民们充饥。几天之后，大家觉得精神都好转起来，更为奇怪的是，很多患泻痢病的人居然都好了。村民们就尊称该草叫"长命草""长寿菜"，细心的人发现这种草的叶子很像马的牙齿，于是又叫它"马齿苋"。

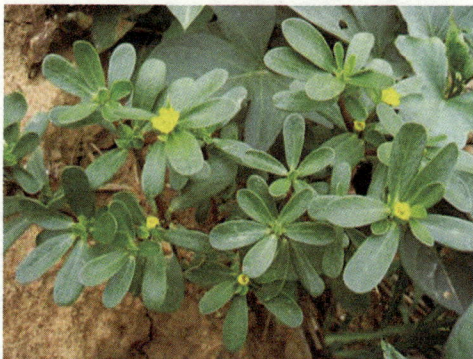

马齿苋含的水分很多，将它连根拔出后置于烈日下曝晒，多日后仍旧不会萎软，再栽到土里仍能存活。夏秋季节花开成熟，大量采集后欲将其贮存，四季常食，则必须全株放锅内，经沸水煮烫，然后日光下曝晒多日，才能晒得干燥。可见其生命力确实坚强无比，不愧是"长命菜""长寿草"。

【营养及药用价值】

马齿苋，性寒凉，味甘、酸；入心（经）、肝（经）、大肠（经）；含有丰富的糖、蛋白质、胡萝卜素、维生素A、维生素B、维生素C和矿物质（尤其以钾的含量最丰富）。有清热利湿、解毒杀虫、凉血止血、消肿止痛的作用，主要用于肠炎、痢疾、肺脓疡、结核、黄疸、尿道炎、尿血、痔疮、脱肛、疔疮痈肿、蚊虫叮咬、痱子、手足癣、带状疱疹、淋巴管炎、阴囊湿疹、白带、中暑预防、痢疾、小儿皮炎、外伤出血、扁平疣、糖尿病、尿路感染与丹毒等病症。

1.肠炎、痢疾：马齿苋主要用于肠炎、痢疾，以下服食方法可供选择。

（1）干马齿苋15克，水煎取汁服；鲜马齿苋100克，捣烂取汁，加少许白糖或蜂蜜，温开水冲服，每日2～3次。

（2）鲜马齿苋100克，大蒜、鱼腥草各30克，共捣泥，1次吞服，每日2次。

（3）干马齿苋、地锦草各30克，水煎取汁服，每日2次。

（4）干马齿苋100克（鲜品加倍），加盐及其他佐料炒菜吃；或同大米煮食；或做成菜馅包饺子、做包子吃，均有良好的防治效果。

2.肺脓疡（咳嗽胸痛、咳吐脓痰）：鲜马齿苋500克，鱼腥草60克，捣烂取汁，调入蜂蜜60克浓煎成膏，每次10克，每日3次。

3.肺结核：马齿苋250克，大蒜头2个，水煎代茶，频频服用。

4.肾结核：马齿苋1500克，泡入1500毫升黄酒中，3天后去渣，每日饭前服30～50毫升。

5.黄疸：马齿苋200克，水煎取汁顿服；或捣烂取汁，每次30毫升，温开水冲服，每日2次。

6.糖尿病：马齿苋60克，水煎取汁服，每日2次，连续1～2周。

7. **中暑**：马齿苋 100 克（切碎），大米 200 克，煮粥食用。

8. **尿路感染**：马齿苋 60 克，生甘草 6 克，水煎取汁服，每日 2 次；马齿苋 50 克，小蓟、鲜荠菜、白茅根各 20 克，煎汤频服。

9. **尿血**：马齿苋 200 克，车前草 20 克，水煎取汁服，每日 2 次。

10. **痔疮、脱肛**：马齿苋 120 克，猪大肠（近肛门处）1 段，将马齿苋洗净切碎，装入猪大肠内，两端用线扎紧，蒸熟后于饭前顿服，每日 2～3 次。

11. **疔疮痈肿**：马齿苋适量，水煎外洗；或将鲜品捣烂，外敷患处，每日 3～4 次。

12. **扁平疣**：鲜马齿苋 100 克，捣泥，用纱布包好，擦患处 3～5 分钟至皮肤微红则止，每日早晚各 1 次。

13. **小儿皮炎**：鲜马齿苋 250 克，水煎外洗患处，每日 1 次。

14. **蚊虫叮咬、痱子**：鲜马齿苋适量，捣烂涂擦患处，每日数次。

15. **手足癣**：鲜马齿苋适量，捣烂取汁，加等量米醋，涂擦患处，每日数次。

16. **带状疱疹**：鲜马齿苋适量，捣成糊状，加花生油适量调匀，涂擦患处，每日数次。

17. **淋巴管炎**：马齿苋、白糖、鸡蛋清各适量，混合捣烂，敷于患处，早晚各 1 次。

18. **阴囊湿疹**：马齿苋 30 克（连根），白矾 60 克，雄黄 6 克，共捣泥，敷于患处，干后即换。

19. **白带**：马齿苋适量，捣汁 1 杯，加鸡蛋清 1 个调匀，炖热服用，每日 2 次。

20. **外伤出血**：鲜马齿苋、生石灰各适量，捣烂阴干，研成细末，撒敷伤口。

注意事项

本品性寒滑利，肺寒咳嗽、脾虚便溏、肾虚尿频遗精者及孕妇不宜服用。

（五）清热止血寻"马兰"

马兰头，简称"马兰"，系草本植物马兰的嫩芽，其别称甚多，有马莱、红马兰、马兰青、马郎头、马兰菊、田（边）菊、田茶菊、路边菊、阶前菊、蟛蜞菊、红梗菜、鸡儿菜、毛蟛菜、竹节草、剪刀草、田蒿子、红管药、鸡油儿、蓑衣莲、螃蜞头草、灯盏细辛等等，北方称之为"紫菊"，南方民间俗称"鸡儿肠"，四川叫"泥鳅串"。

马兰较早见于《本草纲目拾遗》，是一种很养生保健的食物。在南方的春天，山坡河边、田间地头甚至公园到处都能看到马兰的影子，摘其嫩茎叶作蔬菜称"马兰头"。其美味佳肴的代表性食谱当数"香干马兰头"（凉拌或热炒）了。

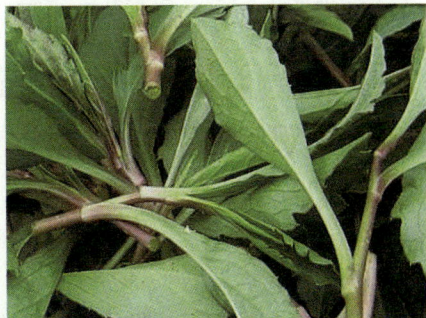

同别的野菜一样，马兰除了可用作蔬菜来吃，还可药用，分红梗和青梗两种，以红梗为优，它所含有的一些营养元素对治疗人体的一些疾病都有不错的效果。

【营养及药用价值】

马兰性平、微寒，味甘、辛、微涩；归肺（经）、肝（经）、胃（经）、大肠（经）；马兰头嫩茎叶含蛋白质、脂肪、碳水化合物、水分、B族维生素、维生素C、维生素E、胡萝卜素、膳食纤维、7种人体必需的氨基酸，元素钾、钙、镁、锌的含量非普通蔬菜可比，其他还有钠、磷、铁、铜、锰、硒等。

关于医疗作用，《本草纲目拾遗》记载："马兰治血与泽兰同功，近人用治痔漏云有效，春、夏取生，秋、冬取干，不用盐、醋，白水煮食，并饮其汁。"《本草正义》记载："马兰，最解热毒，能专入血分，止血凉血，尤其特长。"具有清热解毒、抗菌消炎、利湿消肿、凉血止血作用，适用于风热感冒、咳嗽、高血压、肝阳上亢、肝火上炎之头痛、眩晕、目赤肿痛、腮腺炎、口腔炎、咽喉炎或扁桃体炎、牙周炎、牙齿出血、鼻出血、吐血、乳腺炎、湿热血痢、痔疮、黄疸型或无黄疸型急性肝炎、尿道感染、水肿、月经过多、崩漏、创伤出血等。

1. 风热感冒发烧： 鲜全草 60 ～ 120 克（干品减半），水煎取汁服，日 2 ～ 3 次。

2. 流感： 马兰、金银花、甘草各适量，水煎取汁代茶可预防流感。

3. 肺结核： 马兰根 20 克，猪心、肺各适量，炖服。

4. 高血压及肝阳上亢、肝火上炎之头痛、眩晕、目赤肿痛、青光眼、眼球胀痛、眼底出血： 马兰根 30 克，生地黄 15 克，便秘者加生大黄 6 ～ 9 克，水煎取汁服，1 日 2 次。

5. 口腔炎、急性咽喉炎、扁桃体炎： 鲜全草 60 ～ 120 克（干品减半），水煎取汁服。

6. 吐血、鼻出血、牙周炎、牙齿出血、皮下出血性紫癜： 马兰、地锦草各 15 克，水煎取汁服；鲜红梗马兰全草适量，水煎取汁服；红梗马兰根适量，洗净、捣烂绞汁，以温水冲服；马兰与青壳鸭蛋同煮，煮熟后剥取蛋壳再煮一会，吃蛋喝汤；马兰（连根、洗净）、莲子、红枣肉、鲜白茅根（去心、洗净）各 200 克，同入锅内浓煎 2、3 次分别取汁，再加入莲子、红枣继续文火炖煮至熟。每晚临睡前服食 1 小碗。

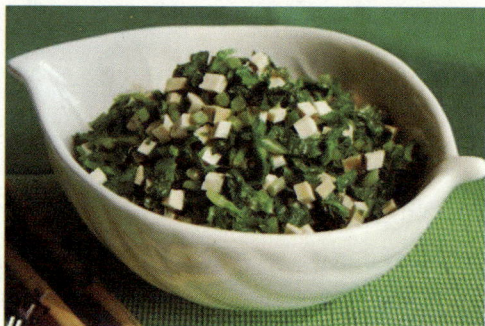

7. 鼻出血不止： 马兰新鲜菜叶 1 把，用第 2 次淘米水洗净，捣烂取汁，调等量冬蜜加温内服。

8. 胃溃疡出血： 马兰鲜根 100 克，水煎取汁常服。

9. 绞肠痧（肠痉挛绞痛）： 马兰根或叶在口中细嚼，将汁咽下。

10. 小儿热痢： 马兰头、紫苏、灯心草、木通各 10 克，仙鹤草、马鞭草各 15 克。水煎取汁服，每日 2 ～ 3 次。

11. 黄疸型或无黄疸型急性传染性肝炎：新鲜红梗马兰根 30 ～ 60 克，水煎取汁常服；鲜马兰头全草 50 克，鲜卷柏、酢浆草、地耳草各 30 ～ 50 克。水煎取汁服，可起辅助治疗作用。

12. 大便下血：马兰、荔枝草各 30 克，水煎取汁服。

13. 妇女倒经：马兰全草 30 ～ 60 克，水煎取汁，加少许黄酒饮服。

14. 小儿疳积、夜盲症：马兰适量，炒猪肝（或羊肝），常吃。

15. 腮腺炎：马兰根、野洋葱各适量，捣烂外敷。

16. 外耳道炎：马兰鲜叶捣汁滴耳，每日数次。

17. 咽喉肿痛、口噤不开：马兰全草 50 ～ 100 克，水煎频服；马兰根或叶适量，捣烂取汁，加米醋少许，灌服或滴鼻孔。

18. 乳腺炎、痈疖疔毒、跌打肿痛：马兰鲜叶 1 把，洗净，加蜂蜜捣匀涂贴，每日换 2 次；新鲜马兰全草适量，加食盐少许，混合捣烂，用米醋拌糊，涂敷患处；另用马兰根 30 ～ 60 克，加水和酒各半合煎口服。

19. 丹毒、带状疱疹：马兰根、甘草各适量，用醋磨汁搽之。

20. 痔漏：春夏取生马兰 100 克，秋冬取干马兰 50 克，水煮食（连汁喝下）；马兰适量，酒煮，焙干研末后加米醋为糊做成药丸，每天服适量，米汤送下；另用马兰适量煎水，加一点盐，每天熏洗肛门。

21. 急性睾丸炎：马兰鲜根 100 ～ 150 克，荔枝核 10 枚。水煎取汁服。

22. 创伤出血：马兰、旱莲草、松香、皂树叶（冬日无叶可用树皮取代）各适量，共研细末，外敷伤口。

23. 小便不利、涩痛、水肿：马兰头、黑豆、小麦各 1 把，酒、水各 1 小杯，水煎成 1 杯，饭前温服，利尿行水消肿。

注意事项

1. 食用马兰应先洗后切，且不宜在水中久泡；洗后沥干，尽快烹调，不宜吹风；下锅也不宜带水过多，尽量减少维生素的丢失。

2. 本品性寒，虚寒咳嗽、痰白量多、脾胃虚寒、肾虚尿频者及产妇不宜食用。

（六）清肝降压的芳香野菜菊花脑

菊花脑，别名"甘菊""菊花郎""菊花头""菊花叶""菊花菜""路边黄""黄菊仔"等，为菊科多年生草本植物，有小叶菊花脑和大叶菊花脑两种，以大叶者品质为佳。以嫩梢、嫩叶为食用部分，有浓郁的芳香味，是江苏、安徽一带人们十分喜爱的菜蔬，以至于在居民的门前屋后都有种植。

菊花脑是民间餐桌上最常见的菜肴，食之凉爽清口。可以炒食、凉拌或煮汤。尤其是菊花脑鸡蛋汤是夏日防暑清火的佳品。菊花脑不仅营养丰富，且有清热解毒，调中开胃，降血压之功效，是一种很有开发前景的野生蔬菜。

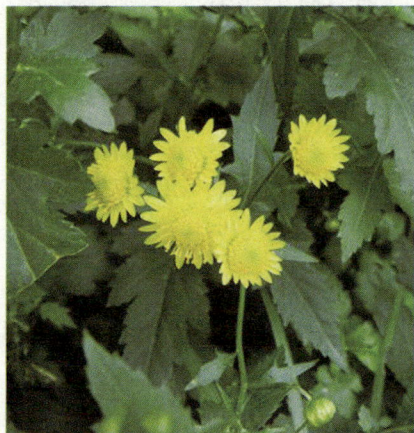

【营养及药用价值】

菊花脑具有清热凉血、调中开胃和降血压之功效。可治疗便秘、高血压、头痛和目赤等疾病。

菊花脑性寒凉，味甘、辛、微苦；归心（经）、肝（经）；富含蛋白质、脂肪、碳水化合物、B族维生素、维生素C、胡萝卜素、氨基酸、粗纤维、黄酮类、挥发油、钙、铁、锌等。药效与野菊花相似，有清热解毒、清利头目、降压祛脂、消食开胃、润肠通便的作用，适宜于高血压、高血脂、肥胖症及肝阳上亢、肝火上炎之头痛、眩晕、目赤肿痛、心烦，胃热口臭、便秘、尿赤。

1. 高血压及肝阳上亢、肝火上炎之头晕头痛、目赤肿痛、心烦： 鲜嫩苗适量，煮食；或全草及花煮汤喝。

2. 火疖、痱子、疱疹、脚湿气、瘙痒、湿烂等皮肤病、化脓性炎症： 菊花脑全草或花，煮浓汁内服、外洗，并将药渣捣烂湿敷患处，每日2～3次。

3. 妇女子宫颈糜烂： 菊花脑的花浓煎煮水口服，并用消毒棉浸透，涂擦患部，每日 2～3 次。

4. 其他： 现代研究显示，菊花脑对金黄色葡萄球菌、结核杆菌、大肠杆菌、痢疾杆菌、乙型链球菌以及流感病毒等均有抑制作用，还能明显扩张冠状动脉，增加血流量，增强毛细血管抵抗力。

> **注意事项**
>
> 1. 本品性凉，虚寒咳嗽、痰白量多、脾胃虚寒、肾虚尿频者及产妇不宜食用。
> 2. 晚餐吃不完的熟菜不能过夜后再吃，以免造成致癌物质亚硝酸盐的沉积。

（七）生命力极强的蒲公英

蒲公英又名"黄花苗""婆婆丁""黄花地丁"等，多生于路旁、田边、河滩、山坡及旷野中，全国各地均有分布。

有一名园丁在花圃里种植了许多名花，正当满园鲜花争奇斗艳的时候，花丛中却长出了几株丑陋的小黄花。这些花虽然很小，"脖子"却伸得长长的，花开之后变得毛茸茸的，风一吹飞得到处都是。园丁看到这些小花，非常恼火，决定除掉它们。但用了许多方法都没能见效，这种花反而越长越多。无奈之下就去请教一位长者，老人对他说："从现在起，你学着去爱这些你要铲除的花，像你培育的花一样去喜欢它们吧！"听了长者的话，园丁若有所悟，从此，他精心培育这些"野花"，慢慢地，这些花在园丁眼中越来越漂亮了。这种花就是生命力特别强的蒲公英，花开后种子飘到哪里都能生长，也能在新的地方孕育新生命，人们对蒲公

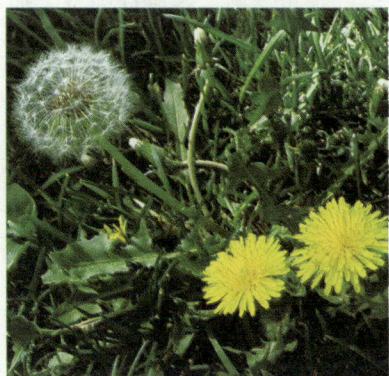

英自强不息精神给予了美好赞扬。

【营养及药用价值】

蒲公英给人的印象是美好的，但它的营养价值、食用方法以及药用功能人们却不大熟悉。

蒲公英最早见于唐代的《新修本草》，性寒，味甘、苦；归肝（经）、胃（经）；含有蛋白质、脂肪、糖、维生素A、维生素C和丰富的胡萝卜素以及钙、磷、铁等。是一种营养丰富的保健野菜，根茎叶花（蕾）均可食用。为了减少蒲公英苦味，食用时可将其嫩幼苗洗净，在开水或盐水中煮5～8分钟，然后在清水中浸泡数小时，将苦味浸出冲洗干净，再生吃、凉拌、炒食、煮汤或熬粥，风味独特。

生吃可将鲜嫩茎叶洗净、沥干，蘸酱食用；凉拌则把洗净的蒲公英用沸水焯1分钟，沥出，再用冷水冲一下，佐以盐、醋、香油、蒜泥、味精、辣椒油等；还可以洗净、水焯后剁碎，加肉和佐料调成馅包饺子或包子。虽略有苦味，却也清香爽口；炒食或煮食，既可素炒，也可加肉、鸡蛋、海鲜炒，勾上淀粉，味道就更佳了。

现代药理研究结果表明：蒲公英的植物体中含有蒲公英素、蒲公英醇、菊糖、胆碱、有机酸等多种药用成分，对金黄色葡萄球耐药菌株、溶血性链球菌有较强的杀菌作用，对肺炎双球菌、脑膜炎球菌、各种杆菌及卡他球菌也均有一定的杀菌作用。全草连根茎带叶有润肺止咳、清热解毒、利湿缓泻、利胆消肿、杀菌消炎作用，适用于肺热咳嗽、急性支气管炎、胃肠炎、二便不利、肝炎、黄疸、胆囊炎、尿路感染、皮炎、湿疹、急性乳腺炎、疮疡痈疖、无名肿毒、红眼病、流行性腮腺炎、急性扁桃体炎、牙周炎等。

1. 急性热病、上呼吸道感染、发热头痛：干蒲公英15克（鲜草30～60克），生甘草3～6克，水煎取汁服；蒲公英、大青叶、板蓝根、金银花各12g，水煎取汁服。

2. 流行性腮腺炎：鲜蒲公英捣烂敷患处；鲜蒲公英30g（捣烂），加入1个鸡蛋清，搅匀，再加冰糖适量，捣成糊状，外敷患处。每日换药1次。

3. 胃、十二指肠溃疡：蒲公英根焙燥研细末，温水送下，每服约 1 克，每日 2 ~ 3 次，连服 10 天为 1 个疗程。

4. 急性黄疸型肝炎：蒲公英 50 克，茵陈 50 克，大枣 10 枚，白糖 50 克，做汤食用。

5. 急性或亚急性胆囊炎：鲜蒲公英 60 ~ 90 克，水煎取汁服，每日 1 剂，15 日为 1 个疗程，连用 1 ~ 2 个疗程。

6. 热毒、水肿：蒲公英 100 克，绿豆 50 克，将蒲公英洗净，加入适量水煎过滤取汁，加入绿豆，煮至熟烂后再加白糖拌匀即成。

7. 泌尿系感染、小便短赤：蒲公英、玉米须各 60 克，水浓煎服或代茶饮；蒲公英 30g，草薢、生蒲黄、木通、车前子各 10g，水煎取汁服。

8. 感染、化脓性疾病：多用于多种感染、化脓性疾病、热毒壅结于肌肤所致的痈肿疮毒、目赤肿痛、口舌生疮等。可用蒲公英 30 克，粳米 100 克，煮粥常吃；或蒲公英 60 克，桔梗 10 克，白糖少许，煮汤取汁服用；配金银花水煎内服或捣烂外敷，对乳腺炎有良效；配大黄、丹皮等中药水煎内服治疗急性阑尾炎。

9. 急性乳腺炎：鲜蒲公英适量，捣烂敷患处；蒲公英 30 克，金银花或金银花叶 9 克，以黄酒、水合煎取汁，温服。

10. 痈疖疔疮：蒲公英、野菊花、金银花、地丁草各 30 克，鲜草捣烂外敷，或水煎服，药渣外敷。

11. 烧伤合并感染：鲜蒲公英捣烂，加入少许 75% 酒精混合调匀，敷患处。

12. 急性眼结膜炎（红眼病）：蒲公英 60 克，水煎取汁服；同时取药汁少许洗眼，每日 3 次；蒲公英 30g，黄芩 10g，水煎取汁，熏洗患眼。

13. 化脓性中耳炎：蒲公英、紫花地丁各 30 克，水煎取汁，1 日分 2 ~ 3 次服，并取药液滴耳。

14. 扁桃体炎、咽喉病：蒲公英 30 ~ 60 克（干品减半），生甘草 3 ~ 6 克，水煎取汁服。

15. 皮肤病：蒲公英在美容上也得到了较为广泛的应用。不论是干性皮肤、油性皮肤、老化皮肤，还是雀斑、色素斑、皮肤炎，以及痤疮、须疮、白发、脱发等，蒲公英都能帮你消除"美中不足"，摆脱烦恼，使你容光焕发。将蒲公英花捣烂或煎成药汁涂抹皮肤，可以祛除雀斑。

（八）清热养肺鱼腥草

我们先看看关于鱼腥草的两段传说故事：

春秋时期越国（现浙江绍兴地区）的越王勾践做了吴王夫差的俘虏，忍辱负重并假意百般讨好夫差，方被放回越国。回国后勾践卧薪尝胆，并用美人计向吴王夫差敬献西施，发誓一定要使越国强大起来。但是勾践回国的第一年，越国就碰上了罕见的荒年，百姓无粮可吃。为了和国人共渡难关，勾践亲自翻山越岭寻找可以食用的野菜。在3次亲口尝野菜中毒后，勾践终于发现了一种可以食用的野菜，并且这种野菜生长能力特别强，总是割了又长，生生不息。于是，越国上下竟然靠着这小小的野菜渡过了难关。而当时挽救越国民众的那种野菜，因为有鱼腥味，便被勾践命名为"鱼腥草"。

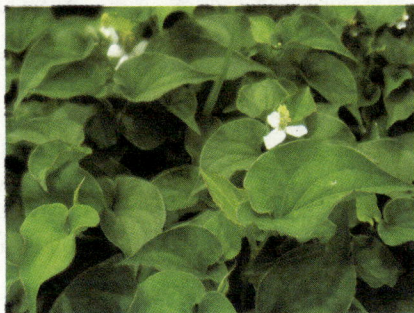

还有一种说法是相传在一个贫困的村子里，有一对不孝夫妻时常虐待双目失明的老母亲。有一次，老人患了重病，高烧、咳嗽、咳脓血不止，夫妻俩不但不给母亲治病，还责骂老人装病。邻居实在看不下去，便送来一盆鲜鱼汤让他们给久病不愈的母亲补补身子。夫妻俩表面上应许着，背地里却瞒着老人连鱼带汤吃了个精光。又担心邻居再来看母亲时自己的丑行败露，他们便采来了一种有鱼腥味的野菜，煮了骗母亲说是鱼汤让母亲喝。善良的母亲信以为真，喝了一碗又一碗，不料，病竟奇迹般地好了。后来，这事还是传了出去，人们在纷纷谴责这对不孝夫妻的同时，也知晓了这种野菜能够清热养肺，由此便称为"鱼腥草"。

【营养及药用价值】

鱼腥草又叫"臭菜""臭根草""臭灵丹""岑草""紫蕺""肺形草""侧耳根""折耳根""狗贴耳""野花麦""猪鼻拱"等，中药名"蕺菜"。性凉，味苦、辛，鱼腥味很浓。正是这特别的气味，所以食之既鲜嫩爽口，又开胃消食。

中医学将鱼腥草归入肺（经）、大肠（经）、膀胱（经）；营养成分有蛋白质、脂肪、碳水化合物、维生素 C、维生素 A、膳食纤维、胡萝卜素以及钾、钙、磷、镁、铁、钠、锌、铜、锰等元素。药用成分有鱼腥草素、生物碱等。

现代药理研究：鱼腥草素等挥发油成分，对流感病毒、金黄色葡萄球菌、白色葡萄球菌、痢疾杆菌、绿脓杆菌、变形杆菌、副大肠杆菌、革兰阳性芽孢杆菌以及霉菌等都有一定抑制作用，其中对金黄色葡萄球菌和白色葡萄球菌作用较强；能明显提高、增强和促进白细胞的吞噬能力，增进机体免疫功能。对慢性炎症则疗效较差。

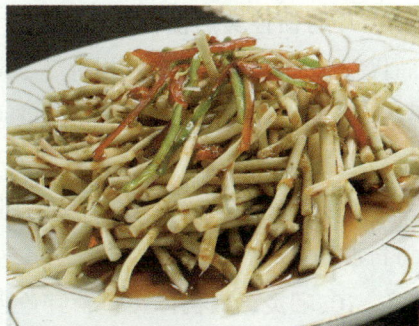

鱼腥草有抗菌消炎解毒、化痰排脓消痈、利尿祛湿消肿等保健功效，现代多用治急慢性气管炎、肺炎、肺热咳喘、肺脓疡咳吐脓痰、肠炎、痢疾、尿路感染、小儿湿疹、痈肿疮毒、痔疮、脱肛等症，被中医学界认定为很好的清肺野菜。

1. 感冒、上呼吸道感染、发烧：鱼腥草30克，水煎取汁服，每日2～3次。

2. 肺热咳喘：鱼腥草15克，荠菜60克，甘草9克，水煎取汁服，每日2次。

3. 急性气管炎、肺炎、肺脓疡、咳吐脓痰、咯血：鲜鱼腥草不拘，洗净炒菜吃；鱼腥草（干品）每天50～100克，先用冷水浸泡一段时间，煎一沸即饮用（不宜久煎）；鱼腥草20克，桔梗15克，先煎煮桔梗1刻钟左右，后加入鱼腥草，再煮沸 5 分钟，过滤取汁 150 毫升，每次口服 20 ～ 30 毫升，日服 3 ～ 4 次；鱼腥草 50 克，桔梗 12 克，甘草 6 克，水煎取汁服；鱼腥草、天花粉、侧柏叶各等份，水煎取汁服；鱼腥草、蜂蜜各 60 克，鲜马齿苋 500 克，共捣烂取汁，调入蜂蜜，浓煎成膏，每次服 10 克，每日 3 次。

4. 肺结核、咳嗽、痰中带血、盗汗：鱼腥草、车前草各 30 克，甘草 6 克，水煎取汁服；鱼腥草叶 100 克（洗净、切碎），猪肚 1 个，将鱼腥草置猪肚内炖汤服，每日 1 剂，连用 3 剂。

5. 心动过速、测不到血压：鲜鱼腥草 30 ～ 50 克，蜂蜜 15 克，煎汤后冲蜂蜜内服。

6. 肠炎、痢疾：鱼腥草 20 克，山楂炭 6 克，水煎加蜂蜜调服；鱼腥草、大蒜各 30 克，鲜马齿苋 100 克，共捣泥，1 次吞服，每日 2 次。

7. 习惯性实热便秘：鱼腥草 5 ～ 10 克，用白开水浸泡 10 ～ 12 分钟后代茶饮，10 天为 1 个疗程。

8. 急性黄疸性肝炎：鱼腥草 180 克，白糖 30 克，水煎取汁服，每日 1 剂，连服 5 ～ 10 剂。

9. 流行性腮腺炎：鲜鱼腥草适量，捣烂外敷患处，用胶布包扎固定，每日换药 2 次。

10. 咽炎、扁桃体炎：新鲜鱼腥草炒熟当菜常吃；鲜鱼腥适量，开水冲泡当茶饮。

11. 尿路感染、尿频涩痛、白浊、白带：鱼腥草所含大量钾盐有利尿作用，可取鲜草 50 克或干品 20 ～ 30 克，水煎取汁服。

12. 肾病综合征：鱼腥草（干品）100 ～ 150 克，加开水 1000 毫升，浸泡半小时后代茶饮，每日 1 剂，3 个月为 1 个疗程。

13. 宫颈炎、子宫内膜炎、附件炎及小腹痛：鱼腥草 30 ～ 60 克，蒲公英、金银花藤各 30 克，水煎常服。

14. 妇女外阴瘙痒、肛门肿胀疼痛：鱼腥草适量，煎汤熏洗。

15. 多种皮肤病：用鲜鱼腥草捣汁涂敷、煎水外洗或煎水口服，均有清热消炎、消肿止痒的作用。

16. 痈疖疔疮肿毒（不论已破溃或未破溃）：用湿纸包裹鲜鱼腥草 1 把，

置于灰火中煨熟，取出捣烂，涂敷患处；鱼腥草晒干，研成细末，蜂蜜调敷，未成脓者能内消，已成脓者能排脓。

17. 痔疮：鱼腥草适量，煎水加黄酒饮服，连进 3 次；另取部分药渣水煎取汁熏洗。

18. 慢性鼻窦炎：鲜鱼腥草不拘多少，洗净、捣烂、绞汁，每日滴鼻数次；另取本品 35 克，水煎取汁服。

19. 乌发：经常服用鱼腥草，可促进头发生长，白发变黑。

20. 癌症：国外还从鱼腥草中分离出一种防癌抗癌物质，除对胃癌有效外，对中晚期肺癌、绒毛膜癌、恶性葡萄胎、直肠癌也有一定的治疗作用。

21. 烟瘾：鱼腥草配薄荷、藿香等中药煎汤可助戒除烟瘾，人戒烟 2 周后，常会出现烦躁、心慌、头痛、痰多等诸多不适之症，鱼腥草汤能清热解毒，加之浓烈鱼腥味，服后可产生恶心感觉，会使人不再想抽烟，可缓解上述状况。

22. 核辐射：据报道，1945 年 8 月 6 日，美国在日本广岛投下人类战争史上第一颗原子弹，许多暂时生存下来的人得了放射病。在缺医少药和西医医治无效的情况下，当地居民纷纷采集鱼腥草自救。服用者中有 11 人幸存，并且后来都健康地生活着。这 11 人中距离爆炸中心最近的只有 700 米，最远的 2500 米。有一对亲姐妹，姐姐在爆炸当天出现高热和鼻衄，3 天后陷入昏迷，其母给她服用鱼腥草，此后她连服一年，身体完全康复。而妹妹在爆炸时身体尚好，未服鱼腥草，一个月后突然出现发热、脱发、腹泻、出血等放射症，处于濒死状态，这时她开始自服鱼腥草，最终也摆脱了死神。而那些在当地海军医院接受正规的西医治疗的病人，大多于发病 2 周后死亡。

注意事项

1. 本品煎汤常用量 15 ～ 25 克，不宜久煎；鲜品捣烂取汁内服、捣烂外敷或煎汤熏洗，用量加倍。

2. 虚寒证及阴性外疡忌服。

3. 据古代文献记载：本品多食令人气喘，久食使人虚损。

三、根茎类

（一）厨房大葱一身宝

大葱是人们烹调中最为常用的调味佳品，在养生保健食品中，可以说是厨房里的一个宝。

【营养及药用价值】

大葱性温，味辛；入肺（经）、脾（经）、胃（经）、肾（经）；含蛋白质、糖类、维生素A、维生素B、维生素C、食物纤维以及磷、铁、镁等物质。它不仅是调味佳品，而且各部分均能入药，可以说一身是宝。

大葱的叶、茎（葱白）、汁、籽、根须均可入药：葱叶（葱管）利尿，葱籽壮阳，葱汁解毒，葱白和根须散寒、暖胃。但最为主要的入药部分是葱白及其根须，有散寒解表、健脾止泻、温通肾阳、消肿止痛等作用，主要用于风寒感冒、胃痛、消化不良、泻痢、遗尿、尿闭、乳腺炎、疮疡痛肿以及多种出血性疾病。

1. **风寒感冒**：葱白60克（连根须），洗净、切碎，水煎取汁，1小时内连服2次；葱白60克，生姜30克，淡豆豉15克，水煎取汁服，每日2～4次；葱白、生姜各15克，食盐3克，混合捣成糊状，用纱布包裹，涂擦前胸、后背、手心、足心、肘窝、腘窝等处，擦后让病人安卧，盖被发汗；对于鼻塞、流涕较重者，可将葱白捣烂取汁，滴入鼻孔1～2滴，并闭口深呼吸片刻，

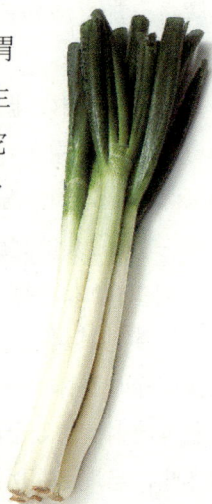

每日数次。

2. 流感：葱白60克（连根须），紫苏叶20克，每日水煎取汁服2～3次，连服3天。

3. 咳嗽：大葱100克（连根须），梨子60克，白糖50克，水煎煮食。每日服2次。

4. 胃痛、消化不良：大葱根须5个（捣烂），红糖100克，水煎常吃；葱白250克，鲤鱼1条（洗净去杂），煮熟后加入调料佐餐，1日分2次吃完，连吃3～5天。

5. 肠炎腹泻、痢疾：葱白、大盐各100克，共炒热，用布袋装好，热熨腹部；葱白30克，干姜、制附子各10克，加水久煎取汁，温服，每日2次；大葱100克（连根须），洗净，切碎，加入煮至半熟的粳米中，再煮熟后空腹温食，每日2次，对赤白痢治疗有很好的疗效。

6. 动脉硬化：葱白、蜂蜜各60克，葱白捣碎，蜂蜜加热至熟，拌匀后服，每次1小勺，日服2次，连续服用2～3个月。葱还有降血脂、降血压、降血糖的作用，如果与蘑菇同食可以起到促进血液循环的作用。

7. 遗尿：葱白30～50克，硫黄20克，生姜3片，混合捣烂，每晚于临睡前敷于肚脐上，次日清晨去之，连用1周。

8. 尿闭：大葱、食盐各250克，田螺1只，麝香0.5克（或冰片2～3克）混合捣烂，炒热后敷肚脐，冷后再炒再敷，以通为度；初生儿无尿，可取葱白一小段（约寸许），人乳400毫升，煎煮，分4次服下。

9. 小儿二便难下：葱白2根，切碎、捣烂，加少量白酒或酒精混合，炒热后敷肚脐。

10. 血尿、便血：葱白、白茅根各适量，捣烂取汁，温开水送服，每日2～3次。

11. 乳腺炎：葱白250克，切碎，加水煮开，取汁趁热洗患处；然后取葱白250克，鲜蒲公英60克，共捣如泥，加白酒少许，拌匀，敷于患处，每日2次。

12. 肢体麻木：葱60克，生姜15克，花椒5克，水煎取汁服，每日2次。

13. 关节扭伤：葱叶、生姜各适量，捣烂外敷，干后即换。

14. **外阴瘙痒**：葱白适量，火硝 6 克，水煎，以棉球蘸洗，每日数次。

15. **小儿阴茎肿痛**：老葱管一节，剖开包住阴茎，一般 1 次可愈。

16. **急、慢性鼻炎**：鲜葱白适量，捣烂取汁，滴鼻或用棉球浸泡塞鼻孔，左右交替使用。

17. **鼻出血**：葱白、白茅根各适量，捣烂取汁，温开水送服，每日 2 ～ 3 次；葱白 1 把，捣烂取汁，加白酒少许滴鼻，每次 2 ～ 3 滴。

18. **疮疖痈肿**：大葱全株适量，捣烂加醋，炒熟后敷患处；或老葱白、蒲公英、蜂蜜各 60 克，混合捣烂，敷于患处，每日 2 次。

19. **冻疮**：葱根、茄子根各 120 克，水煎洗患处，每日 1 ～ 2 次。

20. **痔疮**：葱白连须适量，浓煎取汁，坐浴，每日 1 ～ 2 次。

21. **毒虫咬伤**：大葱、蜂蜜各适量，共捣烂成糊状，外敷伤处，干后即换。

注意事项

1. 大葱比较容易受到土壤中的重金属污染，鉴于越来越严重的空气污染、废水污染和农药化肥的超标使用，故大葱一定要清洗干净。

2. 本品辛温发散，故凡实热证、表虚多汗、红眼病者不宜食用。

（二）芦笋——蔬菜之王、抗癌之星

芦笋，别名"石刁柏"，俗称"长命菜"，是世界公认十大名菜之一，在国际市场上享有"珍稀蔬菜""蔬菜之王""国宴佳肴""美容佳品""富硒食品""抗癌之星"等美誉，桂冠之多居蔬菜之首，是国际流行的高档保健蔬菜。在经济发达的西方国家，人们把食用芦笋作为最隆重的礼待嘉宾的首选。可凉拌，能做汤，也可单独清炒或者同其他食物一起混炒，味道鲜美芳香，柔软可口，是一种营养价值和药用价值极高的蔬菜。

另外，将不能食用的芦笋的老根茎煮水喝，或者晾干后研磨成粉，也可以泡茶服用。

芦笋的药用价值最早在我国的《神农本草经》中就有记载，书中把野生芦笋列为"上品之上"。国际上已经有了两千多年的人工栽培历史，19世纪末引进我国，20世纪70年代后才开始大量种植。

【营养及药用价值】

芦笋性寒、味甘，归肺（经）、肝（经）、肾（经）；含大量的水分、蛋白质、维生素A、B族维生素、维生素C、维生素E和维生素P、胡萝卜素、人体所需的8种氨基酸（且含量都很高）、膳食纤维和钙、磷、钾、铁、硒、镁、钼、铬、锰、锌、铜等（质量和数量均高于一般蔬菜水果）。芦笋中汇集了这么多对人体健康至关重要的营养物质，实在难得。是低糖、低脂肪、高维生素和高纤维素食品，因而也是最理想的绿色健康食品。一个人每天只要食用200克鲜芦笋，就可以满足维生素A、维生素B、硒、铁、锌的供应，其他各种营养素也能满足50%以上。

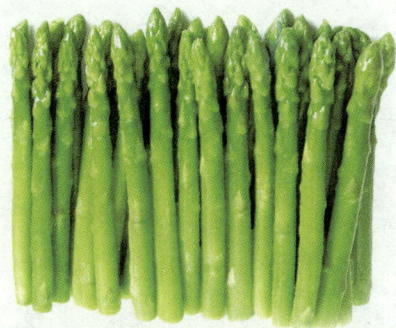

因栽培方式不同，芦笋有白芦笋、青芦笋、紫芦笋三种，不同颜色的芦笋嫩茎营养物质的含量有较大的差异：总体上看基本上是青芦笋＞紫芦笋＞白芦笋，维生素E是青芦笋、白芦笋高于紫芦笋；芦丁和芦笋皂苷的含量紫芦笋最高，青芦笋次之，白芦笋最少；脂肪、粗纤维的含量白芦笋比紫芦笋、绿芦笋要高。由于青芦笋、紫芦笋的含糖量高于白芦笋，而粗纤维含量低于白芦笋，所以，青芦笋、紫芦笋比较好吃，口感也好。

芦笋具有润肺化痰、止咳平喘、增进食欲、帮助消化、清热解毒、凉血止血、调节机体代谢、降压降脂、利尿、提高免疫防卫能力、使细胞生长正常化、防止癌细胞扩散等诸多作用，可作为肺热咳嗽、消化不良、食欲不振、急性或慢性肝炎、脂肪肝（对脂肪浸润的肝脏有祛脂作用）、肝硬化、胆囊炎、胆结石、心悸、高血压、血管硬化、心脏病、高血脂、肥胖症、贫血、白细胞减少、肾炎、肾结石、膀胱炎、小便不利、排尿困难、糖尿病、疲劳综合征以及肺癌、肾癌、膀胱癌、皮肤癌、淋巴腺癌、白血病等诸多病症患者的佐餐膳食。

1. 免疫低下：芦笋嫩茎中的天门冬胺酸，也是一种抗疲劳、增强体力的营养补品。经常饮用、食用芦笋产品，能有效地提高人体免疫能力，增加对各种疾病的抵抗能力。

2. 心脑血管疾病：维生素 P 具有维持血管抵抗力，增强毛细血管弹性，降低通透性和脆性，扩张冠状动脉，增加血流量，从而防治高血压、冠心病、脑血管意外。

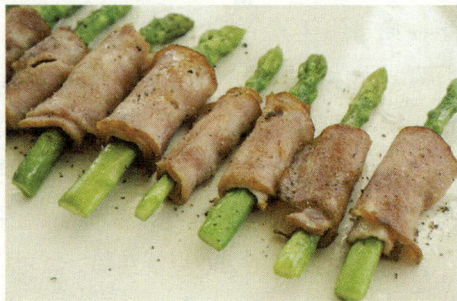

3. 癌症：芦笋嫩茎中含有大量的其他蔬菜中没有的营养物质如芦丁、芦笋皂苷等，是预防和治疗癌症的有效物质，对人体保健有重大意义。近代研究证明：芦笋中含有十分丰富的抗氧化剂、免疫细胞激活剂以及正常细胞的生长调节剂，所以能延缓衰老、抗癌防癌，被誉为皮肤癌的"免死金牌"。

4. 肾病：芦笋对肾病有一定的防治效果，排毒利尿效果非常明显，无论是饮用芦笋茶，还是食用芦笋后，半个小时内，就可以将血液和肾脏内的毒素排净，因而小便会变得格外浑浊、腥臭，与正常小便差别明显。而此后的小便，立刻变得清洁如水，无任何异味。

注意事项

1. 不宜存放时间过久（<1 周），而应在低温、避光环境下保存，1 周内食用。

2. 芦笋不宜生吃，做凉拌菜一定要在开水中焯一下。

3. 芦笋性寒，肺寒咳嗽、脾胃虚寒、脾肾阳虚、宫寒不孕者不宜食用。

（三）江南名菜数茭白

茭白又名"茭笋""菰笋""茭瓜""茭芭"，其细嫩、滑腻、柔润、晶莹的肉质，常常被人们比喻为少女柔嫩的肌肤，与莼菜、鲈鱼并称为"江南三大名菜"，也是江南地区的传统食物"水八仙"之一。

【营养及药用价值】

茭白性寒、味甘，归肺（经）、脾（经）；含糖类、脂肪、蛋白质、维生素 C、维生素 B_1、维生素 B_2、维生素 E、纤维素、17 种氨基酸以及钙、铁等物质。具有清热解毒、平肝降压、生津止渴除烦、通利乳汁和二便等作用，主要用于热病烦渴、高血压、胃肠炎、痢疾、大小便不利、乳汁不通、酒精中毒等病症。

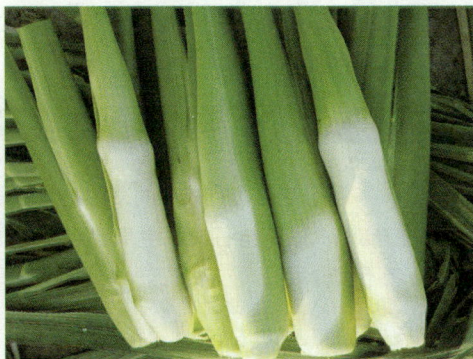

1. **烦渴、口干舌燥**：茭白、芦根各 30 克，水煎取汁服。每日 1 ~ 2 次。

2. **高血压、头晕痛**：鲜茭白、芹菜等量，煮水代茶饮。适宜于血压升高、头晕目眩、心胸烦热、大便秘结等。

3. **免疫低下**：茭白滋补脾胃，效果显著，体质虚弱的人常吃可以增强体力，提高免疫。

4. **胃肠炎**：茭白 30 克（炒焦），木耳 10 克，水煎服食，每日 2 次。

5. **痢疾**：茭白 15 克，白头翁、黄柏各 10 克，水煎取汁服，适宜于身热腹痛、口渴尿黄者，每日 2 次服用。

6. **大便秘结**：茭白 60 克，芹菜 30 克，炒菜食用，每日 2 次。

7. **黄疸型肝炎**：茭白有退黄疸作用，特别适合于黄疸型肝炎患者食用。

8. **小便不利**：茭白 30 克，通草 10 克，滑石 3 克，水煎取汁服，每日 2 次，适宜于尿道灼热者。

9. 水肿身重： 茭白 30 克，车前子 10 克，水煎取汁服，每日 1 次。适宜于糖尿病患者、肾功能不好的人、水肿兼心悸者食用。

10. 产后缺乳或乳汁不下： 茭白 50 克，猪蹄 1 个，炖烂后 1 天内服下，连服 3～5 天。

11. 癌症： 茭白有一定的治癌效果，尤其对肠癌，被誉为肠癌的"免死金牌"。

12. 酒糟鼻： 生茭白适量，捣烂糊状，以开水冲泡，代茶常饮。

13. 酒精中毒： 茭白适量，捣烂绞汁，加姜汁少许，顿服。

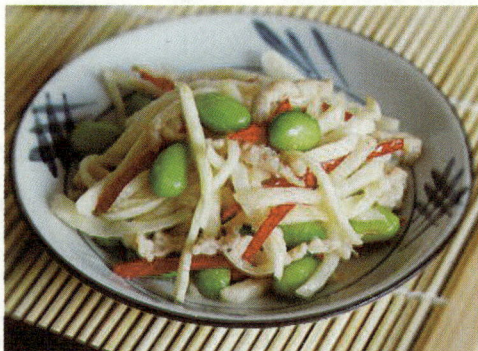

注意事项

　　由于茭白含有较多的草酸，其钙质不容易被人体所吸收，凡患肾脏疾病、尿路结石或尿中草酸盐类结晶较多者，不宜多食。脾胃虚弱者不宜食用。

（四）宽心神、通二便的莴苣

　　《格林童话》中有一篇"莴苣姑娘"的童话故事：一个善良的女人婚后数年没有孩子，非常想要一个孩子。她家的屋子后面有个小窗户，从那里可以看到一个美丽的花园，里面长满了很多蔬菜水果。其中有一块菜地上长着非常多的莴苣。这些莴苣绿油油、水灵灵的，勾起了她的食欲，她非常想吃，而且这种欲望与日俱增。而

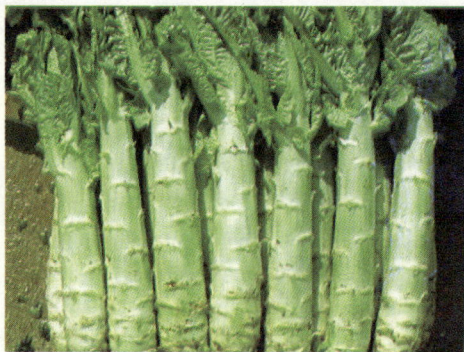

当她知道这个花园属于一个凶狠的女巫，自己不可能吃到这些莴苣的时候，她变得非常郁闷、憔悴。她丈夫吓坏了，有一天黄昏时分就翻过围墙，偷偷地溜进了女巫的花园，拔了一把莴苣，带回家来。妻子立刻把莴苣做成色拉，狼吞虎咽地吃个精光。她感觉莴苣的味道真是太好了，以至于吃了还想吃，她丈夫只好每天去偷女巫的莴苣，女子心情和精神越来越好，竟然还怀孕了。只是日子一久，丈夫偷莴苣的事被女巫发现了。他只好说明了情况，苦苦哀求女巫的饶恕。女巫听了之后倒也同意他经常来采莴苣，但条件是必须把他将要出生的孩子交给她抚养。丈夫没有办法，只好答应了女巫的条件。后来等他妻子刚刚生下孩子，女巫就把孩子带走了，给孩子取名叫"莴苣"。后来莴苣姑娘出落成了一个头发有 20 米长的非常漂亮的大女孩，她冲破女巫设下的种种障碍，与一个王子成了亲，生了一对男女双胞胎，过着幸福的生活。

莴苣又名"莴笋""香乌笋"，根茎和叶子都很清香，不仅是民众喜爱的蔬菜，而且有很高的医疗保健价值。

【营养及药用价值】

莴苣性凉，味甘、苦；归胃（经）、小肠（经）；含有蛋白质、脂肪、糖类三大营养素，维生素 B_1、维生素 B_2、维生素 C、胡萝卜素、食物纤维以及钙、磷、铁、钾、镁、硅等元素。能消食、醒酒、通乳汁、利小便、补筋骨、洁牙齿、除口中恶气，可用于治疗消化不良、二便不利，尤其是小便赤涩、短少、尿血、产妇乳汁不足等。

近年研究发现，莴苣中含有一种芳香烃羟化脂，能够分解食物中的致癌物质亚硝胺，防止癌细胞的形成，对于消化系统的肝癌、胃癌等，有一定的预防作用，也可缓解癌症患者放疗或化疗后的反应。

1.咳嗽：莴苣适量，生吃或煮熟炒吃，每日 1～2 次，连续 1 周左右，适宜于痰热量多者。

2.消化不良：莴笋可刺激消化酶分泌，增进食欲，常吃对消化功能减弱、胃酸分泌减少的腹胀病人尤其有利。

3.便秘：莴笋含有大量纤维素，能促进胃肠蠕动，通利消化道，帮助大便排泄，食用可治疗各种便秘。

4. 小便不利： 鲜莴苣 250 克，洗净去皮，切丝，以食盐黄酒适量拌匀，分 2 ～ 3 次佐餐食用。至小便通利为止。或用葱数十茎，与莴苣茎十茎一同捣烂，加蜜糖或甘油调成泥饼状，趁热涂在肚脐以上的肚腹部（以棉花填塞肚脐，免得液汁浸入），亦能使小便通畅。

5. 血尿： 莴苣适量，捣烂外敷肚脐上，每日 1 ～ 2 次。

6. 心情压抑、郁闷： 莴苣清香，生吃或凉拌食用能够疏肝理气、醒神开窍、畅达情志。

7. 产后无乳： 莴苣适量，捣烂作泥，好酒调开服，每日 2 次，连服 7 ～ 10 天。因乳腺炎引起者，可将本品捣烂，敷于患处，每日数次。

8. 酒精中毒： 遇到有人饮酒过量，出现头昏、头痛、恶心呕吐甚至神志欠清时，可以取莴苣肉和嫩叶捣烂取汁，加少许醋灌服。

9. 疮疡痈疖： 莴苣连根带叶适量，捣烂外敷。

10. 口臭、牙龈、鼻出血： 凡是身体虚弱，阴分不足，阳热有余，口臭、齿缝间出血，或鼻部干燥，易出鼻血者，均可用莴苣茎切片煮熟加酱油或盐拌食。

11. 昆虫入耳： 莴苣适量，捣汁滴耳，虫即退出。

12. 癌症： 莴笋含有多种维生素和矿物质，具有调节神经系统功能的作用，其中富含的铁元素，对缺铁性贫血病人十分有利。另外，莴笋中还含有某些抑制癌细胞的成分，可用来防癌抗癌。

注意事项

1. 莴苣比较容易受到土壤中的重金属污染，鉴于越来越严重的空气污染、废水污染和农药化肥的超标使用，故莴苣一定要反复清洗。

2. 莴笋属性凉之物，寒性体质、脾胃虚寒、寒性咳喘、肾阳虚五更泄者不宜食用。

3. 据文献记载，眼病患者不可多食，多食莴苣可能会引起夜盲和其他眼疾，但只需停食莴苣，几天后就会好转。

（五）素食第一品 ——竹笋

竹笋，又名"竹萌""竹芽""毛笋"，是毛竹的嫩苗，每年立春之后，雨后春笋狂发。就是冬天，有些地方竹笋也能破土而出。农家上山采集，便可享受美食。由于竹笋肉质鲜嫩、洁白如玉、清香爽口、营养丰富，被人们誉为"素食第一品"。配肉类烹炒，更是山珍佳肴。

【营养及药用价值】

竹笋既是山珍美味之蔬菜，又有药膳食疗作用。性微寒、味甘；归肺（经）、胃（经）、大肠（经）；含丰富的植物蛋白、纤维素、糖类、维生素B、维生素C、维生素E、钙、磷、铁、胡萝卜素等物质，脂肪含量却不高，具有较高的营养和药用价值。有清肺化痰、清利胃肠、健运脾胃、消食化滞、利水消肿、降脂减肥、解毒透疹等作用，主要用于肺热咳喘、消化不良、慢性胃炎、大便秘结或久泄久痢、高血脂、单纯性肥胖、水肿及风疹、疮疡初起、黄褐斑、小儿惊风、口舌生疮等病症。

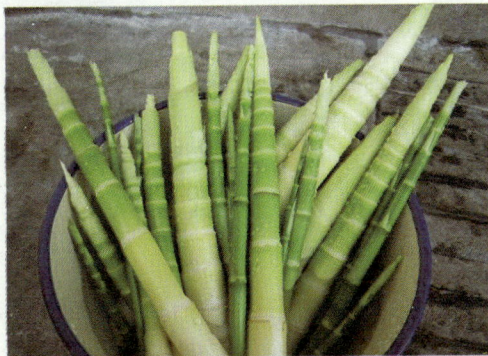

1. 急性热病：冬笋、猪肉末各50克，粳米100克，食盐、葱末、麻油各少许，煮粥食用。

2. 肺热咳喘：竹笋250克，煮熟后切片（或先切碎，清水炖熟，捞出），加少许麻油、食盐、食醋、生姜末调味，拌匀服食；鲜竹笋60克，杏仁10克，橘红6克，水煎取汁服，二方均连服5～7天。

3. 慢性胃炎：鲜竹笋30克，玉竹10克，鸡内金6克，水煎取汁服，连服2～4周。

4. 消化不良、口干渴、呕吐：鲜竹笋200克，炒食或煮食，或水煎代茶饮，连服1周以上。

5. 吐血： 竹笋外衣适量，晒干，烧灰，温水冲服，每日 3 次。

6. 慢性腹泄、久痢、脱肛（伴口干、肛门灼热）： 鲜竹笋、粳米各适量，煮粥食用，连吃 10 天左右。

7. 便秘： 竹笋富含纤维素，用鲜竹笋根煮水代茶常饮，可以润肠通便；鲜竹笋 100 克，炒菜、煮食均可；鲜竹笋 30 克，淡竹叶 10 克，文火久煮，取汁饮服。

8. 高血脂、肥胖： 竹笋的粗纤维含量高，促进排便的同时还能够吸附脂肪，促进食物发酵，降低胆固醇。经常食用，能起到降脂、降压、减肥瘦身的作用。

9. 慢性肾炎、全身浮肿、腹水、蛋白尿： 经虫蛀过的竹笋、陈葫芦各 60 克，冬瓜皮 30 克，水煎取汁，每日分 1 ~ 2 次服，连服 3 ~ 5 日；鲜竹笋 50 克，白茅根、玉米须各 30 克，水煎取汁，早、晚空腹饮服，轻者连服月余，重者连服 2 ~ 3 个月。

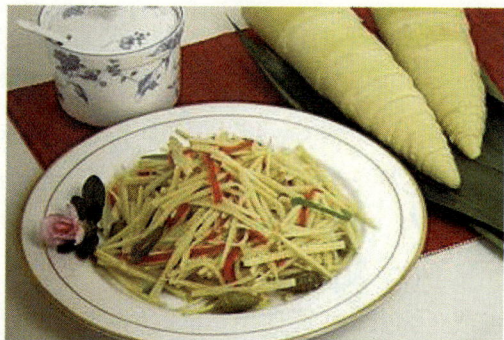

10. 产后虚热、心烦、手足心热： 鲜竹笋 100 克，最好加用鲜竹茹、竹叶心，水煎，喝汤。

11. 小儿惊风： 鲜竹笋 250 克，素油爆炒，加食盐少许调味，1 日分 2 次服用，连服 1 周以上。

12. 黄褐斑： 嫩笋或鲜笋尖 200 克，佛手 20 克，生姜 3 片，水煮透后加食盐调匀，冷腌 24 小时后佐餐服食，连用 3 ~ 6 月。

13. 疮疖初起、红肿热痛： 鲜竹笋适量，加食盐少许，捣烂外敷，可清热解毒、消肿止痛。

14. 口舌生疮： 干竹笋适量，烧灰，加香油调成糊状，每取少许涂抹口疮溃疡处，每日 3 次。

15. 醉酒： 鲜竹笋 60 克，水煎顿服或代茶饮，有显著醒酒效果。

　　1. 竹笋性寒滑肠，故年老体弱、婴幼儿、泄泻患者及脾胃虚寒、消化不良者忌食。若必欲食之，则定当加用生姜、香油，可缓其寒性。

　　2. 竹笋含有较多的难溶性草酸钙，会影响钙质的吸收，故儿童、肾炎患者、泌尿系结石、胆结石患者均不宜多食。

　　3. 对竹笋过敏者忌吃。

　　4. 古籍有载：本品忌与砂糖、羊肝同食。可供参考。

（六）萝卜水人参，健康保护神

　　萝卜是日常生活中最为常见的根茎蔬菜，别名"莱菔""芦菔"，药店里的"莱菔籽"就是萝卜籽。具体品种有：红皮萝卜、白皮萝卜、心里美萝卜和小洋花萝卜。

【营养及药用价值】

　　萝卜性凉，味辛、甘；归肺（经）、脾（经）；含有多种维生素尤其是维生素 B 族和维生素 C，及糖、胡萝卜素、芥子油、淀粉酶、膳食纤维和钙、磷、铁等物质，素有"土人参"之美称（"十月萝卜水人参""萝卜小人参，常吃有精神"），被美国、日本营养学界人士认定为根茎类蔬菜中的"健康保护神"。具有宽胸理气、止咳化痰、下气消食、清热利尿、凉血止血、解酒醒神、抗病毒、抗肿瘤等医疗作用。"萝卜上场，医生还乡""萝卜上了街，药铺无买卖""冬吃萝卜夏吃姜，一生不用跑药堂""上床萝卜下床姜，不劳医生开处方"等谚语虽近乎夸张，但它确实可以用于治疗许多疾病，

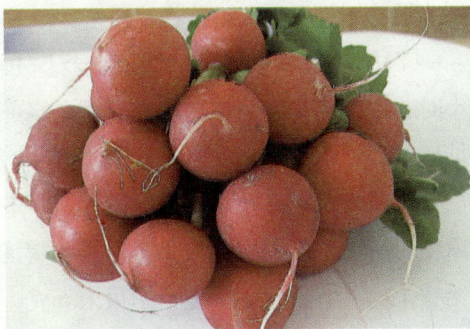

诸如伤风感冒、头痛、头晕、燥热咳嗽、胃肠道不适、呕吐、消化不良、痢疾以及诸多出血证等。

1. 伤风感冒： 白萝卜 250 克（洗净、切片），葱白 3 根。加水煎成 200 毫升，加适量白糖调味，1 小时内趁热温服 2 次；白萝卜、白菜根各 100 克，葱白、生姜各 20 克，水煎取汁服，1 日 3 次。

2. 风寒咳嗽、痰多泡沫： 萝卜 1 个（切碎），葱白 6 根（切段），生姜 15 克（切片），先将萝卜煮熟，再放葱白、姜，煎汤 1 碗，连汤带渣 1 次服完；萝卜 1 个，白胡椒 5 粒，生姜 3 片，陈皮 1 片，煎煮 30 分钟取汁，每日分 2 次饮服；大白萝卜 1 个（洗净、切片），麻黄 2 克，白胡椒 5 粒，蜂蜜 30 克，置碗中蒸半小时趁热顿服，卧床见汗即愈。

3. 夜晚咳嗽、无法睡眠： 白萝卜 2~3 个，洗净、切片，每晚睡前煮水喝，连续数次；"心里美"萝卜切成片或条，放在炉灶内烧（煤气灶可用锅烤），至半生不熟的程度，取出趁热吃，连食数次。

4. 燥热咳嗽： 白萝卜、大白菜各 100 克，甜杏仁 30 克（去皮尖），煮熟后吃菜喝汤，每日 2 次。

5. 百日咳： 生白萝卜汁 300 毫升，饴糖 15 克。混合，蒸至饴糖融化，趁热服下，每日 2 次。

6. 肺结核虚劳咳嗽： 萝卜 1000 克，水煎取浓汁，调入蜂蜜 200 毫升，1 日内分 3 次服完；白萝卜、连根空心菜各适量，一同捣烂，绞汁 1 杯加蜂蜜调服，每日 2 次；白萝卜适量，拌入羊肉和鲫鱼中煮熟食用，连服 1 周。

7. 肺热咳喘、痰多气促： 白萝卜 1 个，杏仁 15 克，猪肺 1 具，共煮 1 小时，吃肉喝汤；经霜白萝卜适量，水煎代茶饮或捣烂取汁，加少量冰糖，炖后温服，每次 60~100 毫升，日服 2 次；白萝卜压汁 300 毫升，蜂蜜 30 毫升，调匀后用温开水送服，每次 100 毫升，每日 2~3 次；白萝卜 250 克，冰糖 60 克，蜂蜜适量，水煎，吃萝卜喝汤，早晚各 1 次；白萝卜汁 200 毫升，饴糖 15 克，柿子露 10 克，川贝末 6 克，前两味相合蒸化，并调入后两味，1 日分两次服下。

8. 偏头痛： 新鲜萝卜皮贴太阳穴；白萝卜（味辣者佳）适量，捣烂取汁，加冰片少许，左右交叉滴鼻，患者打喷嚏或头汗出则止（此方为宋代沈括《苏

《沈良方》载王安石病案，有特效）。

9. 高血压头晕：白萝卜汁 150 毫升，红糖 50 克，拌匀后每服 100 毫升，每日 2 次；白萝卜、生姜、大葱各 30 克，共捣如泥，敷于额部半小时，每日 1 次。

10. 消化不良：《本草纲目》记载。萝卜生吃止渴、消胀气，熟吃顺气、消食。现代药理研究证实：萝卜中的维生素 C 分解酶能促进消化，避免食物滞留在肠胃内；芥子油和淀粉酶能增加食欲、帮助消化、促进新陈代谢。进食肥甘厚味以后，生吃一些白萝卜可以帮助消化。

11. 小儿积食、腹泻、肛门灼热疼痛：白萝卜 50 克，白糖 25 克，共捣取汁冲服，每日 3 次；或白萝卜适量，水煎取汁，加白糖少许饮服，泻止则停。

12. 呕吐：萝卜叶捣烂取汁，用开水送服或加红糖水冲服；大白萝卜 1 个，捣烂取汁，加红糖少许，开水冲服；或白萝卜 1 个，切片，用蜂蜜水煎煮，随意食用。

13. 胃痛：白萝卜、白菜根各 200 克，葱白、生姜各 100 克，捣烂炒热后外敷胃脘部。

14. 胃出血：白萝卜汁、藕汁各 100 毫升，调匀，频频饮服。适用于血色较暗或伴食物残渣者，如果出血量较多时应及时送医院。

15. 菌痢：白萝卜 250 克，捣烂取汁，加白糖 30 克，开水冲服，每日 2 次；或萝卜汁 60 毫升，加蜂蜜 30 毫升，浓茶 1 杯，合匀蒸热，一次性服用；白萝卜汁 50 毫升，蜂蜜 30 克，生姜汁 5 毫升，红茶 3 克，开水冲服，每日 2～3 次。

16. 糖尿病：新鲜白萝卜适量，榨汁冷饮，每日早晚各 20 毫升，连服 3 个月；白萝卜 2500 克，煮水绞汁，加入 1000 毫升水中煮粳米 200 克，米烂即可食用，每日 1 次，适用于口干舌燥、多饮多食以及大便干燥者。

17. 痛风：红皮白萝卜 500 克，洗净、连皮切块，早饭前和晚饭后生吃；或加 50℃温开水 200 毫升和蜂蜜适量，榨汁，早饭前

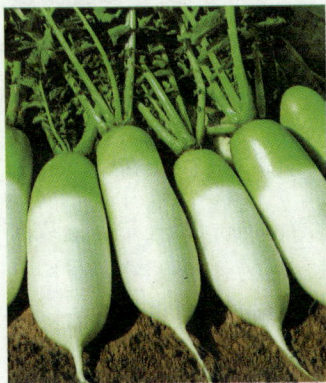

和晚饭后饮服（吃萝卜后1小时内禁食其他食物）。

18. 肺结核咯血：红皮白心萝卜适量（洗净、切丝、绞汁），明矾10克（用水溶化），蜂蜜100克。先用小火将萝卜汁煎熬浓缩，至较黏稠时加入明矾10克（先用水溶化），调匀后再加蜂蜜，煮沸制成萝卜蜜膏，每次空腹饮用1~2汤匙，每日3次。

19. 鼻出血、尿血、便血：白萝卜汁100毫升，煮沸，加入白酒少许饮服，同时取其汁少许滴入鼻中；白萝卜100克，空心菜（连根）200克，一同捣烂取汁，先取少许滴鼻，剩余的大部分加蜂蜜调服，每日2次。

20. 失眠：我国民间有"上床萝卜下床姜"的保健谚语，"上床"指睡觉。萝卜性凉，败火清热，下气消食，劳累一天，吃点萝卜，清虚燥之热，润喉消食、润肠通便，有利于睡眠。

21. 肥胖：常吃萝卜叶有减肥功效。

22. 癌症：生吃萝卜对食道癌、胃癌、鼻咽癌、宫颈癌有一定防治作用。萝卜中含有多种酶，能消除亚硝胺的致癌作用，其中的木质素能刺激肌体并提高免疫力，提高巨噬细胞的活性，增强其吞噬杀灭癌细胞的能力。萝卜的辣味来自芥子油，它可刺激肠蠕动，促进致癌物的排除。

23. 功能性子宫出血：白萝卜2000克，榨汁300毫升，加白糖30克，一次服下，每日2次。

24. 阴道滴虫、阴痒：生萝卜（辣品为佳）适量，洗净、捣碎、绞汁，消毒棉球浸入其中，塞入阴道深处，每日1次。

25. 冻疮（未破溃者）：白萝卜生切片，烘热涂擦患处，每日睡前擦1次，擦至患处皮肤发红为止，连续数日。

26. 漆疮：白萝卜适量，捣烂外敷患处。

27. 脚气、脚汗：白萝卜煮取浓汁，每晚睡前趁热熏洗30分钟，连洗半月。

28. 木薯中毒：生萝卜、鲜白菜各1200克，用凉开水洗净，切碎捣烂绞汁，加红糖适量，分数次服。

29. 口腔溃疡：萝卜汁100毫升，加等量白开水，每日漱口。

30. 咽喉炎、扁桃体炎、声音嘶哑：白萝卜250克捣汁，加白糖30克（或可加甘蔗汁100毫升，生姜汁一二滴），调匀，温开水送服，每日2~3次；

白萝卜 300 克，青果 10 个，水煎代茶饮。

31. 牙痛： 白萝卜 3 克，核桃 2 个，捣烂外敷腮部。

32. 醉酒、食物中毒、煤气中毒： 白萝卜汁 200 毫升左右（也可加白糖 50 克），一次服下。

33. 烟瘾： 萝卜适量（切丝），加醋凉拌，每天清晨吃一小碟；萝卜适量，捣烂取汁，加少许白糖、调匀，每日清晨服 50 毫升。

【小食谱】

萝卜酸梅汤： 鲜萝卜 250 克左右（切薄片），酸梅 2 粒，加清水 3 碗煎成 1 碗半，去渣取汁加少许食盐调味饮用。有宽中行气、化积滞、下气生津、清热化痰作用，适用于饮食积滞或进食过饱引起的胸闷、烧心、烦躁、腹胀、胁痛、气逆等症。

萝卜蜜饯： 鲜萝卜适量（洗净、切成丁），蜂蜜 150 克。萝卜丁放在沸水中煮沸后捞出滤干水分，晾晒半日，再放锅内，加蜂蜜，小火煮沸，调匀即可，饭后食用。有宽中消食、理气化痰作用。适用于饮食不化、反胃、呕吐、腹胀等症。

萝卜粥： 鲜萝卜 250 克左右，洗净切成小块（或捣成萝卜汁），与粳米 100 克同放锅内加适量水煮粥，煮熟后可加少量食盐调味食用（最好不放油）。有止咳化痰、消食利膈、止消渴、消膨胀作用，可用于咳喘痰多、胸膈满闷、食积饱胀、老年人或体弱者之慢性气管炎、糖尿病等。

注意事项

1. 萝卜辛散，化痰、消食，适合于体质较强的患者。体质虚弱、气虚、脾胃虚寒病者不宜吃，尤其不宜生吃，不可服用莱菔籽。

2. 白萝卜中的许多营养成分经不起 70℃以上的高温，所以最好是生吃或凉拌，烧菜则不宜久煮，尽量减少养分的流失。

3. 服人参及滋补药品期间不宜吃生萝卜，会降低补药的效果。

4. 文献记载：萝卜不宜与橘子同吃，会促使甲状腺肿大；不能与黑木耳同吃，会导致皮炎。可供参考。

（七）胡萝卜 —— 强身健体"小人参"

有这样一则报道：一位父亲千里迢迢从中国到美国看望儿子，谁知吃饭时儿子端出一大盘生切胡萝卜来招待他。这位老父亲大为光火，说我漂洋过海大老远跑来，你就给我吃这个东西？原来，他父亲在几十年前的国家三年自然灾害期间几乎是天天吃胡萝卜度日，实在是"吃伤了"。殊不知，胡萝卜在美国是按根卖的精贵食物，儿子用胡萝卜来招待本来已是很盛情的。

胡萝卜是我们中国人餐桌上的一道家常名菜，可以蒸煮，也可以炒食，可以生吃，包包子、包饺子时也可以做陷，还可以绞成胡萝卜汁喝，营养丰富，老人和小孩都适合吃。中医养生和营养学中素有"小人参"之美誉，荷兰人还将胡萝卜定为"国菜"。

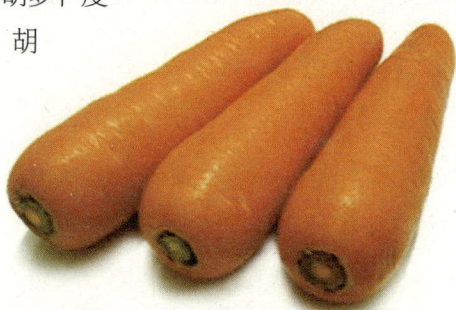

【营养及药用价值】

胡萝卜又称"红萝卜""黄萝卜""葫芦菔"，性平、味甘；归肺（经）、脾（经）；含有十分丰富的胡萝卜素、糖、脂肪、蛋白质、B族维生素、维生素A、花青素、多种氨基酸和钙、磷、铁等物质。具有健运脾胃、润肠通便、降压降脂降糖、养肝明目、促进发育、提高免疫、美容养颜、杀虫抗癌等医疗作用，主要用于食欲不振、便秘、高血压、心脏病、高血脂、糖尿病、夜盲症、水痘、下肢溃疡、多种虫症等。

1. **感冒**：β–胡萝卜素具有保护皮肤和呼吸道黏膜的作用，能防治感冒。

2. **百日咳**：胡萝卜 200 克，大枣 12 枚，水煎服食，分 2 ～ 3 次服，连续 3 ～ 5 天。

3. **食欲不振**：胡萝卜 1 ～ 2 个，蒸熟，饭后服，每日 1 次，连服数日。

4. **便秘：** 胡萝卜汁 50 毫升，煮沸，加蜂蜜适量调服。每日早晚各服 1 次。

5. **高血压、冠心病：** 药理研究表明：胡萝卜所含有槲皮素、山奈酚能增加冠状动脉血流量，有降压、强心作用，是高血压、冠心病患者的食疗佳品。所含花青素抗氧化、抗衰老，经常吃胡萝卜、饮胡萝卜汁能比较好地管控高血压，软化血管，预防心脏疾病，延缓衰老。

6. **肥胖：** 胡萝卜可以促进人体的新陈代谢，降低人体胆固醇水平，降血脂，防止脂肪堆积，有助于减肥。

7. **糖尿病：** 胡萝卜同白萝卜一样也有降血糖、尿糖作用，榨汁喝是糖尿病人的理想食品。

8. **小儿发育和骨骼生长缓慢：** 维生素 A 是骨骼正常生长发育的必需物质，有助于细胞增殖与生长，是机体生长的要素，对促进婴幼儿的生长发育具有重要意义。胡萝卜与黄豆同煮食，可以促进骨骼增长和儿童发育（据报载：河北沧县黄递铺乡和辛庄张金坡一家 4 人，其中妈妈、大小女儿 3 人每天各吃胡萝卜 3 个、炒黄豆 100 克，20 多天后，都不同程度长高了，大女儿长高 9cm，妈妈长高 5cm）。

9. **夜盲症：** 胡萝卜会在肝脏中转化为维生素 A，有养肝明目的作用，能改善视力，同猪肝一起炒食，可以较好地防治儿童夜盲症。

10. **癌症：** 胡萝卜因含丰富的 β - 胡萝卜素，具有极好的防癌作用。胡萝卜切丝油炒，长期食用，可减轻肺癌、食道癌的症状，延缓生命。

11. **皮肤不佳：** 维生素 A 有养颜美容、祛斑美白润肤作用，爱美的女士们不妨经常早晚饮服一杯胡萝卜汁。

12. **蛔虫病、绦虫病：** 驱蛔虫用胡萝卜适量（切丁），炒至微香时加花椒适量共研末，每晨空腹服 15 克，连服 2 ~ 3 天；驱绦虫用胡萝卜心适量，晒干、研为细末，每天晚上空腹 9 克。

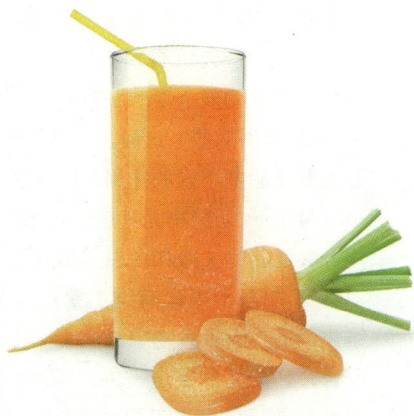

1. 胡萝卜比较容易受到土壤中的重金属污染，鉴于越来越严重的空气污染、废水污染和农药化肥的超标使用，胡萝卜一定要反复清洗。

2. 与白萝卜不同，胡萝卜素属于脂溶性维生素，不溶于水而溶于脂肪。生吃胡萝卜，70% 的胡萝卜素不会被利用，而烹调后就能大大提高其利用率。最好的吃法是同肉一起炖煮 20 分钟，其间不要开锅，以免破坏和损失胡萝卜素成分。一个成年人每天只要吃 30 克胡萝卜，就能满足对胡萝卜素的正常需要。

3. 食用胡萝卜过量，会引起全身皮肤黄染，但白眼珠、尿液不黄。这主要是胡萝卜素的作用，停食 2 ~ 3 个月即可自行消退。

4. 服一切药物尤其是滋补药品和避孕药后忌食胡萝卜，其解药作用，会让药物失效和白白浪费滋补药物。

5. 胡萝卜中含有维生素 C 分解酶，会分解和破坏其他蔬菜中的维生素 C，而且食物中维生素 C 含量越多，被分解酶破坏的程度就越严重，致使营养完全丧失。所以，吃胡萝卜的时候不宜同时吃富含维生素 C 丰富的蔬菜瓜果如辣椒、西红柿、柑橘、山楂、猕猴桃等。而象"农家乐""大丰收"之类的蔬果盘中最好也不要同时搭配这些食物（或者进餐者不要同时吃），否则就吃得不合理、不科学，既减少了这些食物本身的营养价值，又降低了这些食物的药理作用。

（八）亦土亦洋、主副食兼顾的马铃薯

马铃薯是土豆的学名，俗称"洋芋""山药蛋"。原产于美洲，16 世纪由西班牙人引进欧洲，并很快成为整个欧洲最普遍的粮食，命名混乱但有趣：法国人叫"地苹果"，德国人叫"地梨"，意大利人叫"地豆"，俄国人叫"荷兰薯"，美国人叫"豆薯"，

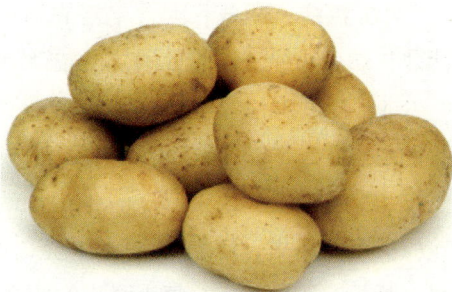

后来植物学家统一命名为"马铃薯"（像马铃一样的东西），成为全世界通用的学名。土豆现在已是全球仅次于小麦、稻米和玉米的第四大重要粮食作物，广泛种植于全球约125个国家。

我国清朝乾隆年间已有吃土豆的记载，大约在16世纪中后期由欧洲传入我国，不过当时中国人把土豆称为"洋芋"和"洋番薯"（东北称"土豆"，山西叫"山药蛋"，云、贵、川一带称"洋山芋"，广州、香港人则称之为"薯仔"）。

【营养及药用价值】

土豆性平、味甘；归胃（经）、大肠（经）；含大量淀粉、糖类、丰富的蛋白质（在蔬菜中首屈一指，可与黄豆媲美）、优质膳食纤维、B族维生素、维生素C、柠檬酸以及多种盐类、胶质等，营养丰富且全面。具有健脾益气、和胃调中、润肠通便、降压减肥、消炎解毒、抗癌等医疗作用，主要用于治疗脘腹疼痛、便秘、胁痛、高血压、高血脂、单纯性肥胖、湿疹、冻伤、水火烫伤等疾病。

1. 胃溃疡、十二指肠溃疡：土豆中的维生素C能净化胃黏膜，有效缓解胃病疼痛。取新鲜的土豆适量（削皮、洗净、切碎），加开水捣烂，用榨汁机压榨，过滤取汁（或用纱布包裹绞汁），加适量蜂蜜，每天早、晚空腹饮用30毫升，连服15～20天；土豆100克（削皮、洗净、切碎），生姜10克（刮皮、洗净、切碎），橘子1个（去皮、核），共绞汁，每日饭前服1汤勺。

2. 便秘、肠癌：土豆含有蔗糖和优质纤维素，对于便秘和大肠癌有很好的防治作用。鲜土豆适量（削皮、洗净、捣烂），绞汁，每次饭前服15毫升。

3. 肝胆病胁痛：鲜土豆适量（削皮、洗净、捣烂），绞汁，每次饭前服15毫升。

4. 高血压：土豆中的钾离子有抑制钠离子、收缩血管、损伤心血管的作用。高血压患者可经常喝煮食的土豆汁：土豆适量（洗净、带皮、切块），放入锅中，加水煮开后去浮末，改小火煮1小时，取汁，早晚各服200毫升。

5. 单纯性肥胖：土豆仅含0.1%的微量脂肪，是所有充饥食物中脂肪含量最低的。每天吃土豆，可以减少脂肪摄入，控制血液中胆固醇的含量；土豆的营养丰富而全面，吃土豆不必担心营养单一，有损健康。土豆含的优质蛋白无论是营养价值还是保健功能，都不在黄豆之下；即便是人体需要的其他营养素，也比人们经常吃米面全。近些年来，美国、加拿大、俄罗斯、意大利、西班牙等国家，都兴起了一股风味独特的土豆食疗餐厅，以满足健美减肥人士的日常需求。

6. 中风： 土豆中所含的黏蛋白能预防心血管疾病，减少中风的危险，在养生保健和延年益寿中发挥着重要作用。有观察显示：每日坚持吃 1 ～ 2 个土豆，可使中风的机会下降 40% 左右。

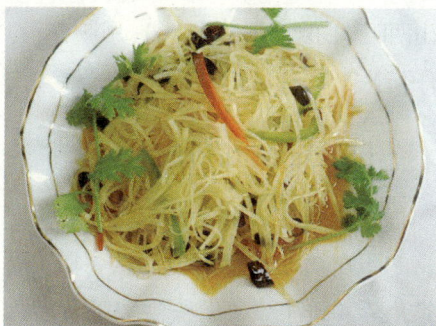

7. 腮腺炎： 鲜土豆 1 个，以醋磨汁涂患处，干后再涂，常换。

8. 湿疹： 鲜土豆适量（去皮、洗净），捣烂如泥，外敷患部，每天换药 2 ～ 3 次。

9. 冻伤： 带皮土豆烤至表面焦黑，切成两半，取中间烤熟的土豆泥敷于患处，可迅速缓解冻伤症状，每天可用 2 次。

10. 水火烫伤： 新鲜土豆皮外敷患处；或用新鲜土豆磨汁涂伤处，每日 2 ～ 3 次。

注意事项

1. 土豆发芽后表皮变绿、变紫的部分不能食用，含有致癌物质"龙葵素"，可能引起口腔痒麻、烧心、头晕、流涎、恶心呕吐、腹泻等中毒症状，严重者导致呼吸麻痹而死亡。若已发芽，小土豆就丢弃，大土豆可以将发芽处大面积挖去后再食用。

2. 长期储存的土豆含过量生物碱，孕妇不宜吃，以免影响胎儿发育，或导致胎儿畸形。

（九）药食兼优的长寿补品——**山药**

山药为人所知，实为巧合。据民间流传：古代有两军交战，弱军战败，被围困山中七八日之久，粮草绝尽，只好以此物充饥。岂料，将士个个身强力壮，以后之战事，弱军竟转败为胜，乃为此物取名"山蓣"（"山遇"之谐音）、"薯蓣"。时过境迁，此物之名因犯唐朝代宗皇帝李豫之发音忌讳，加之此物已由食用扩大为药用，故改名"薯药"。后又犯宋朝英宗皇帝赵曙之忌，才又改名为"山药"。

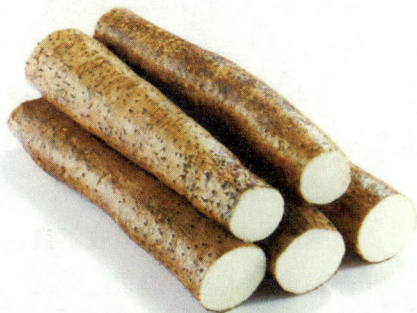

【营养及药用价值】

山药性平、味甘；归肺（经）、脾（经）、胃（经）、肾（经）；含糖、蛋白质、脂肪、维生素、淀粉酶、胆碱、黏液质、精氨酸以及部分微量元素等。既是佳蔬，又为良药，为和缓平稳之补品，具有补而不滞、温而不燥的特点，老少咸宜，尤其以河南焦作温县的铁棍山药最为正宗。

李时珍《本草纲目》称：山药"健脾胃、止泻痢、化痰湿、润皮毛、益肾气"。有润肺生津、健脾养胃、补益气血、理肠止泻、滋肾强精、美容养颜、解毒消肿之效，主要用于治疗肺燥咳喘、老慢支肺虚久咳或肺脾肾虚之咳喘、泄泻、食欲不振、消化不良。

1. 肺燥咳喘、老慢支肺虚久咳： 山药100克捣烂，加入甘蔗汁100毫升，煮热饮用，每日2次，适宜于痰黄、咳而不爽者；或山药、薏苡仁各60克，柿饼25克，捣碎后煮烂而食。

2. 脾肾阳虚之咳喘： 山药30克，轧细过筛，调入凉水，边煮边搅，二三沸后加白糖少许调味服食，每日1～2次。

3. 脾胃虚弱、食欲不振、消化不良、脘腹虚胀： 鲜山药100克，小米50克，煮粥加糖食用；山药配扁豆、莲子等煮粥服用；干山药适量，生一半、炒一半，共研细末，米汤送服，每日2次；鲜山药200克、大枣30克、粳米适量，煮粥加糖调服；山药粉、薏米粉、大米各100克，煮粥服食；山药50克，白术20克，猪肚1个（切片），大米100克，共煮食（加盐、姜调味）；山药、熟地黄各50克，人参10克，共为细末，每日分3次冲服；山药15克，茯苓10克，陈皮6克水煎取汁服。如果将干山药研成粉剂，加白糖调服或蒸熟作点心吃，更为小儿所喜爱（可以连续服食1个月以上）。

4. 呕吐：山药200克（去皮、切片），白萝卜50克（去皮、切片），大米适量，慢火熬粥服食，最适宜于脾虚胃弱、呕吐的孩子食用；生山药（捣烂）、法半夏（温水洗净）各50克，半夏煎汤约200毫升，调入山药后再煮2～3沸，加白糖适量空腹顿服，或分2次服，适用于呕吐物中有未消化食物及大便秘结者。

5. 脾虚腹泻（包括吸收不良、消化不良、慢性肠炎）：山药30克，轧细过筛，调入凉水，边煮边搅，二三沸后加白糖少许调味服食，每日1～2次；山药250克，莲子、芡实各120克，共研细粉，每次取2～3匙，加白糖适量，蒸熟做点心吃，每日1～2次，连续服用。

6. 糖尿病：山药含有可溶性纤维，能推迟胃内食物的排空，助消化，控制饭后血糖升高。可以每日以山药适量煮食；山药60克，猪胰1具，炖食（加盐调味）；山药、玉竹各20克，黄芪、何首乌、天花粉各10克，水煎取汁服；糖尿病脾虚泄泻、小便频数者，可用山药120克，水煎取汁服；山药、天花粉各30克，黄连6克，水煎取汁服，每日2～3次，长期坚持服用。

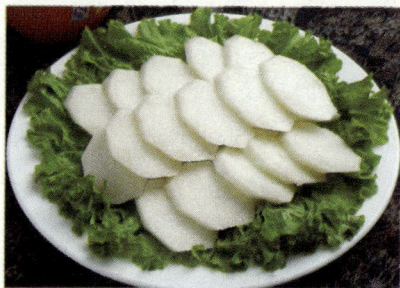

7. 再生障碍性贫血：山药、大枣、紫荆皮各适量，水煎常服。

8. 肾气不足、肾精亏耗而致的腰膝酸软、小便频数、带下白浊：每日坚持吃山药，能发挥补肾培元的作用，强壮体质；山药零余子（山药藤上所结的珠牙）30～60克，煮熟去皮，加白糖少许，临睡前服；也可用山药30克，芡实25克，莲子15克，车前子5克，水煎取汁服，每日2次。

9. 肾虚遗精、早泄：山药补肾敛精，可用山药（煮熟捣烂）、羊肉（去脂膜煮烂）各 500 克，粳米 250 克。山药和羊肉加清水和粳米煮粥常吃。

10. 先兆流产、习惯性流产：鲜山药 60 ～ 90 克，杜仲 6 克（布包），苎麻根 15 克（布包），糯米适量，加水煮粥，去布袋药食用。每日 1 次，连服 10 日左右。

11. 气虚血少、病后体弱：干山药在砂盆中研细，加酥油熬令香，再添酒和匀略煎，每晨空腹食用；山药 30 克，大枣 10 枚，猪瘦肉炖服。古书有载：一恶媳欲毒害婆母，前往药店买毒药，药店老板巧以山药粉代毒药予之，婆母服后，非但不死，反而精神倍增。

12. 癫痫：山药 20 克，青黛 3 克，硼砂 10 克。共研细末，每服 3 克，每日 3 次。若半年一发者则每日服 2 次。一年一发者则每日服 1 次。

13. 乳腺炎、冻疮、丹毒、痈疽肿毒：鲜山药加鱼脑捣烂外敷；鲜山药 1 段（去皮），蓖麻子 2 ～ 3 粒（去壳），同捣烂研细和匀，贴于患部，每日更换 2 次。

14. 口腔炎：山药 40 克，冰糖 30 克，炖服 2 ～ 3 天。

15. 皮肤干燥：山药 100 克煮汁饮服；或山药、薏苡仁各 60 克，柿饼 25 克，捣碎后煮烂而食。久食使人肌肤光滑、细腻、白嫩。

16. 肥胖：山药含有足够的膳食纤维，食后有饱胀感，从而控制进食欲望。山药本身就是一种高营养、低热量的食品，可多食而不胖。对于女士们而言，更是一种天然的纤体美食。

【小食谱】

山药健脾茶：山药 20 克，黄芪、白术各 10 克，陈皮、干红枣肉、红茶各 6 克。诸药洗净、晾干、碾成粗末，同红茶一起放入杯中，用 300 毫升沸水冲泡，加盖 10 ～ 20 分钟后饮用。温中健脾，化湿和中，适用于脾虚气弱所致的食少乏味、精神倦怠等症。

山药黄芪羹：山药 60 克（先用盐水泡洗），黄芪 30 克，白糖或蜂蜜适量。黄芪加水，先煮半小时，去渣取汁，加入山药，再煮 30 分钟，加白糖或蜂蜜即成，每日早、晚各服 1 次。能补益气血、增加食欲、提高胃肠吸收功能。

山药枸杞粥：生山药（洗净、去皮、切块）、糯米各 150 克（淘洗干净），枸杞子 10 克。先用糯米煮粥，半熟时投入山药、枸杞子，粥熟即可食用（可酌情加少量红枣、莲子等）。适用于肺虚久咳、食欲不振、消化不良、脾虚腹泄、倦怠乏力、心悸盗汗、失眠健忘、糖尿病、肾虚遗精以及妇女带下等病症。尤其适合中老年人在春季里食用。

（十）牛蒡——食疗养生保健新宠

    牛蒡，别名"黑萝卜""东洋萝卜""白肌人参"，是一种肥大肉质根食用蔬菜，清热解毒中药牛蒡子（恶实、大力子、鼠粘子）就是它的果实。牛蒡肉质肥厚、细嫩、香脆，作为食品，可凉拌、炒菜、蒸煮、煎炸、煲汤，成为我国台湾长寿之乡屏东市的养生主食。用牛蒡加工成点心、罐头、饮料等，在日本作为高档保健食品消费十分流行。

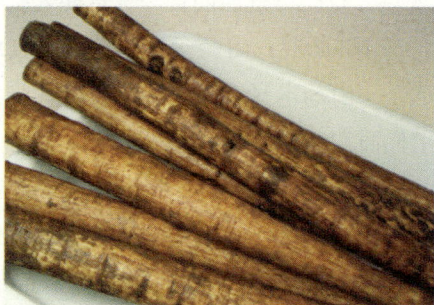

    牛蒡性平，味辛、甘；入肺（经）、胃（经）；含有十分丰富的牛蒡酸、牛蒡苷、胡萝卜素、蛋白质、碳水化合物、纤维素、氨基酸、钙、磷、铁、锰、锌等物质。据测，其蛋白质和钙的含量为根茎类之首，而胡萝卜素的含量甚至比胡萝卜还高，还含有菊糖和挥发油等。有疏风散热、宣肺透疹、清火解毒、抗菌消炎、清理咽喉、消肿止痛、祛痰利尿、促进人体生长、抑制肿瘤生长等医疗作用，主要用于风热感冒、咳嗽痰多、咽喉肿痛、风火上扰之头晕、目昏、风火牙痛、耳鸣耳聋、风疹、便秘、高血压、高血脂、动脉硬化、糖尿病等病的防治。

1. 骨骼发育迟缓：牛蒡在体内发生的系列化学反应能维护体内钙、磷以及维生素 D 在总体组合机能上的平衡，促进人体尤其是骨骼生长。

2. 免疫低下：牛蒡在体内的化学反应能促使体内正常细胞如白细胞、血小板、T 细胞的增殖，强化机体免疫力。

3. 热性感冒、咽喉肿痛、流行性腮腺炎：牛蒡苷有抗菌消炎作用。

4. 急性胃痉挛疼痛：牛蒡鲜根适量，捣烂绞汁，温饮半杯，每日 2～3 次。

5. 便秘：牛蒡中含有丰富的膳食纤维，能促进大肠蠕动，帮助排便，防治各种便秘。

6. 高血压、动脉硬化：牛蒡苷还有扩张血管、降低血压的作用；膳食纤维能吸附钠离子，并且能随粪便排出体外，使体内钠的含量降低；牛蒡中蛋白质和钙含量高，也都具有将钠离子导入尿液并排出体外的作用，起到软化血管、降血压、消水肿的目的，从而能防治高血压、动脉硬化，预防心脑血管病。

7. 痴呆、早衰：牛蒡的氨基酸含量较高，尤其是具有特殊药理作用的氨基酸含量高，如具有健脑作用的天门冬氨酸占总氨基酸的 25%～28%，有助于健脑益智、增强记忆，防止痴呆和早衰。

8. 皮肤不佳：牛蒡能清理血液垃圾，消除色素沉着、黑褐斑，促使体内细胞的新陈代谢，防止皮肤老化，使肌肤白皙柔嫩滑腻。

9. 癌症：膳食纤维排便、排毒，减少毒素、废物在体内积存；加之牛蒡在体内的化学反应中产生的"多量叶酸"能防止人体细胞发生不良的变化，防范癌细胞产生，对防治胃癌、子宫癌等也有积极意义。

10. 疮疡痈疖：新鲜牛蒡根或叶适量，捣烂外敷患处，每日数次。

11. 急性中耳炎：鲜牛蒡根捣烂榨汁滴耳，每日数次。

12. 其他：以牛蒡根为主要原料的牛蒡茶，也有明显的健脾和胃、润

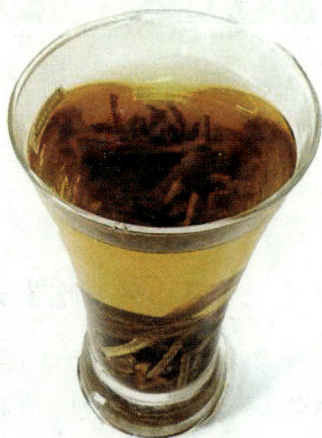

肠通便、清除人体内尿酸等代谢垃圾、扩散及移弃水中重金属、活血化瘀、软化血管降血压、降血脂减肥塑身、降血糖、益肾补虚、抑制癌细胞滋生、防癌抗癌等作用，是非常理想的天然保健饮品，经常饮用对增强人们的体质将起到积极的推动作用。

> **注意事项**
>
> 1. 牛蒡有降血压、降血脂、降血糖的作用，不宜长期连续服用，要间断饮用。
> 2. 牛蒡有活血化瘀的作用，女性经期、孕妇和婴幼儿不宜饮用。

（十一）从中秋节吃芋头说起

芋头又名"芋艿""毛芋""香芋""里芋"，有红、白两个品种和水芋头、旱芋头的区别。在我国，福建荔浦的芋头最为驰名，古代曾经是献给皇上的贡品。

中国人有中秋节吃芋头的习俗，传说在汉朝的时候，有一个皇帝被政变军队追杀，他和几个卫士被围困在一座山上，饿得头晕眼花，全身无力。后来追兵又在山脚下放火，想把他们烧死。忽然，天上乌云密布，很快就下起了倾盆大雨，结果把火给灭了。皇帝和卫士们都庆幸没有被烧死，还闻到一阵阵的香气。连忙四处查看，发现原来山上种了许多旱芋头，被大火一烧给烤熟了，发出阵阵香味。卫士们赶紧把它们挖出来，填饱肚子，吃饱后勇敢地保护着皇上，把追到山上来的敌人打得落花流水。皇帝终于又平安地回到皇宫去，这天正巧是农历八月十五日中秋节，皇帝为了纪念这个重要的日子，就定下每年的中秋节都要庆祝，还特别请天下百姓吃芋头。

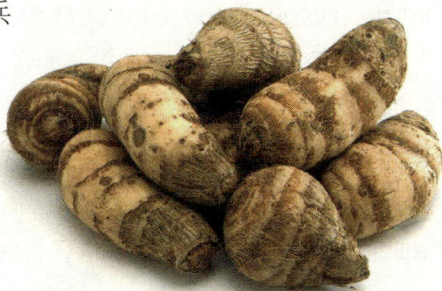

【营养及药用价值】

芋头性平，味甘、辛、涩；归胃（经）和大肠（经）；富含蛋白质、B族维生素、维生素C、胡萝卜素、粗纤维以及氟、钙、磷、铁、钾、镁、钠等。有健脾益胃、化食通便、解毒散结消痈肿、增强免疫抗肿瘤以及洁牙健齿功效，可用于治疗脾胃虚弱、消化不良、不思饮食、便秘、龋齿、各种无名肿毒、疮疡痈疖、毒虫咬伤，部分癌症放疗、化疗、手术后康复等。

1. 脾胃虚弱、不思饮食、胃酸过多：芋头50克，大米100克，煮粥，加糖服食，每日1剂，连用3～5天为1个疗程（特别适合身体虚弱者食用）。

2. 便秘：芋头含有大量膳食纤维，经常食用对于便秘之人很有好处。

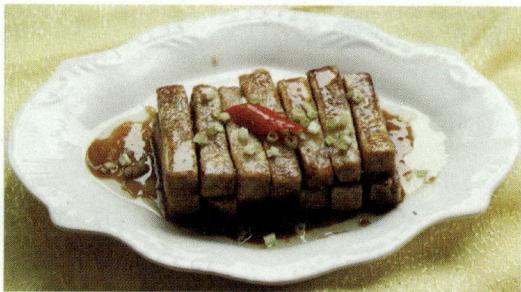

3. 痢疾便血日久：芋头20克，水煎服食，白痢兑白糖，红痢兑红糖，每日2次。

4. 慢性肾炎：芋头1000克（煅灰研末），红糖250克，和匀服食，每次50克，每日3次。

5. 筋骨痛：生芋头适量（捣烂），合醋调匀涂患处，每日1～2次。

6. 跌打损伤、急性腰扭伤：芋头、生姜各等份，捣成泥状，加面粉适量调匀，贴敷患处，每日更换2次；生芋头（大的1个，小的2～3个）去皮，生吃，一般2次可愈（芋头生吃，味苦、涩嘴或有麻感，但是急性腰扭伤患者却食无异味）。

7. 疖子：鲜芋头捣烂，加食盐少许，再捣烂如泥，敷于患处。早、晚各1次。

8. 瘰疬（淋巴结核）：大芋艿不拘多少（切片、晒干、研细末），海蜇（陈久者、漂淡）、大荸荠各适量。海蜇、荸荠煎汤，伴芋头粉为丸，如梧桐子大，每次再以海蜇皮荸荠汤送服3～5克，每日2～3次。

9. 无名肿毒：生芋头适量（捣烂），未溃破者用醋调匀涂患处，已溃破者用麻油调匀涂抹患处，每日 1 ~ 2 次。

10. 牛皮癣： 生芋 500 克，压破，酒渍半月，每日空腹饮 1 杯；或芋头、大蒜头等量，共捣烂敷患处，每日数次。

11. 疣、鸡眼： 鲜芋头切片，摩擦疣部，每日数次。

12. 毒蛇、蜈蚣咬伤： 生芋头适量，捣烂后敷患处，干后即换。

13. 免疫低下、癌症： 芋头丰富的营养价值，能增强人体的免疫功能，可作为防治癌瘤的常用药膳主食。对乳腺癌、甲状腺癌、淋巴癌以及癌症放疗、化疗、手术后康复有辅助治疗功效。

14. 蛀牙： 所含的矿物质中，氟的含量较高，故有洁齿防龋的作用。

注意事项

1. 芋头有小毒，不能生吃，生吃麻嘴。

2. 胃肠湿热、过敏性体质、哮喘、荨麻疹、过敏性鼻炎者以及糖尿病患者应少食。

3. 文献记载：不宜与香蕉同食。可供参考。

（十二）神奇的魔力食品——魔芋

魔芋，别称"磨芋""麻芋""鬼芋""鬼头""南星""萌头""菏翡""虎掌""花秆莲""花梗莲"等。这些名字可能对很多人来说还很陌生，其实它在我国的种植历史也是很悠久的。魔芋是一种根茎植物，有水、旱两种，其地下块茎扁圆形，宛如大个的荸荠。

【营养及药用价值】

魔芋性平、味辛、有小毒；归心（经）、肝（经）；其营养价值极高，主要成分是魔芋多糖（葡萄甘露聚糖）和大量的水分，及蛋白质、碳水化合物、维生素 C、维生素 E、维生素 B、粗纤维、钾、钠、钙、镁、磷、铁、锰、锌、铜、硒、铬等，尤其是白魔芋、花魔芋含量最高，但脂肪的含量却极低，具有低脂肪、低热量和高纤维素的特点。

魔芋食品不仅味道鲜美，口感宜人，而且有很好的养生保健作用，所以，近十几年来风靡全球，被人们誉为"神奇的健康食品""魔力食品"。

魔芋有较高的药用价值，我国古代药学典籍《本草纲目》《开宝本草》等记载有凉血解毒、活血化瘀、消肿止痛、化痰散结、润肠通便等多种功能作用，主治咽喉肿痛、牙龈肿痛、咳嗽痰多、胃肠积滞、便秘腹痛、闭经、肿瘤、跌打损伤、疮疡痈肿、乳腺炎、颈淋巴结核、疝气、丹毒、烧伤、烫伤和毒蛇咬伤等病症。

1. 胃肠功能减弱：魔芋能强化胃肠道功能，开胃化食，保护胃黏膜，缩短食物在胃肠道的停留时间。一般情况下胃肠道经过消化吸收后剩余的食物残渣需要 24 ～ 28 小时才能从肠道中排空，而食用富含膳食纤维食物的情况下只需要 14 ～ 16 小时，这样就大大减少了有害物质在体内的停留时间，减少了对有害物质的吸收。

魔芋还能抑制小肠对水分的吸收和使肠壁水分被吸收进肠道，软化大便而起到通便作用，"通而不泻"，患者易于接受；同时增加小肠酶的分泌，清除肠壁上沉积的垃圾，使体内有害毒素尽快排出体外。

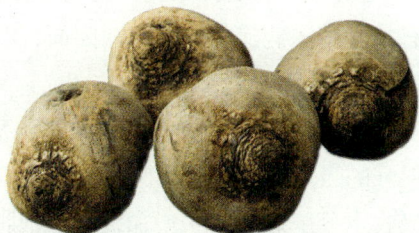

2. 便秘：魔芋中大量的膳食纤维能促进胃肠蠕动，润肠通便，防治便秘。随着现代食物的过于精化，便秘患者逐渐增加，预防便秘主要是通过增加饮食中膳食纤维的含量。魔芋是优良的膳食纤维，能促进胃肠蠕动，预防和减少便秘的发生，有"肠道清道夫"的美誉。

3. 高血脂、高血压、动脉硬化、冠心病：魔芋含有对人体有利的果胶、生物碱、17 种氨基酸和微量元素，对于现代富贵病也具有明显的疗效。进食魔芋后，丰富的可溶性纤维形成胶态，能控制和减慢、减弱肠道对脂肪的吸收，减少体内胆固醇的积累；加之魔芋本身就是低脂肪食物，所含的烟酸、维生素 C、维生素 E 等能减少体内胆固醇的积累。魔芋还能改善红细胞的积聚性与变形性，防止血栓形成。这些功能作用对于防治高血脂、高血压、动脉硬化、冠心病、心脑血管病等都有着十分重要的意义。

现代药理研究：魔芋中含有能降低血清胆固醇和甘油三酯的成分，食后易被消化吸收。并能吸附胆固醇和胆汁酸，可有效防治高血脂、高血压和其他心血管疾病。国外的一些营养学家曾做过这样的实验，将小白鼠分成两组，投喂等量高脂肪食物，一组不加魔芋，另一组加少量魔芋粉。结果：加喂魔芋粉的小白鼠体内胆固醇含量比另一组低100毫克以上。

4. 糖尿病： 魔芋含有微量元素铬，能延缓葡萄糖的吸收，有效地降低餐后血糖。进食魔芋后，可溶性纤维形成了胶态，也能控制、减慢、减弱对葡萄糖的吸收，使血糖水平下降。加之魔芋含热量低，分子量高，黏性大，吸水性强，能增加饱腹感，能减轻糖尿病患者饥饿感而减少进食。从而减轻胰腺的负担，使糖尿病患者的糖代谢处于良性循环，把血糖值保持在一定范围内。不会像某些降糖药物那样使血糖骤然下降而出现低血糖现象，有益于糖尿病症状的控制。因而，魔芋精粉及其制品可以作为糖尿病患者的理想降糖食品。

5. 肥胖： 魔芋中含量最大的葡萄甘露聚糖是一种高分子化合物，具有很强的吸水性和膨胀力，吸水后体积可膨胀80～100倍，食物纤维在肠胃吸收水分膨胀，体积增加，增强饱腹感，超过任何一种植物胶的黏韧度，既可填充胃肠，增加饱胀感，消除饥饿感，又因魔芋所含脂肪很低，属于低热量食品，故可控制体重，达到减肥健美的目的。

6. 疼痛： 魔芋有保温的作用，古代的民间疗法中，就有把蒸好的魔芋用布或毛巾包起来，放在胃脘部、腹部或疼痛的肌肉和关节处治疗肚子痛和肌肉关节痛的记载。

7. 癌症： 魔芋中所含的微量元素硒和甘露糖酐对癌细胞代谢有干扰作用；所含的大量膳食纤维能刺激机体，杀灭癌细胞；还能吸附和稀释致癌物及有毒物质，使之排除体外。从而在一定程度上防癌抗癌。只要将成熟的魔芋经过简单提取分离，制成魔芋精粉，再把精粉加水加热，就可产生魔芋凝胶。这种凝胶在人体能形成半透明膜衣，附着在肠壁上，阻碍各种有害物质特别是致癌物质的吸收。临床药敏试验对鼻咽癌、甲状腺癌、胃癌、贲门癌、结肠癌等的癌细胞敏感，具有防癌抗癌的神奇魔力。所以，魔芋又被称为"防癌魔衣"。魔芋能润肠通便，减少便秘患者因肠道分解代谢的有毒物质重吸收，对预防肠道肿瘤也有一定意义。

8. 酸、碱失衡：魔芋是有益的碱性食品，对食用动物性酸性食品过多的人，搭配吃魔芋，可以促进人体新陈代谢，调节和维持酸、碱平衡。

9. 免疫低下、衰老：营养食疗学证明，魔芋富含优良的膳食纤维，具有抗衰老作用，有报道称长期大量食用魔芋可延缓脑神经的老化进程。加之调节胃肠道、排毒、预防三高，改善心、脑血管功能，减肥、抗肿瘤等，都为魔芋提高免疫、延缓衰老奠定了坚实的基础。

10. 其他：魔芋还含有一种天然的抗菌素，以魔芋精粉为主要原料，配上其他原料制成食品后，能在食品表面形成抗菌膜，可防治细菌侵袭，延长贮存时间，起到保鲜防菌的作用。

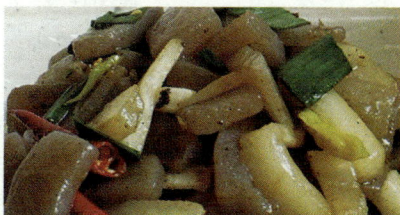

【小食谱】

魔芋的加工制作和食用方法：把魔芋的球型根茎洗净、晒干，打成粉末供食用。魔芋粉可制成魔芋丝、魔芋蛋白肉片、面包、馒头、面条、豆腐、罐头、果汁、果酱、果糖等多种食品。如果魔芋粉加水搅拌，即成为胶汁状态，然后再加上消石灰等碱性物质，使之凝固成块状（磨粉前剥掉魔芋皮的，做成的是白魔芋；不剥皮研磨成粉状的是灰黑色魔芋）。魔芋粉可用来冲服、拌食、烧菜、炖肉、烹鱼等，口味鲜美。所有人均可食用，尤其是肥胖和糖尿病患者的理想食品。

注意事项

1. 生魔芋有毒，食用前必须经过磨粉、蒸煮、漂洗等加工过程脱毒，且不可多吃，推荐使用量为每人每餐 80 克左右。

2. 药用必须久煎 3 小时以上方可服用，每次食量也不宜过多，且勿食药渣，以免中毒。

3. 万一中毒，舌头及咽喉灼热、痒痛、肿大，可用食醋加姜汁少许，混合内服或含漱即可解除。

（十三）甜菜根 ——大红大紫的食疗佳品

　　甜菜根，原产于欧洲西部和南部沿海。别名"甜菜头""红菜头""紫菜头""根甜菜"等。由于根和叶均为紫红色，因此也称"火焰菜"；由于含糖量高，块根类似大萝卜，生吃有甜味，就有了"糖萝卜"的美称，是甘蔗以外的一个主要糖制品原料。因其颜色非常鲜艳，故常作为雕刻菜的原料点缀在凉拌菜或汤类菜中。

【营养及药用价值】

　　甜菜性微凉、味甘；入胃（经）和大肠（经）；含有十分丰富的可溶性糖、果胶、粗蛋白、维生素A、叶酸（维生素B_9）、烟酸（维生素B_3）、维生素B_{12}、维生素C、膳食纤维、微量脂肪以及钙、磷、钾、钠、镁、铁、锌、锰、铜、碘、皂角苷类物质。甜菜根的色素含量极为丰富，主要色素称为甜菜红。具有止咳化痰、健胃消食、行瘀止血、顺气利尿、消热解毒、增强体质等作用，适宜于湿热体质、瘀血体质之人出现热性咳嗽、胸腹满闷、食欲不振、贫血、腹胀、胃溃疡、肝病、热毒下痢、淋浊、闭经、骨质疏松、疮疡痈肿者以及体质虚弱、亚健康人群。

　　1. 体弱感冒：在欧美国家，人们把红甜菜当成"综合维生素"，能补充人体需要的各种营养素，是身体虚弱、容易感冒人群的首选食物。如果体弱多病、容易感冒、精神萎靡、食欲乏味或病后体虚等，平时不妨适当多吃红甜菜。

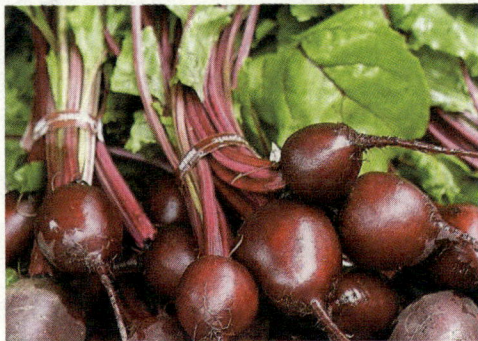

　　2. 缺少铜元素：红甜菜中含有较为丰富的铜，是人体健康不可缺少的微量营养素，对于血液、中枢神经和免疫系统，头发、皮肤和骨骼组织以及脑和肝、心等内脏的发育和功能有重要影响。

　　3. 消化不良、食欲不振、胸腹满闷、便秘、腹胀：红甜菜中的膳食纤维能促进锌与其他矿物质的吸收，有助于胃肠吸收不好的老人、儿童、学生、上班族获得均衡的营养；还能明显促进和加强胃肠的蠕动，有清洁胃肠、润肠通便作用，能防治大便干结、便秘、缓解腹胀。

4. 皮肤病、肥胖：甜菜头脂肪含量很低，也不含胆固醇，所以是很好的降脂减肥食品，能消除体内过多的水分、排除体内的废物，清除体内毒素，改善憔悴容颜，减轻皱纹和色斑，起到美容养颜、消脂减肥作用。可取甜菜根适量，煮汤喝，每日 2 次。

5. 肝病：甜菜根及叶子富含维生素，保护肝细胞和防止毒素对肝细胞的损害；所含新陈代谢调节剂甜菜碱，是其他蔬菜所没有的，能加速人体对蛋白的吸收，维护和修复肝脏功能，发挥养肝护肝作用，适宜于肝功能欠佳、各种肝炎恢复期、脂肪肝患者。

6. 湿热痢疾、发烧、腹痛、里急后重、肛门灼痛：甜菜、粳米各适量，煮粥服食。

7. 血液病：在英国的传统医疗方法中，甜菜根是治疗血液疾病的重要药物，被誉为"生命之根"。人体叶酸可引起巨红细胞性贫血、白细胞减少和心脏病，一杯甜菜汁就含有每日所需的 1/3 的叶酸；甜菜根中含有较为丰富的铁、烟酸和天然红色维生素 B_{12}，参与血红蛋白的合成，使血红蛋白增加，携氧能力增强；维生素 C 可将肠内三价铁还原成二价铁而促进铁的吸收。从而起到补血作用。适合贫血、面色暗淡无光、手脚冰冷的人群食用，是女性和素食者补血的最佳天然营养品。

8. 吐血：甜菜适量，白及 20 ～ 30 克，炖猪肉服食。

9. 心脑血管疾病及老年痴呆症：甜菜头中钾的含量相当高，但钠的含量又很低，这对高血压患者是很有利的；镁元素有软化血管、促进血液循环、降低血脂和胆固醇、阻止血管中血栓形成的功效，对防治高血压或低血压、高血脂、动脉硬化、心脑血管病和老年痴呆症有重要作用。

10. 自由基过多：大凡吸烟、饮酒、不健康的饮食习惯、紫外线、电离辐射、含有毒素的植物、药物、食品添加剂、环境污染、工作压力、极度的抑郁、沮丧和悲伤等都容易促使体内产生有害物质自由基，从而导致皮肤皱纹或黑斑、心脑血管疾病、糖尿病、老年痴呆症甚至癌症等。红甜菜中大量的维生素 C 是抗氧化营养素之一，能清除对人体有害的自由基，对防治中老年人一系列老化病症有益。

11. 叶酸缺乏：女性在青春发育期、怀孕期、分娩哺乳期以及更年期，都适合吃红甜菜来调养。叶酸对孕妇十分重要，孕妇经常补充叶酸可以防止新生儿体重过轻、早产以及先天性畸形。

12. 气滞血瘀闭经：甜菜适量，水煎服食，每日 2 次。

13. 疮疡痈毒、肛门肿痛：甜菜、芫荽子、樱桃核各 20 克，水煎取汁，一少半口服，一大半外用，擦洗局部。

14. 毒虫蜇伤、禽兽咬伤：甜菜连根带叶适量，捣烂敷患处，有止痛消肿、止血生肌作用。

15. 头屑：睡前以甜菜汁涂于头发，次日清晨洗净，连续数日有显效。

16. 眼疾：近视、夜盲、老花眼、眼睛干涩、视物昏花等维生素 A 缺乏引起的各类眼病，适量多吃红甜菜有益。

17. 癌症：硒是公认的抗癌元素，被科学家称之为人体微量元素中的"抗癌之王"。甜菜头中硒的含量很高，甚至比有名的螺旋藻和松花粉中硒的含量还高，不失为防癌抗癌的食疗佳品；叶酸也有一定的抗肿瘤作用，属于一种天然抗癌维生素。红甜菜在肿瘤放疗、化疗后的身体调养中必不可少。

红甜菜对身体健康如此有益，难怪古代的罗马人和希腊人，现代的欧洲人从贵族到平民，从总统到百姓，都喜爱吃红甜菜。在人们越来越注重饮食养生的今天，我们有理由相信，这甜中带酸、清脆爽口的甜菜头一定会像它的颜色一样，大红大紫的。

甜菜头的食用方法花样繁多，可做成早点、汤、冷食、沙拉、蔬果汁等。具体有：腌甜菜头、凉拌甜菜头、糖醋甜菜头、甜菜头汤、甜菜头沙拉、甜菜头果冻、甜菜头罐头、甜菜头蔬果汁等品种。

注意事项

脾虚腹泻和胃肠积滞者不宜食。

（十四）出污泥而不染的莲藕

"出污泥而不染"，这是人们对莲藕高洁品性的美誉和赞颂。藕，又称"莲菜""莲根"，于秋冬时节挖取，以洁白、肥壮、脆嫩者为佳，是我国江南地区的传统食物"水八仙"（莲藕、茭白、水芹、莼菜、荸荠、芡实、慈菇、菱角）之首。生吃熟食均可，生吃清脆滑利，若切成薄片，拌以白糖，则更加香甜爽口。熟食的方法很多，既可炒藕片、藕丝，又可煮食（单煮或加粳米和糖煮成糖藕稀饭，或合鸡肉、猪肉、排骨煨汤）；还可将藕孔中填塞糯米或肉馅，焖煮至熟，切成片，蘸糖食用，倍受食客青睐。若将藕擦成藕泥，拌和面粉做成藕丸，或将藕切成片，两片中间夹以肉馅，沾上面粉糊，置油锅中炸熟，即成佐餐佳肴炸藕丸、炸藕夹。另外，将藕精制加工制成的藕粉，更是老少咸宜的营养佳品。

【营养及药用价值】

藕，生凉熟温，味甘、涩；归心（经）、肺（经）、脾（经）、胃（经）；藕节（每一节藕之间长有黑色须毛的连接部位）性平、味涩，入胃（经）、肝（经）；藕节具有收涩止血、活血化瘀之功，止血而不生瘀是其特点，主治各种出血性病症。

含丰富的糖、蛋白质、淀粉、维生素C及多种矿物质。生清熟补，生吃清热润肺、生津止渴、凉血止血；熟食健脾益胃、补益心血、利尿止带；主要用于治疗热病烦渴、肺热咳嗽、胃痛、呕吐、消化不良、泄泻、痢疾、泌尿道感染、妇人带下、小儿热毒以及各种出血症等。

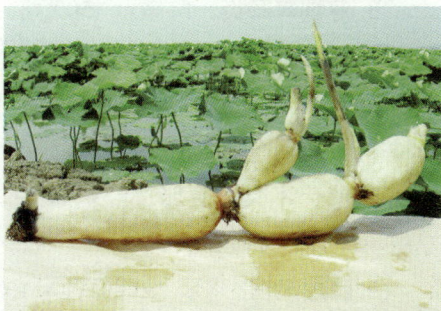

1.暑热烦渴：鲜藕适量，生吃或捣汁饮；鲜藕250克，洗净、切片，煎汤，加白糖适量代茶饮，可预防中暑。

2.肺热咳嗽、咳吐黄痰：藕叶、梨汁各100毫升，混合饮服，每日2次。

3. 肺结核干咳： 鲜藕、鲜百合、枇杷果各 30 克，共煮而食，每日 2 次。

4. 肺结核咯血、支气管扩张咯血： 生藕捣汁，每服 50 毫升，每日 2 次；鲜藕 250 克，洗净、切片，加适量白糖适量拌食，每日 2 次；鲜藕 150 克，白茅根 30 克，加水共煮至藕熟，再加韭菜汁少许服用；鲜莲藕汁 30 毫升，田七粉 5 克，去壳鸡蛋 1 个，充分搅匀，隔水炖熟服用。

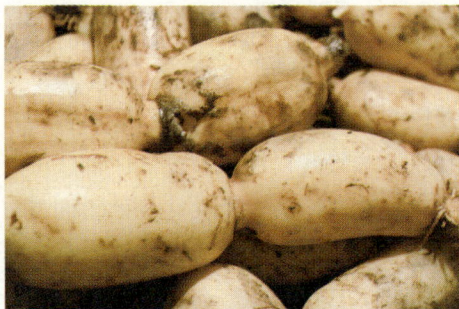

5. 咯血、鼻出血、牙龈出血： 藕节 5 个（去毛、切碎），加红糖适量，水煎取汁服；鲜藕节（去毛）、鲜茅根各 60 克，水煎服；鲜藕节（去毛）、鲜黄花菜各 30 克，共捣烂取汁，凉开水冲服；藕节（去毛）30 克，荠菜花 15 克，侧柏叶 12 克，水煎取汁服；干藕节（去毛）30 克，霜桑叶、白茅根各 15 克，水煎取汁服；藕节（去毛）、侧柏叶、仙鹤草各 9 克，水煎取汁服；鲜藕 250 克，白萝卜 120 克，共捣烂取汁，加蜂蜜适量，每服 30 克。以上各方均每日 2 ～ 3 次，连服 3 天。

6. 急性胃肠炎： 鲜嫩藕 1500 克，捣烂取汁，分 2 次用沸水冲服。

7. 呕吐： 鲜藕 500 克（捣汁），生姜汁 10 毫升，混合顿服；藕汁、梨汁各 50 毫升，生姜汁、韭菜汁各 5 毫升，牛奶 250 毫升，混合煮沸饮之，每日 1 ～ 2 次。

8. 消化不良、腹胀： 鲜藕 60 克，麦芽 15 克，茯苓、青皮各 10 克，水煎取汁服，每日 2 次。

9. 脾虚泄泻： 老藕 250 克，粳米 100 克，煮粥，加白糖而食，每日 1 ～ 2 次。

10. 痢疾： 鲜藕（或藕节）50 克，捣烂，黄酒或米酒 50 毫升，每日空腹时调食 3 ～ 4 次。

11. 食蟹中毒： 鲜藕（或藕节）适量，捣烂取汁，每次用热黄酒调服 50 毫升，每日 2 ～ 3 次，连服 3 ～ 5 日。

据史料记载：南宋隆兴元年，宋高宗隐退让位，孝宗继位当政。孝宗的生活十分奢华，山珍海味吃腻，又挖空心思吃湖蟹，每天派人下湖捉蟹。

湖蟹虽是美味佳肴，但是吃多了也反而为祸。不久，孝宗腹部不适，每日腹泻数次。御医诊为热痢，投药数剂无效。高宗亲自微服私访，为孝宗寻医找药。一天，高宗打扮成长老来到药市，见一药坊面前摆了一大堆鲜藕节，许多人争相购买。高宗不解，上前问道："请问药师，这藕节难道也是药吗？它有何用？"药师答道："长老有所不知，如今天下流行痢疾，新采藕节乃治疗痢疾之良药。"高宗听罢，沉思片刻，即令药师随行回皇宫为孝宗诊治。药师仔细按脉查舌，只见孝宗汗出肢冷，脉细，舌白。药师道："陛下过食湖蟹，伤了脾胃，故成冷痢。速服新采藕节汁，数日即可康复。"高宗大喜，忙令药师调治，药师将藕节捣汁，嘱孝宗用热酒调服。每日3次，不几日便康复了。

12. 胃溃疡疼痛： 鲜藕250克，切除一端藕节，孔中注满蜂蜜，煮熟后在餐前服食。

13. 胃及十二指肠溃疡出血： 生藕捣汁，每服50毫升，连服3～5日；鲜莲藕汁30毫升，田七粉5克，去壳鸡蛋1个，充分搅匀，隔水炖熟服用；生藕1000克，白砂糖250克，白及粉10～20克，藕捣烂取汁，加糖和白及粉，温开水化服；鲜藕500克，三七粉5克，鸡蛋1个，将藕捣汁，加清水煮沸，调入三七粉，打入鸡蛋，煮熟后加盐调味，每日分2次吃完。

14. 气血虚弱、年老体虚、贫血、营养不良、病后体虚、食欲不振： 莲藕250克，猪脊骨300克，炖熟食，每周2次；鲜莲藕200克（洗净、切成薄片），粳米100克，共煮粥，加适量白糖调味食用；鲜藕250克，大枣100克，山楂60克，混合捣烂，蒸熟后切成小块，随意食用；莲藕500克，牛肉300克，红豆30克，蜜枣5个，生姜3片，全部用料放入锅内，加清水适量，武火煮沸后，文火煲1小时，调味佐膳。

15. 失眠： 鲜藕、首乌各60克，远志、菖蒲、酸枣仁、茯苓各10克，水煎取汁，每日分3次服。

16. 冠心病： 藕30克，草决明15克，海带丝10克。以草决明煎水取汁，

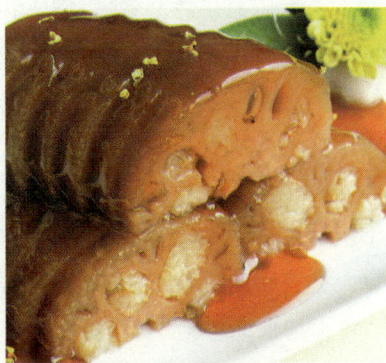

煮藕和海带，煮烂后食用，每日2次。

17. 血友病：藕节（去毛）、柿饼各30克，荠菜花15克，切碎，煎水取汁，加蜂蜜10毫升口服，每日2～3次。

18. 血小板减少性紫癜：藕节250克（去毛），大枣1000克。先将藕节水煎至稠，再加入大枣煎至枣熟，吃枣喝汤，每日食量不限，连服3～5个月（若食后腹胀者加陈皮、茯苓、谷芽、麦芽等）。本方适用于乏力、面色萎黄兼食欲不振者，若能同时吃花生红衣，则效果更佳。

19. 泌尿道感染：鲜藕50克，切碎煎水，加白糖代茶饮；鲜藕节（去毛）、鲜车前草各60克，捣汁炖服；生藕汁、生地汁、葡萄汁各等份，混合，每次取200毫升，加蜂蜜适量，温服，每日1～2次；鲜藕节（去毛）、鲜甘蔗（去皮）各500克，大蒜15克，共捣烂取汁，分3次于一日内服完，连用3～5日。

20. 尿血：鲜藕节10个，捣烂取汁，调血余炭（头发烧成灰）口服；干藕节（去毛）60克，白冬瓜150克，水煎取汁服，每日1次，连服5～7日。适宜于血色鲜红、尿道灼热者。

21. 便血：干藕节10个（去毛、研碎备用），人参10克，白蜜适量，人参煎水加白蜜冲服藕节粉；藕节（去毛）15克，白果、白茅根各30克，共研末，每日用沸水冲服3次，或加猪肺适量炖服。适用于血色偏暗且大便滑脱者。

22. 痔疮或肛裂出血：莲藕500克，僵蚕4克，红糖120克，水煎，每日分2～3次服食，连服7～10天。

23. 白带：鲜藕汁150～200毫升，红鸡冠花3朵，水煎，以红糖调服，每日2次，连服7～10天。

24. 产后出血：鲜藕节（去毛）适量，捣烂取汁，每次取30毫升开水冲服，每日3次。适宜于血色鲜红者。

25. 产后血虚、乳汁稀少：莲藕300克，章鱼60克，红豆30克，红枣5枚，猪脚2只。把全部用料放入锅内，加清水适量，武火煮沸后，文火煲2小时，调味佐膳。

26. 产后恶露排出不畅或月经不恢复：莲藕250克（洗净、切小块），桃仁 12 克。放入铝锅或砂锅内（忌用铁锅），加适量水煮汤，煮熟后加少量食盐调味食用。

27. 小儿热毒：鲜藕、鲜荸荠、鲜茅根各 250 克，煎水代茶饮。

28. 冻疮：莲藕适量，煮熟，捣烂涂敷患处，干后即换，1 日数次。

29. 目赤肿痛：粗莲藕 1 节，孔中塞满绿豆，煮熟，连藕带汤服食。

30. 副鼻窦炎：藕节 30 克（去毛），苍耳子 15 克，水煎取汁服，每日 3 次。

31. 牙出血：藕节 25 克，花生衣 6 克，水煎取汁，含漱，1 日 2 次，连用 3 天。

32. 醉酒：鲜藕 100 克，捣汁饮服或煎水代茶；若能加入鲜萝卜汁、鲜荸荠适量，则解酒之力更佳。

33. 其他各种出血杂症：干藕片 150 克，血余（头发）炭 75 克，加水煮 1 小时后滤出，再加水煮 1 小时并滤出，将两次药汁文火浓缩至 100 毫升左右，每次服 10 毫升，每日 3 次。病重者酌情加大服剂量，增加服药次数，以愈为度。

注意事项

1. 藕性寒凉，脾胃虚寒者慎服。
2. 藕节入药要去毛。

（十五）防癌抗癌的食疗佳品——红薯

红薯又名"红苕""甜薯""甘薯""番薯""白薯""山芋""地瓜"等。小的时候，寒冷的冬天手里捧着一个香喷喷的烤红薯，边解馋、边暖手的日子，至今记忆犹新，难以忘怀。后来生活条件好了，烤红薯一度被国人冷落，而随着人们饮食养生意识的不断增强，现在又可以在大街小巷看到卖烤红薯的摊贩了。

【营养及药用价值】

红薯性平、味甘；归脾（经）、胃（经）、大肠（经）。红薯的营养价值极高，被称为营养最均衡的保健食品、抗癌佳品。含有三大营养素——糖、脂肪、蛋白质，以及维生素 A、维生素 B₆、维生素 C、维生素 E、膳食纤维、胡萝卜素（是胡萝卜本身的 3.5 倍）以及钙、磷、铁、钾、铜、硒等 10 余种元素。具有补脾益胃、调理肠道、利水消肿、清热解毒、消炎止痛以及提高免疫、防癌抗癌、延缓衰老等作用，主要用于防治伤风感冒、咳嗽、泄泻或便秘、黄疸肝炎、水肿、产后体虚或腹痛、乳腺炎、小儿疳积、疮疡、湿疹、毒虫伤等病症。

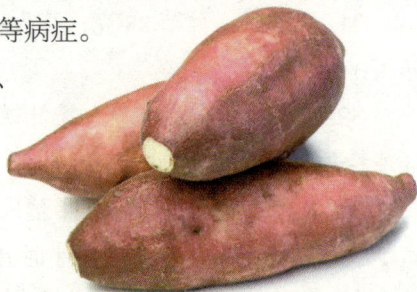

1. 感冒、肺热咳嗽：红心甜薯叶、冰糖各适量，水煎取汁服，每日 2 次。

2. 脾气虚弱：红薯嫩叶不拘，水煎代茶饮服。

3. 消化不良：新鲜红薯叶 100 克，水煮服；或用 1 小块红薯放在余火中烧透烤焦，研成细末，用开水冲服，每日 1 次。

4. 腹痛：红薯藤、川木瓜各 60 克（加盐炒黄），水煎取汁服。

5. 泄泻：甜薯煮熟食用，每日 1 ~ 2 次。适宜于饮酒过多而泄泻者。

6. 肠燥便秘：红薯数个，煮熟，去皮蘸蜂蜜吃；红薯叶 250 克，加少许油、盐炒熟，1 次吃完，每日 2 次；生红薯叶捣碎，调红糖，贴肚脐，1 日换 2 次。

7. 黄疸型肝炎：甜薯适量煮食，每日 1 次，常吃。

8. 糖尿病：红薯叶、藤各适量，每日水煎代茶饮用。

9. 心脑血管疾病：红薯中的钾、胡萝卜素、维生素 C 和维生素 B₆，均能维持心脏功能和正常血压，预防动脉硬化，有助于防治心脑血管疾病。

10. 遗精、白浊：白薯干粉适量，每天早、晚用沸水调服，适宜于面色萎黄、神疲乏力者。

11. 水肿：甜薯 500 克，生姜 3 片，将甜薯挖洞后放入生姜，烤熟，每日早、晚各吃一半。若 3 ~ 5 天肿势不减且小便少者不宜再用。

12. 产后虚弱：红薯粉适量，加白糖冲服或煮服，连服半月以上。

13. 产后腹痛：蒸熟的红薯去皮与黄酒适量同服，1 日 2 ~ 3 次。

14. 乳腺炎：白甜薯适量，洗净、去皮，捣烂敷于患处，感局部发热即换，连用数天。

15. 疮疡痛肿：生甜薯适量，洗净、捣烂，敷于患处；生甜薯、鲜鱼腥草各等量，洗净、切碎，共捣烂敷于患处。每日 1 ~ 2 次，有清热解毒、消炎生肌之效。

16. 湿疹：鲜甜薯捣烂挤汁，即用纱布浸汁敷于患处，每日 1 ~ 2 次。

17. 骨质疏松：红薯中所含的钙和镁，可以强筋壮骨，预防骨质疏松症。

18. 免疫低下：红薯中含有大量黏液蛋白，能够防止肝脏和肾脏结缔组织萎缩，适当多吃红薯能提高人体的免疫防卫功能和抗病能力。

19. 癌症：红薯具有消除活性氧的作用，活性氧是诱发癌症的因素之一，经常吃红薯，有防癌抗癌作用，并在所有抗癌食品中名列前茅，尤其是防治乳腺癌和结肠癌。地瓜 300g，小米 150g。地瓜清洗干净，上笼蒸熟，去皮，切成 3cm 大小的块备用；小米淘洗干净，放入锅内，加清水适量，先用旺火煮沸，再改用小火继续煮熬，待米将要煮烂时，加入地瓜块，煮成"地瓜粥"服食，可作为乳腺癌术后的保健食品。

20. 衰老：红薯能抑制肌肤老化，保持肌肤弹性，减缓机体的衰老进程，防止雀斑和老人斑的过早出现，在所有抗衰老食品中名列前茅。

21. 蜈蚣咬伤：白心甜薯适量，洗净，捣烂敷于患处，每日 2 ~ 3 次。

22. 夜盲症：黄心甜薯适量，蒸熟后食用，每日 2 ~ 3 次；或油煎番薯 1000 克，分 2 次吃下，连续 7 天，可使症状消除。

注意事项

1. 红薯含有较多的气化酶，进入消化道后能产生胃酸和二氧化碳，多吃会令人腹胀、反酸、屁多等。胃肠功能不佳、消化不良、溃疡病患者最好不吃。

2. 红薯切块后先放进凉水中浸泡半个小时捞起沥干，等锅里的水烧开后再下锅煮，可减少食后反酸现象。

3. 红薯以蒸煮吃为好，烤红薯多以煤炭为燃料，在烤制过程中，往往会产生致癌物质，因此，不宜常吃烤制红薯。

4. 红薯表皮已经出现黑色或褐色斑块，表明已受到黑斑病菌的污染，会使红薯变硬、发苦。这种毒素就是经过水煮或火烧，其毒性都不能被破坏。

（十六）荸荠——清肺、解毒、抗癌佳品

荸荠为莎草科水生植物荸荠的球茎，因其形似栗子，又像马蹄，故又称"地栗""乌芋"，俗称"马蹄"。荸荠清脆可口，不仅是生吃熟炒的佳果，且有较高的药用价值，是我国江南地区的传统食物"水八仙"之一。

【营养及药用价值】

荸荠性微寒、味甘；归心（经）、肺（经）、胃（经）、肝（经）；含丰富的糖、蛋白质、微量脂肪、淀粉、维生素 C 以及钙、磷、铁等矿物质。具有清热润肺、止咳化痰、生津润燥、调理胃肠、降压、利尿消肿、解毒抗癌等医疗作用，主要用于感冒发热、热病口渴、中暑、燥热咳嗽、消化不良、黄疸型肝炎、高血压、心肌梗死、小便赤热短少、水肿、月经不调、咽喉肿痛、食道癌以及癌症患者放疗化疗后体质虚弱等病症。

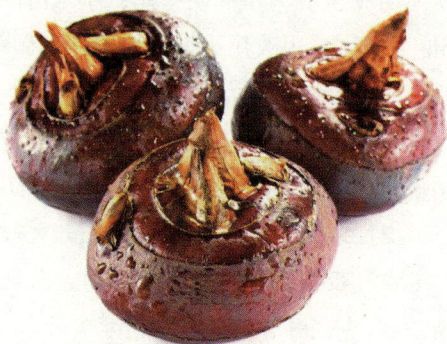

药理实验显示：荸荠对金黄色葡萄球菌、大肠杆菌、产气杆菌及绿脓杆菌等均有抑制作用。

1. 感冒发热：荸荠 600 ～ 800 克，洗净、去皮，煮熟后吃荸荠喝汤，1 天 2 ～ 3 次。

2. 肺热烦渴、咳嗽：荸荠汁 150 克，藕汁 100 毫升，梨汁、芦根汁各 60 毫升，混合，每日 1 ～ 2 次或随意饮服。

3. 肺热、肺燥咳嗽：荸荠汁 150 克，藕汁 100 毫升，梨汁、芦根汁各 60 毫升，混合，每日 1 ～ 2 次或随意饮服。

4. 慢性咳喘、咳吐脓痰、痰中带血：鲜荸荠 500 克，洗净、去皮，每日分 2 次生吃；荸荠 10 个（洗净、去皮），鲜葫芦 30 克，水煎取汁服，每日 1 次；鲜荸荠 60 克，海蜇皮 30 克，荸荠洗净、去皮切碎，海蜇皮洗

去盐分，水煎分2次服食，每日1次。此方为清代名医王士雄的"雪羹汤"，有清热化痰作用，此外，还有降压、软坚散结之效。

5. 流脑：新鲜荸荠（洗净、去皮）、生石膏（打碎）各适量，水煎代茶，每日1～2次，连服1周，对流脑有预防作用。

6. 高血压：荸荠（洗净、去皮）、海蜇（洗去盐分）各50～100克，煮汤，每日分2～3次服食。

7. 心肌梗死：荸荠10个（洗净、去皮），柠檬1个，水煎服食，每日2次，有辅助治疗作用。

8. 消化不良：鲜荸荠10个（洗净、去皮），鲜萝卜250克，捣烂后取汁，加入麦冬15克，水煎取汁服，每日1次。

9. 习惯性便秘：荸荠5～6个，洗净、去皮，煮熟，吃荸荠喝汤，每日2次；荸荠10个，鲜空心菜200克，煮汤，每日2～3次分服；荸荠60克，海蜇皮30克，麻仁15克，水煎取汁服，每日1剂。

10. 黄疸型肝炎：荸荠500克（洗净、去皮），猪苦胆1个，加水煮熟吃；荸荠60克（洗净、去皮），茵陈、金钱草各30克，水煎取汁，每日早、晚分服，5日为1个疗程，连服4～6个疗程。

11. 尿路感染、小便不利或淋漓不尽、尿道灼热：荸荠250克，洗净、去皮，煮熟吃，每日1～2次，连服数日；荸荠10克，海蜇200克，加水800毫升，煮成200毫升，每日分2次服完，连服3～5日。也适合于黄疸小便不利。

12. 血尿：荸荠150克，白茅根60克，水煎取汁服。每日1次。

13. 甲状腺肿大：荸荠500克（洗净、去皮），猪肉（咽喉旁边的）1副，共煮烂熟，分2次食用，不定期常服。

14. 颈淋巴结核：荸荠、海蜇各100克，煮汤服，每日2～3次。

15. 血吸虫病：荸荠2500克（洗净、去皮），烧酒3斤，以酒浸泡半日以上，先随意食荸荠，后随量饮烧酒。每日1次。

16. 月经不调（提前或推后）：鲜荸荠150～250克，洗净、捣烂，绞汁服，每日1次，连服4～5次。

17. 月经过多：荸荠适量（洗净），烧灰存性，研末后用开水冲服，每次 6 克，每日 3 次。

18. 产后胞衣不下、腹部刺痛： 荸荠适量（洗净、去皮），捣汁，沸水冲服。

19. 乳头皲裂： 鲜荸荠 25 克，冰片 3 克。荸荠洗净、捣烂，加冰片，混合均匀，涂敷患处，每日数次。

20. 带状疱疹： 荸荠 5 个，鸡蛋 1 个。荸荠洗净捣烂，打入鸡蛋，调匀，涂患处，每日 1 次。

21. 痱疹瘙痒： 鲜荸荠适量，洗净、去皮、捣烂，黄酒调服，每日 1 次。

22. 无名肿毒： 鲜荸荠捣烂，加入生姜汁少许，外敷。每日数次。

23. 寻常疣： 鲜荸荠适量，切开，用其白肉擦疣体，擦至疣体角质层软化、脱落并微出血为止。每日 3 ～ 4 次，连用 7 ～ 10 天。

24. 痔疮出血： 荸荠 500 克（洗净、捣碎），地榆 30 克，红糖 150 克，水煎 1 小时取汁，每日分 2 次服用。

25. 鸡眼、老茧： 荸荠 30 克（洗净），洋葱 15 克，共捣烂后敷患处，每 2 天换药 1 次，连用 2 ～ 4 周。

26. 急性结膜炎： 鲜荸荠适量，洗净、去皮、捣烂，用纱布绞汁点眼，每次 1 ～ 2 滴，每日 3 ～ 4 次。

27. 视物昏花： 荸荠(洗净、去皮)、猪肝或羊肝各适量，炖服，经常食用。

28. 鼻出血： 荸荠 250 克，生藕 150 克，白萝卜 100 克，均洗净、切片，煮水代茶饮服。

29. 酒糟鼻： 鲜荸荠数个，切开，将其切面白肉紧贴鼻患处轻轻涂抹，使白粉堆积在患处，保留 1 ～ 2 小时。每日早、晚涂抹 1 次。

30. 急性咽炎、喉炎： 鲜荸荠 200 克，洗净、去皮、切碎、绞汁饮服（可加入白糖），每次 60 毫升，每日 2 次，连服 3 日。

31. 口臭、口舌生疮、尿赤、便秘： 荸荠 10 个（洗净、去皮），鲜竹叶、白茅根各 30 克，水煎取汁服。一般 3 ～ 5 剂即可见效。

32. 食道癌： 荸荠 10 只，洗净，带皮蒸煮，每日服食。

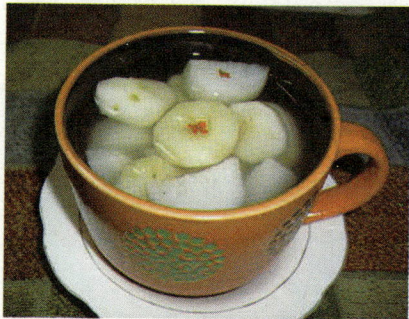

33. 肠癌：荸荠（洗净、去皮）、红萝卜各等份，煎汤代茶饮。有防治双重作用。

34. 癌症病人肺脾两虚：荸荠（洗净、去皮）、蘑菇各100克，鸡蛋3个，植物油、香葱、盐各少许。煎炒后佐膳服用，每日1次。

35. 癌症术后、放化疗中脾胃虚弱：荸荠60克（洗净、去皮），嫩豆腐400克，香菇30克，葱花9克，油、盐、胡椒粉、味精各少许，煎炒后佐餐食用，每日1次。

36. 癌症病人肝肾阴虚：荸荠150克（洗净、去皮），大朵鲜蘑菇14个，枸杞子15克，酱油20克，鲜番茄1个，白糖、米酒、精炼油、芝麻油各少许，煎炒后食用，每日1次。

37. 癌症放疗、化疗过程中或治疗后津液亏损、大便秘结：生荸荠汁1杯，甘蔗汁半杯，和匀饮用，每日1~2次。

38. 醉酒：荸荠、绿豆各30克。荸荠洗净、去皮、切片，同绿豆用冷水浸泡20分钟后煮开10分钟，取汁1次顿服。

39. 误食铜物：荸荠500克，洗净、去皮、捣烂绞汁，灌服，每次100毫升，每日1~2次，连服数日。有解除铜毒的作用。

注意事项

1. 荸荠尽量不要生吃，因为荸荠生长在污泥中，外皮和内部都有可能附着着较多的细菌和寄生虫（姜片虫）。生吃时必须彻底清洗干净、削皮（切忌用嘴啃皮），所以一定要洗净煮透后方可食用，而且煮熟的荸荠更甜。

2. 荸荠属于生冷食物，性寒，故脾胃虚寒、肾阳不足及血虚、血瘀者不宜食用。

（十七）慈菇——冬春补缺菜绿色无公害

慈菇，又称"茨菰""薯菇""燕尾菇""白地果"，是我国江南地区的传统食物"水八仙"之一。因其粉质丰富，口感颇似土豆或板栗，故又被人们誉为"水中土豆""水中板栗"。每年元旦、春节期间收获上市，可以烧肉，可以做汤，既是冬春季节补缺蔬菜，又是无公害绿色保健食品中的上等珍品。著名作家汪曾祺在其著作《故乡的食物》中的"咸菜慈菇汤"一文中就有评价：慈菇虽然和土豆差不多，但其格调和品味却很高。

【营养及药用价值】

慈菇性平偏凉，味甘、涩；入心（经）、肺（经）、肝（经）；含丰富的淀粉、蛋白质、碳水化合物（含量高于莲藕和荸荠，仅次于芡实）、维生素 B、维生素 C、粗纤维、胆碱、秋水仙碱、微量脂肪以及钙、磷、铁、锌等物质。具有生津润肺、化痰止咳、补中益气、利尿通淋、清热解毒、防癌抗癌等功效（李时珍在《本草纲目》中称其"达肾气、健脾胃、止泻痢、化痰湿、润皮毛"），主要用于肺热咳嗽、痰中带血、疮疖痈肿、毒蛇咬伤、小便不利和肿瘤等病症，尤其对咳喘、石淋（泌尿系结石）、胞衣不下（产后胎盘不下）、劳伤等多种病证有独特疗效。

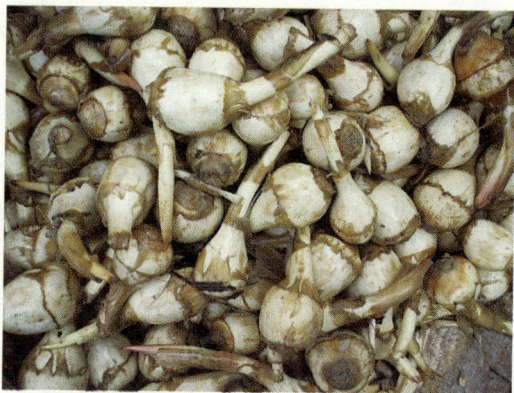

1. 肺热咳嗽、百日咳：新鲜慈菇 4 个（洗净、去皮、捣烂），生姜 3g。加水适量，先用武火煮沸，然后改用文火炖熟，最后加冰糖适量服食，每天 1 次，连续数天。

2. 心脑血管病：慈菇含有多种微量元素，具有一定的强心和预防心脑血管病的作用。

3. 肥胖：慈菇是低脂肪、高纤维素食品，能促进胃肠道蠕动和排便，减少脂肪在体内的沉积，有利于降脂减肥。

4. 胸闷、气胀、阳痿：鲜慈菇草 30～50 克，水煎取汁服。

5. 小便不利、水肿： 慈菇能清除体内多余的水分，促进血液和水分的新陈代谢，有利尿、消水肿作用，尿少、水肿者不妨多吃。

6. 月经过多： 鲜慈菇全草 30 ~ 50 克，水煎取汁服，每日 2 次。

7. 胎位、产道正常情况下的难产： 鲜慈菇茎叶适量（洗净、切碎、捣烂、绞汁），用温黄酒一次性调服；慈菇草、卷柏各 30 克，水煎取汁顿服。

8. 痱疹瘙痒： 鲜慈菇全草适量（洗净、捣烂、榨汁），蛤蜊适量（研成细末），混合，随时外涂患处。

9. 疮疖痈疽、无名肿毒： 鲜慈菇适量，生姜汁少许。慈菇洗净、捣烂，加入生姜汁调匀，敷于患部，每天 2 次。

10. 肿瘤： 中医学认为，慈菇解百毒、消肿瘤。现代药理研究表明：慈菇含有秋水仙碱等多种生物碱，有解毒、消肿、散结作用；同时，慈菇还能增加免疫细胞的活性，消除体内的有害物质。所以，可用来作为防治肿瘤的食品。

11. 毒蛇咬伤： 鲜慈菇适量，捣烂敷于伤口，2 小时更换 1 次；同时用全草捣汁口服。

注意事项

> 文献记载：慈菇不宜多食，多食则使人干呕、损牙齿、失颜色、皮肉干燥，发崩中带下、肠风痔漏等，仅作参考。

（十八）江南民间喜庆食品——百合

百合，因其色白，且有数十瓣累积而成，故名，又称"百合蒜""倒垂莲"。字义吉祥，寓意百事合意、百年好合，为江南民间喜庆食品。

说起百合，还有一段传奇故事：很久以前的东海上，有一伙凶狠的海盗，专靠打劫海边的渔民为生。一天，他们乘着海盗船跑上岸，洗劫了一个小渔村。海盗们把粮食和财物统统搬上贼船，又把村子里的妇女和儿童赶上船，驶向大海中的一座孤岛。没过多久，海盗船又驶离海岛，到别的地方抢劫去了。他们认为这些妇女和孩子没有办法逃出孤岛，所以连看守的人都没留下一个。

第二天，狂风大作，雨如瓢泼，海水掀起几丈高的恶浪。被抢来的妇女纷纷跑到海边祈求海龙王，祈望风暴把贼船掀翻。也许是海盗们作恶多端触怒了龙王，或是龙王显灵，他们最终没躲过去，全部葬身大海。

几天后，不见海盗踪影，妇女和孩子们十分高兴。可是，又过了一些日子，他们把贼窝里的粮食吃光后又犯起愁来：四周是漫无边际的大海，到哪儿去找吃的呢？岛上抢来的金银财宝虽多，可并不能填饱肚子。人们饿得头昏眼花，就在岛上到处找食物，野果、鸟蛋、被潮水冲上岸的死鱼，只要是能吃的东西都吃。

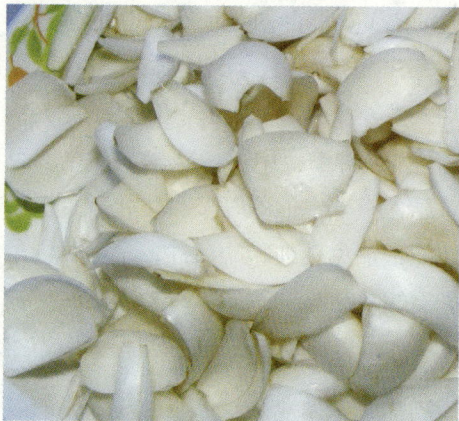

一天，他们中间有人挖到了一些像大蒜头一样的野菜根，煮熟后一尝，又香又甜。于是，大伙儿纷纷挖起这种野菜根来，一连吃了好几天。他们发现这种东西不但像粮食一样能充饥，就连原先几个身体瘦弱、痨伤咯血的患者，吃了这种东西也都恢复健康了。

过了一段时间，有一条船偶尔来到孤岛，岛上的人终于得救了。船上的人知道了这些妇女、儿童的遭遇后很是奇怪：这荒岛上根本没有粮食，怎么个个都是又白又胖？妇女们把挖来的"大蒜头"拿给他们看，船上的人猜想这些能吃的东西可能具有药性。

后来，船上的人把这些妇女和儿童接回陆地，并且还带回许多"大蒜头"。经过栽种、试验，他们发现这东西果然有润肺止咳、清心安神的作用，就把它当作药材使用。在为这种药命名时，采药人掐指一算，从岛上带回来的妇女和孩子合起来正好100人，于是，就把这些"大蒜头"模样的药材叫作"百合"。

【营养及药用价值】

百合性平微寒，味甘、苦；归心（经）、肺（经）、胃（经）；含有糖、淀粉、脂肪、蛋白质、维生素C以及钙、磷、铁等物质。具有润肺止咳、宁心安神、和胃止呕等作用，主要用于支气管炎、肺脓疡、肺结核、呕吐、胃痛、惊悸、失眠、疮疡痈疖等病症。

1. 支气管炎：百合、白糖各10克，鸭梨1个，合蒸2小时，顿服；百合40克，黄花菜根30克，共烘干，研为细末，温开水送服，每日2～3次；百合、北沙参各15克，川贝3克，水煎取汁，分2次温服。以上适宜于风热咳嗽、气逆微喘、痰黄、咽干口燥、胸中不适者。

2. 阴虚久咳：百合25克，大雪梨1个（去皮、切块），冰糖20克。百合用清水浸泡一夜，次日将百合连同清水一起倒入砂锅内，再加1碗水煮一个半小时，待百合煮烂时加雪梨和冰糖，再煮30分钟服食。

3. 肺脓疡：百合30～60克，白酒适量，混合，捣烂，绞汁，温开水冲服。适宜于本病恢复期无恶寒、发热等症者。

4. 肺结核

（1）百合、款冬花各250克，蜂蜜50克，熬膏，每次用温开水冲服15毫升，每日3次。适用于干咳、少痰、咽痒者。

（2）鲜百合2～3个，洗净，捣汁，以温开水兑服，每日3次；百合适量，同猪瘦肉共煮食；百合、白及、百部、蛤粉各50～100克，共研细末，水泛为丸，每次饭后服5克，每日3次。适宜于午后低热、两颧潮红者。

（3）百合9克，藕节6克，水煎取汁服，每日2次，适宜于新病咯血者；鲜百合、鲜藕、枇杷果各30克，共煮食，每日2次，适合于肺结核干咳。

（4）百合、桃仁各15克，白及30克，共研细末，每次以开水（加少许食醋）送服6克，每日2次。适宜于久病咯血、血色紫暗有瘀血块者。

（5）百合、百部各250克，白及500克，共研细末，加蜂蜜适量熬膏，每日早晚各服20毫升。适宜于咯血兼大便秘结者。

5. 神经性呕吐：百合45克，鸡子黄（生蛋黄）1枚，百合洗净，浸泡一夜，当白沫出则去其水，再用清水煎，加鸡子黄，搅匀略煎，待温服食。

适宜于兼心烦、胃脘不适者。

6. 胃痛：百合 30 克，乌药 10 克。先洗泡百合 6 小时后去上层沫，与乌药合煎取汁，分 2 次服，适宜于因情志不畅而引起者；若胃脘部喜暖喜按者，加高良姜 5 ~ 6 克水煎取汁服；若兼有恶心者，加丁香 6 克煎服；苦偏于气胀者，加广木香 6 克煎服；若胃脘部轻度刺痛者，加延胡索 10 克煎服。均每日 2 次。

7. 惊悸：百合 60 克，粳米 250 克，共洗净置锅中煮粥，调白糖适量，分 3 ~ 5 次于 1 日内吃完，每日 1 剂。适宜于兼虚烦、神志恍惚者。

8. 失眠：百合 30 克，玄参 12 克，水煎取汁，每晚睡前空腹服；鲜百合 30 克（用清水浸一昼夜），生、熟酸枣仁各 15 克。酸枣仁水煎去渣取汁，加入百合煮熟服食。

9. 疮疖不穿头：百合适量，食盐少许，混合，捣烂如泥，外敷患处，每日数次。

10. 小儿头疮、天疱疮：百合适量，研为细末，用麻油或菜油调涂，每日 1 ~ 2 次。

11. 皮肤不佳：百合含有丰富的维生素和黏液质，有利于皮肤细胞的新陈代谢，有一定美容功效。

12. 季节性疾病：百合还有秋水仙碱等多种生物碱，对秋季气候干燥而引起的多种季节性疾病有一定的防治作用。

13. 肿瘤：现代药理研究表明，秋水仙碱等生物碱有解毒、消肿、散结作用，能够消除体内的有害物质，可以用来作为防治肿瘤的食品。

【小食谱】

百合红枣莲子羹：百合、红枣肉、莲子肉、白糖各 250 克，煮至莲子熟烂时放入白糖，稍煮片刻即食。具有补益气血、养心安神功效，适用于气血不足、食欲减弱、气短乏力、心神不宁、失眠多梦、心烦易怒以及肺肾虚弱之咳喘等症。

注意事项

本品偏凉滋阴，凡肺脾肾三焦虚寒、大便稀溏、水肿者忌食。

（十九）洋葱——**软化血管有佳蔬**

洋葱又称"圆葱""葱头"，属百合科葱属，是一种集营养、医疗和保健于一身的特色蔬菜，在欧美等国家和地区，被誉为"蔬菜皇后"。凉拌洋葱、洋葱色拉、洋葱炒蛋、洋葱炒肉丝等都是各国民众十分喜爱的美味佳肴。

据说美国亚利桑那州 1919 年流感大流行，造成数万人死亡。有一位医生到各地农场去走访，看是否可以帮助人们战胜流感。他来到一个农庄，出乎预料，有一家人的每一个人都没有感染，非常健康。医生询问其中的缘由，这家的女主人说她在家里的每一个房间都放置了一颗没有剥皮的洋葱。

医生无法置信，就将一个洋葱放在显微镜下观察，洋葱的外观显得有些发黑，结果医生在洋葱上发现了流感病菌。显然，洋葱吸收了病菌而发黑，却让这家人获得了健康。

医生回家后在他的诊所里放了几个果盘，里面放了一些洋葱。令他吃惊的是，他的员工很少有人生病的，即使得了病也很轻很轻。

【营养及药用价值】

洋葱性温，味辛辣、微甘甜；归心（经）、脾（经）、胃（经）；新鲜洋葱里含有丰富的水分、蛋白质、碳水化合物、B 族维生素、维生素 C、胡萝卜素、大蒜素、类黄酮、前列腺素 A 以及钙、磷、铁、硒等元素，还含具有杀菌、软化血管、降压、降脂、降糖、利尿、抗癌等作用的生物活性物质。日本的科学家也认为，经常食用洋葱可以长期稳定血压，对人体动脉血管能起到很好的保护作用。主要用于防治普通伤风感冒、流感、咳

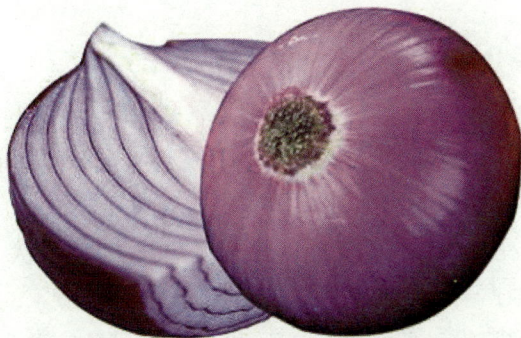

喘痰多、高血压、失眠、高血脂、糖尿病、梅尼埃病（内耳性眩晕）、小便不利或不通、肿瘤等。

1. 感冒： 洋葱中含的大蒜素属于植物杀菌素，有很强的杀菌能力，嚼生洋葱即可产生作用，预防感冒；还可以服用洋葱姜片茶: 洋葱、生姜各3克，红糖适量，同煮10分钟，取汁趁热饮用；鼻塞了，用一小片洋葱接近鼻孔，洋葱的刺激性气味会促使鼻子瞬间通畅。平时在房间放上一个大一点的洋葱，剥去外皮露出白色的球形体，在尖的一端切下一角，放在容器或盘子里，不必加水，洋葱会散发一种气味，可净化室内空气，同时兼有杀菌作用，直到洋葱长须或发黑时再换一个。特别是有家人感冒时，这样做能有效地预防和治疗感冒。

2. 咳嗽： 洋葱适量，经常炒食，适宜于痰液清稀者。

3. 哮喘： 根据德国科学家的研究，经常吃洋葱可以使哮喘的发作率降低50%左右。可以用洋葱3个，红葡萄酒500毫升，洋葱洗净，去掉表面茶色外皮，切成8等份，装入玻璃瓶内，加入葡萄酒，密封，置阴凉地1周，再将洋葱片过滤取汁，放冰箱中冷藏。每次酌情饮服20～50毫升，每日1～2次。

4. 动脉硬化和冠心病： 根据美国哈佛大学医学院权威心血管病专家的研究，洋葱是极少数含有前列腺素A的蔬菜，前列腺素A是一种较强的血管扩张剂，能够软化血管，降低血液黏稠度，增加冠状动脉的血流量，促进引起血压升高的钠盐等物质排泄，因此，既能调节血脂，还能降压和预防血栓形成。一个成年人每天生吃半个洋葱或喝等量的洋葱汁，可平均增加心脏病人约30%的高密度脂蛋白胆固醇，有效地预防动脉硬化和冠心病。

5. 高脂血症、肥胖： 每天生吃半个洋葱或喝等量的洋葱汁，或洋葱60克，素油炒食，每日1次，都可以提高高密度脂蛋白胆固醇，以降脂减肥。当你享受高脂肪美味佳肴的时候，不妨同时搭配吃一些凉拌洋葱，有助于抵消高脂肪食物引起的血液凝集。所以，在欧美吃牛排时通常搭配洋葱一起吃还是很有道理的。

6. 梅尼埃病（眩晕）： 洋葱适量，捣烂取汁，拌蜂蜜，以棉纱浸之塞鼻，闭口吸气，眩晕即止。

7. 失眠：洋葱头 1/4 个，捣烂，用纱布包好，睡前嗅其气味（或将纱布包好的洋葱放在枕头旁边）。

8. 糖尿病：洋葱具有刺激胰岛素合成及释放作用，不论生吃还是熟吃都有效。可用洋葱 100 克，开水泡后加酱油调食，每餐食洋葱 25～50 克能起到较好的降低血糖和利尿的作用，宜经常食用。

9. 痛风：洋葱剥去外面褐色的皮，切开，泡于红酒中，放进冰箱冷藏，1 周后饮酒、吃洋葱，每日 2 次。

10. 滴虫性阴道炎：洋葱适量捣泥状，用消毒纱布包裹塞入阴道。

11. 创伤、皮肤溃疡：洋葱适量，捣烂成泥，外敷患处。

12. 骨质疏松：洋葱的补钙、壮骨作用很强，甚至超过口服钙片的 10 倍以上，是促进儿童骨骼发育、减少骨丢失、防治女性骨质疏松的理想食材。一个成年人每天吃 200～300 克洋葱，即能达到防治骨质疏松的效果。

13. 癌症：洋葱所含的微量元素硒是一种很强的抗氧化剂，能消除体内的自由基，增强细胞的活力和代谢能力，具有防癌抗癌、抗衰老的功效。

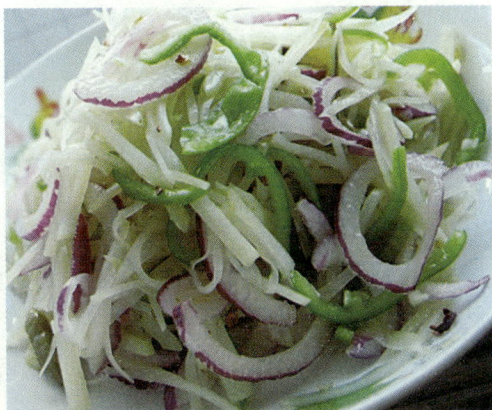

洋葱还含有一种名为"栎皮黄素"的物质，这是目前所知最有效的天然抗癌物质。对我国山东胃癌发病率较高地区的临床观察表明：平时吃洋葱越多，患胃癌的几率越低，常吃洋葱比不吃的人患胃癌的几率低 25%，使因胃癌致死者减少 30%。它能阻止体内的生物化学机制出现变异，控制癌细胞的生长。

14. 抗炎、抗氧化：洋葱皮中含有强大的健康营养素类黄酮，这是一种强有力的对抗炎症、抗氧化物质。在煨汤的时候应当将整个洋葱连皮一起放入为宜，待汤炖煮完成之后再将洋葱外皮捞出丢弃，以免影响口感。这样一来，你既赚足了洋葱的健康营养，又不会影响汤的色香味。

最后介绍一款精美的洋葱美食——四色洋葱丝：洋葱、青椒、红椒、黄椒各适量,切丝,用清水泡并放入冰箱中,吃的时候淋上适量的麻油、酱油、黑醋,再加一点冰糖提味,最后撒上一些白芝麻和新鲜的葡萄干佐餐食用。

注意事项

1. 洋葱生吃,才能产生最好的食疗效果。

2. 洋葱辛温,热病患者不宜食。

3. 胃病、肺炎、皮肤瘙痒者不宜吃。

4. 洋葱所含香辣味对眼睛有较大刺激,患有眼疾、眼部充血时,不宜吃洋葱。尤其不能同蜂蜜同吃,这样对眼睛伤害会更大,甚至会导致失明。

（二十）最为常用的调味品 ——姜

说起生姜,很多人都会觉得很平常,"嫩姜炒菜,老姜熬汤",这是生活常识,谁不懂啊! 然而它既是美食,也是良药,从生姜皮到生姜汁,都功效非凡。

姜真是上天赐给人类的宝物,老百姓谁家的厨房少得了姜呢? 居家过日子,是不可一日无姜的。姜是人们日常用得最多的调味品之一,鲜品称"鲜姜"或"生姜",干品称"干姜",炮制成焦炭状者称"炮姜""黑姜"。

现代药理研究证明：姜能增强和加速血液循环,刺激胃液分泌,健运脾胃,促进消化,还有抗菌作用。所以,民间留下了"生姜治百病""饭不香,

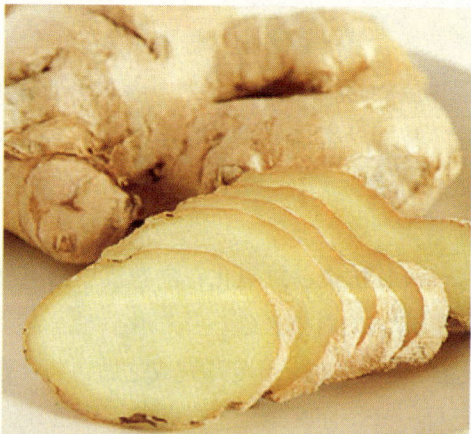

吃生姜""家有生姜，小病不慌""早吃三片姜，赛过人参汤""四季吃生姜，百病一扫光""冬吃萝卜夏吃姜，一生不用跑药堂""上床萝卜下床姜，不劳医生开处方"诸多防病保健谚语，从这些俗语中，生姜的功效和作用也由此可见一斑。

【营养及药用价值】

生姜性温（姜皮性凉）、味辛辣，干姜大辛、大热；入肺（经）、脾（经）、胃（经）；含有姜酚、姜辣素、挥发油、淀粉以及人体必需的多种氨基酸。除温肺化痰、暖胃止呕、散寒镇痛的共同作用外，生姜还有发汗解表（姜肉发汗，姜皮止汗）、解毒、美容养颜之功；干姜回阳救逆；炮姜温经止血的功能，主要用于风寒感冒、肺寒咳喘，脾胃虚寒之疼痛、呕吐、泻痢，遗尿或尿闭、四肢厥冷、虚脱，虚寒性出血证、风湿性关节炎、冻疮、斑秃、晕车晕船以及部分药物、食物中毒等诸多病症。

生姜散寒温肺、健脾暖胃的作用十分明显，对于风寒束肺、脾胃虚寒之证，若能煨热使用，则温中之力更强。

1. 风寒感冒：民间有"早上吃姜胜似参汤"的说法，清早，正是气血流注胃经的时候，人的胃中之气有待升发，此时吃姜，正好健脾温胃、生发胃气、鼓舞阳气、促进消化；而且姜性辛温，能加快血液流动，有提神的功效。每天早上口含并细嚼生姜15分钟左右，可以预防感冒；万一有感冒迹象，再喝点姜汤就没事了。可以用生姜30克（去皮），红糖10克，煎汤或开水冲泡，趁热服用、盖被发汗；生姜30克（去皮），葱白60克，豆豉15克，大枣10枚，水煎取汁服；生姜30克（去皮），葛根50克，紫苏10克，甘草6克，水煎取汁服。

2. 寒性咳嗽：生姜1块，洗净、去皮、切成薄片，咳嗽时吃1片，一般能立即止咳，咽喉痒时再吃1片，晚上临睡前吃1次，连续2天，即可痊愈（或用生姜1块，置火中煨熟，切成薄片，含口中，时有汁出，频频咽之）；生姜汁、蜂蜜或饴糖各1匙，开水冲服；生姜30克或干姜15克，蜂蜜50克，合煎取汁温服；干姜、茯苓各15克，五味子6克，细辛、甘草各3克，水煎取汁服。

3. 肺寒、肺燥型久咳不愈:生姜汁、蜂蜜各200毫升,水煎至稠,制成姜蜜膏,每次用热开水冲服30毫升,每日2次;姜汁、蜂蜜各200毫升,梨汁、白萝卜汁、人乳各400毫升,共熬成膏,每日早晚用热开水冲服30～50毫升。

4. 秋燥咳痰:生姜薄荷茶:生姜15克(刮皮、切片),薄荷叶(洗净、剪碎)、红糖各10克,清茶5克。用250毫升沸水冲泡,加盖焖10分钟后加红糖搅匀,代茶饮用。适用于秋季风寒燥邪引起的咳痰稀薄且多白沫伴头痛、身痛、口渴、胸胁满闷等症。

5. 老慢支、小儿支气管炎、支气管哮喘:生姜6片,核桃仁40克(小儿减半)。每晚睡前吃姜和核桃;生姜10克,柿饼2个(小儿减半),将生姜切碎夹柿饼内焙熟吃,每日1次;生姜30克(捣烂),白芥子10克(捣碎),白酒适量,混合,制成药糊,敷贴于胸部膻中(男性两乳头连线中点,女性酌情提高至与第4、5肋间隙相平处)、背部肺俞(第3胸椎下旁开1.5寸)和定喘穴(第7颈椎下的大椎穴旁开0.5～1寸)上,外以纱布固定5～6小时,每日1次。

6. 传染病:传染病流行期间宜多吃生姜和萝卜,相传楚汉相争时期,汉高祖刘邦征战河南音山,刘邦和许多士兵以及当地百姓都不幸身染瘟疫,久治不愈。一位来自北方的云游老者,献方刘邦"海姜萝卜汤",刘邦喝后病情顿减,心情也好起来;再一剂喝下去,就基本痊愈了。于是,刘邦吩咐下去,所有患病的将士和百姓同喝"海姜萝卜汤"(海姜,据说是生姜中的极品,产于一些具有一定海洋性气候特征的高纬度地区,我国辽东半岛的大连即有)。

7. 脾虚食少、消瘦乏力:生姜5片,装入猪肚中,炖熟,1日分2次吃完;干姜30克,研为细末,每取3克加蜂蜜,米汤调服;生姜、陈皮、枳实各10克,党参、白术各15克,茯苓25克,水煎取汁服。均每天2次。

8. 慢性胃炎、胃脘冷痛、食欲不振:姜皮20克,陈皮10克,煎汤取汁空腹服之,每日2次;生姜1块,丁香1粒,将生姜挖一小孔,放入丁香,封口,用水煎后取汁顿服,具有温中和胃、散寒补虚的功效。

9. 脘腹冷痛:干姜3克,研末,调入米汤中服;干姜15克,粳米100

克，煮粥常吃；干姜、高良姜各9克，共研细末，1日分2次冲服；老姜、红糖各60克，姜捣烂取汁，蒸15分钟，加入红糖，1日分2次服；老姜5克，花椒2克，共捣烂，水煎取汁，加饴糖少许，温服；干姜片、花茶各2克，香附片5克，白芍7克，开水浸泡20分钟代茶饮，或在砂锅中小火煎煮10分钟取汁饮服。

10. 嗳气、呃逆： 生姜汁10毫升，蜂蜜30毫升，调匀，一次服下；生姜10克，柿蒂15克，水煎取汁顿服；生姜1块，黄泥包裹置火中煨烧，有香气时取出，去泥切片，开水冲泡代茶饮服（适用于因胃寒而致者）。

11. 虚寒呕吐： 生姜汁10毫升，蜂蜜20毫升，二者混合顿服或加水少许蒸熟顿服，每日3次；生姜20克，陈皮10克，水煎代茶饮；生姜2片，竹茹、藿香各6克，水煎取汁服；生姜、竹茹、灶心土各9克，水煎取汁服；生姜12克（干姜6克），半夏6克，水煎取汁服或研末冲服。

12. 妊娠呕吐： 生姜汁30毫升，糯米250克，共炒研末，每服20克，每日2次；生姜汁20毫升，甘蔗汁100毫升，混合，隔水烫温，每次服30克，每日3次。

13. 胃寒呕吐、腹痛泄泻： 生姜5～10克，用草纸包裹，先用清水浸湿，再放进火灰中煨制，待草纸焦黑、生姜煨熟，切碎后温水送服。

14. 胃痛、吐泻： 姜茶：干姜（洗净、晾干、碾为粗末）、绿茶各3克，用250毫升沸水冲泡，代茶饮用。温胃止痛、缓急和中，适用于寒邪犯胃、病起急骤的胃痛、呕吐、水泻不止。

15. 肠道虚寒腹痛： 生姜5片，红糖60克，白酒少许，沏姜糖水加白酒温服。

16. 脘腹疼痛： 姜醋：生姜100克（切成细丝），米醋250毫升，把

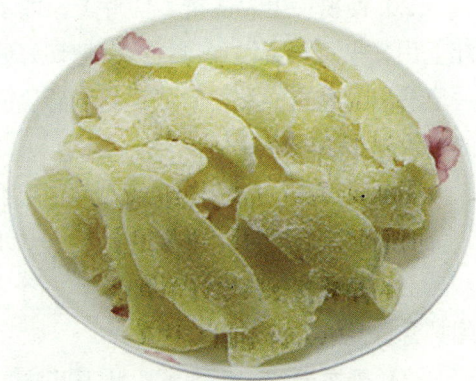

姜丝浸泡在米醋中，密闭贮备，每日空腹服用 10 毫升。用于慢性萎缩性胃炎、寒性腹痛、蛔虫症腹痛以及过食水果引起的腹痛等。

17. 急性胃肠炎： 生姜 5 片，茶叶 20 克，大蒜头 1 个，红糖适量，姜、茶叶、大蒜头捣碎，水煎，调红糖饮服，每日 3 次。

18. 急性菌痢： 生姜 25 克，红糖 50 克。共捣成糊状，每日 3 次分服，连服数日。

19. 虚寒泻痢： 干姜（血痢用炮姜）6 克，研末，米汤送服，每日 3 次；生姜 6 克，陈茶叶 30 克，食醋少许，开水冲泡代茶；生姜、艾叶各 9 克，炒山楂 30 克，红糖少许，水煎取汁服；生姜、胡椒、淡豆豉各 9 克，水煎取汁温服；干姜、人参各 9 克，白术 15 克，甘草 5 克，水煎取汁服；炮姜、胡椒、桑叶各 3 克，水煎取汁服；炮姜 30 克（捣烂），敷于脐下 3 寸的关元穴，纱布包扎 2 小时。

20. 便秘： 生姜适量（切片），取 1 块新砖，洗净、风干，置于煤气灶上用文火将其慢慢加热；然后把切好的生姜片铺满在砖上，上面再盖上一层清洁的纱布；关火后戴手套将砖块放在加有隔垫的木凳子上，在温热的姜片上坐 20 分钟左右，每天 2 次。

21. 胆结石： 生姜含有姜酚，经常食用可减少胆结石发生的几率。

22. 胆道蛔虫： 生姜汁 20 毫升，开水 200 毫升冲服，能即时止痛。

23. 失眠： 生姜适量，切碎，放在一个不加盖的盒子里，睡觉时置于枕边，闻其芳香之气，可以助眠。

24. 晕车晕船： 生姜 1 片贴于肚脐，外贴 1 张伤湿止痛膏；行驶途中将鲜姜片拿在手里，随时放在鼻孔下闻之或将辛辣气味吸入鼻中，均有明显缓解晕车晕船的作用。

25. 四肢厥冷、虚脱： 干姜、人参各 9 克，熟附子 15 克，炙甘草 12 克，水煎取汁服。

26. 中暑昏厥： 生姜、韭菜各适量，大蒜 1 头，共捣烂取汁灌服。

27. 中风昏迷、喉中痰鸣： 生姜汁 50 毫升，白矾 3 克（研末），开水冲化白矾后兑入姜汁，一次性服下；失语、口流痰涎者，取鲜生姜 120 克，鲜橘皮 180 克，葱 3 根，共捣烂为泥，蒸热后敷于头顶部百会及四神聪穴，每日 2 ～ 3 次。

28. 风湿及类风湿性关节炎： 生姜 30 克，捣烂，用纱布包扎后擦痛处，至发热为止，每日 2 ～ 3 次；若能加三五根葱白于其中混合捣烂外擦，则疗效更佳；生姜、大葱、辣椒各 9 克，煮面条趁热吃，以汗出为度，每日 2 次，连服 10 日。

29. 跌打损伤、腰扭伤： 生姜、芋头各半捣成泥状，加面粉适量调匀，贴敷患处，每日更换 2 次。

30. 肢体麻木： 生姜 60 克，大葱、食醋各 120 克，水煎熏洗患处。每日 2 ～ 3 次；生姜 20 克（切碎），大蒜 20 克（切碎），陈醋 100 克，搅拌，水煎取汁服，每日 2 次。

31. 肾虚尿频： 生姜 150 克（去皮、洗净），红枣 100 克，白糖适量，姜、枣加水 500 毫升，煎煮 10 ～ 15 分钟，取汁，再加白糖，调匀，当茶饮。1 日内服完，每天 1 剂，连服半个月为 1 个疗程，一般 2 个疗程后症状可明显改善或治愈。

32. 遗尿： 老姜 100 克（捣烂），白酒 100 毫升，把姜放进白酒中浸泡，3 天后每晚睡前用酒擦肚脐下正中线至耻骨联合部，以皮肤发红、发热为度，连用 1 周。

33. 小便不利、水肿： 生姜适量（刮皮、切碎），水煎，取小半碗饮服；姜皮 10 克，玉米须 20 克，水煎取汁服。每日 2 次。

34. 尿闭： 生姜 3 克，葱白 2 根，田螺 1 只，共捣烂敷脐中，纱布固定，一般 5 ～ 10 分钟即可排尿。

35. 虚寒痛经： 生姜 15 克，红糖 30 克，水煎取汁服，每日 2 ～ 3 次。

36. 崩漏： 炮姜、乌梅炭、棕榈炭各 3 克，研为细末，温开水冲服，每日 2 次。

37. 虚寒性习惯性流产： 生姜 25 克，艾叶 15 克，鸡蛋 2 个，同煮，待鸡蛋熟后去壳，再入原汤中煮片刻，吃蛋喝汤，每日 2 次。

38. 肥胖

（1）生姜减肥粥：生姜 20 克（切碎），葱白 2 根（切碎），大米 100 克。先将大米煮粥，待熟时调入葱白、姜末，再煮 1 ～ 2 沸后服食。每日 1 ～ 2

剂，连服。

（2）干姜水药浴：干姜适量，捣出汁液后倒入热水中洗浴，以全身出汗为佳。可以促进血液循环，扩张末梢血管，开启毛孔，使之发汗，达到消耗热量、燃烧脂肪、排除毒素的减肥瘦身效果。

39. 面生痤疮：生姜切薄片，在生痘局部慢慢摩擦，可以压制肉芽组织的继续生长。此种方法，尤其在痤疮初起有明显效果。

40. 扁平疣：生姜汁、食醋各适量，混合，调匀，擦患处，每日数次。

41. 老年斑：人到老年，常常会在脸上和手背的皮肤上出现很多老年斑，俗称"锈斑"，这是体内致衰老因子"自由基"刺激皮肤的结果，也可以说是一个人衰老的标志。姜含有多种活性成分，其中的姜辣素比维生素 E 更具有延缓衰老的能力，相当于人体的"除锈"高手。这种方法既经济又方便，但要持之以恒，长期使用才有效。

42. 脱发、白发、油头发、头皮屑多等头发问题：用生姜片或捣汁涂抹头发；生姜切 20～30 片，水煎取汁洗头皮；或者超市的生姜汁直接倒温热水里洗头，任其自然干燥，可洗可不洗，每周 1～2 次；生姜汁 100 毫升，垂柳叶 500 克（阴干为末），加姜汁拌匀，取药液摩擦患处。可以使头部皮肤血液循环正常化，促进毛发新陈代谢，活化毛囊组织，有效地防止脱发、白发，刺激新发生长；还可以抑制头皮发痒，强化发根。除适用于脱发外，也治脱眉，其效颇佳。

43. 斑秃、白癜风：先将患处消毒，用皮肤针叩刺出血，擦干血迹后用鲜姜片搽擦患处，至局部发红、发热、有轻度刺痛为度，每日 2～3 次。

44. 头癣：生姜适量，捣烂、蒸热后敷于患部，每日 1 次，连敷 1 周以上。

45. 腋臭：生姜汁 10 毫升，冰片少许，拌化后以棉签蘸汁搽患处，早晚各 1 次。

46. 手足癣：生姜 100 克，捣烂后浸泡于高度白酒中，2 天后用药酒擦患处，每日数次。

47. 脚汗：生姜 15 克，枯矾 15 克，水煎泡脚，每日 1 次。

48. 冻疮：生姜、辣椒各 15 克，白萝卜 30 克，水煎取汁，洗患处，每天早晚各 1 次。

49. 口腔炎、慢性咽炎：经常口含姜片，对口腔及咽喉炎有消肿止痛作用。

50. 昆虫入耳：姜汁少许滴入耳内，虫即退出。

51. 鱼虾中毒：生姜3克（切丝），紫苏叶3克，红糖15克。开水冲泡10分钟后代茶饮，至恶心呕吐、脘腹胀痛症状消除为止（单用也有效果）。

52. 药毒：有些止呕吐中药（半夏、竹茹等）经姜汁炮制后，药力更强；服中药半夏、天南星过量，咽喉舌头会发麻、强硬，严重者不能讲话。急服生姜汁50毫升可解（若加少许白矾开水冲服则疗效更好）。所以，半夏、天南星入药多以姜制而后用。

相传唐代长安（今西安）香积寺有个叫行端的和尚，夜间上南五台山砍柴，回寺后却成了不能讲话的哑巴。人们相互议论不解其故，有的说是让山上的妖魔给迷住了；也有的说是有人怕他讲出山上的事将他弄哑了……这样一传，吓得众僧再也不敢上山砍柴了。香积寺的方丈急忙带领众僧在佛前做了81天道场，让佛祖为行端驱魔，可是无济于事。这时僧人德始提议让行端前去求医于长安城里一位医术高超的刘韬。方丈应允，遂派德始陪行端来到长安，拜见了名医刘韬。刘韬经望诊、号脉之后说："师傅先回，待我明日上山一观再行处方。"次日凌晨，刘韬来到山上，仔细观察山前山后，发现了一些蛛丝马迹，便胸有成竹地来到了香积寺，从药袋里取出一块生姜，对方丈说："尊师放心，让行端把生姜煎水服之，三至五日内定能病除讲话。"方丈虽然让人将生姜给行端煎服，但仍心怀疑虑。于是就有意挽留刘韬在寺中住上几日，以观疗效。

且说时过两日，行端连服3剂姜汤，胸中郁积渐解，咽喉轻松爽利；又连服了3剂，即能开口说话了，众僧都惊讶不止。方丈询问行端病因，刘韬说："此乃行端误食山中半夏中毒，导致舌体麻木强硬不能讲话，并非什么妖魔所害，用生姜可解。"众僧也消掉了心病，从此照旧上山砍柴。

53. 狗咬伤：生姜、红糖各等份，混合，捣烂如泥，外敷患处，干后即换。

54. 蜈蚣咬伤：姜汁、雄黄粉末各适量（还可加青苔适量），调匀，擦患处，干后即换。

1. 因本品辛温，易生热助火，故凡热性体质、阴虚火旺、肺燥咳喘、肺炎、肺结核、胃热吐泻、胃溃疡、胆囊炎、糖尿病、肾盂肾炎、肝火目赤、疮疡痈肿、痔疮患者以及怀孕中后期不宜。

2. 腐烂变质的生姜含有致癌物质，能损害肝细胞的功能，导致肝细胞变性、坏死，从而诱发肝癌、食道癌等，绝对不能食用。

3. 日常生活中食用姜最好不要去皮，以免影响其食疗功能，但在需要发汗和吃螃蟹时中和螃蟹寒凉之性的情况下例外。

4. 古典医籍有这样的警示："秋不食姜"。因为秋天气候干燥，燥气伤肺，如果多吃辛辣的生姜，则更容易伤及肺阴，加重人体失水，致使口、鼻、咽喉更加干燥。其实，这并不是绝对的，如果病人患的是虚寒性病证，秋季吃姜也不必顾忌，这时吃姜好比是雪中送炭，有益无害；相反，如果病人患的是热性病，即使其他季节也不能吃姜，体内有热再吃姜无异于火上浇油。食物、药物的使用都有相应的适应证，用得恰当就是良药，用之不当则会有副作用。不单是姜，人参、附子、肉桂、大黄等药物也是如此。夏季天热吧？中医不是也主张要吃姜吗？所以只能说，在一般情况下，秋季不宜多吃辛辣伤肺的姜。

5. 民间还有"晚上吃姜毒过砒霜"的说法，夜晚人体应该是阳气收敛、阴气外盛的，应该多吃下气、消食的食物，才有利于睡眠。而姜是发散性食物，不容易消化，晚上胃分泌状态不是很好，吃了姜则不利于消化，会影响人们夜间的正常休息。但是，同样的道理，如果病人患的是虚寒性疾病，夜间吃姜也不必顾忌，这时吃姜好比是雪中送炭，有益无害；如果病人患的是热性病，即使白天也不能吃姜，这时吃姜无异于火上浇油。所以，只能说夜晚最好不吃或少吃辛温发散的姜，"砒霜"之说实乃过于夸大其词。

（二十一）常吃大蒜，百病不犯

大蒜也称"胡蒜""独蒜""晕菜""九叶芸香"，其茎叶叫"蒜苗"，主要用来食用；块根叫"蒜头"，是世界各国人民都十分喜爱的佳蔬良药，在我国被称为"穷人的灵芝"。

相传我国西汉昭帝年间，昌邑王的儿子病了，浑身肿胀、腹痛难忍、不能进食。昌邑王命太医们会诊，太医院主持带领全体太医望闻问切，一致认为是中了蛊毒，入内已深，但到了处方用药时却个个摇头，束手无策。昌邑王性暴，先后杀了包括太医院主持在内的6个太医。轮到最后一名王太医时，他早已吓得提心吊胆、昼夜难安、食不甘味、愁眉不展，终日以泪洗面。心想，主持太医的学识高我许多，他尚且不行，我又何能为之？

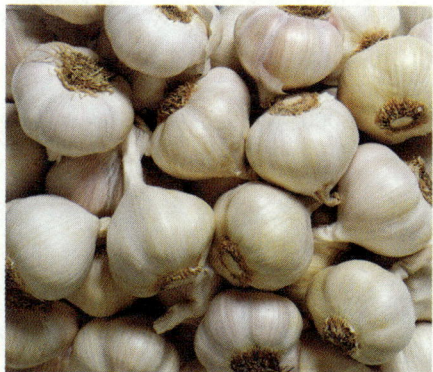

自度必死无疑，随即向夫人交代了后事，派人送其还家。料此一别即成永诀，生死别离，凄情可知。夫人回到家后，时时惦记丈夫，牵肠挂肚，不思饮食，唯有烧香拜佛，祷告上苍，保佑夫君平安。她想，丈夫已是快死之人，我要把他平时最爱吃的东西送去。她准备了好多东西，还将丈夫爱吃的大蒜包了66头，意取"六六大顺"吉祥之意，派人送给了夫君。王太医打开夫人送的东西，看了直摇头，心说，夫人呀，你想的虽然周到，可在这时候再好的美味我怎么能吃得下呀。在看到蒜的时候，他愣了一下，就吃了一瓣，嚼着嚼着他猛然转身，来到书房，一边嚼一边翻起书来。想到大蒜既可杀虫解毒，也可消食止痛，不妨用大蒜试治，或许有效。

第二天，他携带蒜头进了王宫，诊视完毕，嘱咐王子每天早、中、晚各吃一头大蒜；又到膳房找到御厨，吩咐每天给王子进膳时以蒜为佐料；同时又调好方剂，亲自煎煮。就这样吃蒜服药，10天过后王子腹痛停止，食欲增加。国王闻之大喜，当即召见了王太医，褒奖一番，许诺待王子病好以后加官封赏。王太医说："王子此次用药奏效，多亏蒜之功能，现已将用尽。"昌邑王遂派人去太医家乡取蒜。等到大蒜取回，没想到王子却不愿再嚼生蒜头啦。太医和御厨们就商量着改变大蒜的吃法，调蒜片、捣蒜茸、糖醋蒜等，天天换样。以后每餐饭不缺大蒜，王子很快就痊愈了。

昌邑王好生高兴，立即传旨，王太医连升三级，封为太医院主持，太医夫人封为二品夫人。又封赏了御膳房的大师傅，并传旨今后王宫进膳，常用大蒜为调料。还派大臣去国内各郡县颁旨广为种蒜、吃蒜，以防治疾病。

三国时代的诸葛亮曾经率百万大军南征，七擒孟获。由于孟获暗施毒计，把诸葛军马诱至秃龙洞，此地山岭险峻，瘴气弥漫，常有毒蛇出没，许多蜀兵都染上瘟疫，面临不战自溃的危险。一位老者向他献上解救之计说："此去正西数里，有一万安隐士，其庵前有一仙草名'九叶芸香'（也即大蒜苗），口含一叶，瘴气不染。"诸葛依言而行，果真全军得以平安。

在欧洲，大蒜被德国人誉为"天然抗生素"。德国人几乎个个都喜欢吃大蒜，一日三餐离不开大蒜，年消耗量在 8000 吨以上。德国的超级市场随处可见各种大蒜食品，大蒜酒、大蒜蜂蜜、大蒜面包、蒜头比萨、大蒜果酱、大蒜牛排、蒜头炸鱼、大蒜烤鸡、大蒜香肠、大蒜蛋糕、蒜头通心粉、蒜头炸薯片、大蒜冰淇淋、大蒜奶酪火锅等等，应有尽有，五花八门。而大蒜餐馆、大蒜专卖店等"蒜字号"林立街头巷尾。世界上最古老的大蒜节和首家大蒜研究所也诞生于德国，在德国的达姆施特市，每年举办一届的大蒜节已经有了 100 多年的历史。节日期间，从吃的到穿的，从用的到看的，统统带有大蒜特色，吸引了成千上万的大蒜美食家。组织者还挑选美貌少女作为"大蒜皇后"，连她戴的"桂冠"也是用大蒜编制成的。而这位"皇后"的任务，就是在全德国巡回宣传吃大蒜的好处。

【营养及药用价值】

大蒜性温、味辛；归肺（经）、脾（经）、胃（经）；含有糖、蛋白质、脂肪、维生素 A、维生素 B、维生素 C、蒜酶、蒜氨酸、植物杀菌素（大蒜辣素）以及钙、磷、硒、锗等物质。有祛风解表、宣肺止咳、温中散寒、行滞消食、利湿行水、提高免疫、抗癌、降压降脂降糖、美容减肥、杀虫解毒等诸多医疗作用，主要用于感冒、咳喘、肺结核、鼻炎、鼻出血、高血压、高血脂、糖尿病、脘腹冷痛、宿食不消、肠炎、痢疾、阑尾炎、水肿胀满、冻伤、疮疡痈肿、毒虫咬伤、龋齿、蛔虫病、蛲虫病、钩虫病、滴虫病以及部分肿瘤等诸多病症。

大蒜（辣）素是一种广谱抗生素，对多种细菌性、真菌性、病毒性和原虫性感染均有较强的防治作用，对大肠杆菌、痢疾杆菌、金黄色葡萄球菌、肝炎病毒以及多种皮肤癣都具有较强的抑制和杀灭作用，有"天然抗生素"的美称。大蒜含有蒜酶和蒜氨酸，一旦把大蒜碾碎，它们就会互相接触，形成大蒜素，使细菌无法繁殖和生长。科学实验证明，把一小瓣大蒜放在口中咀嚼，可杀死口腔内全部细菌；把大蒜捣烂放在一滴含有很多细菌的生水里，1分钟内细菌便可全部死亡。所以，人们夏季吃凉拌菜时一定要适当多放一点大蒜泥，即能抗菌消炎、防治胃肠病的发生。

1. 风寒感冒：大蒜、葱白、生姜各10克，水煎取汁温服，每日早晚饭后各1次，连服2～3日；大蒜、生姜各15克，切片，水煎取汁，加适量红糖，睡前1次服用。

2. 急、慢性支气管炎：大蒜10克（去皮切碎），陈皮30克，水煎20分钟取汁，每日分2次温服；大蒜200克（去皮、捣碎），醋200毫升，红糖80克，将大蒜头泡入糖醋中1周，每次1汤匙糖醋水、3～5瓣大蒜头；大蒜1个（去皮，切成薄片或捣烂如泥，做成硬币大小蒜饼），每晚睡觉前洗脚，敷于足心涌泉穴（足底前1/3凹陷处），用胶布固定8小时左右，次晨取下。连敷7～10天，可以根治。有人脚心敷蒜后会起水泡，可暂停敷贴，待水泡溃破后皮肤复原再敷贴，一般不再起水泡。

3. 百日咳：大蒜适量，捣烂，用冷开水浸泡数小时后，过滤取汁，加白糖饮服，每日2～3次；紫皮大蒜30克（去皮、捣烂），白糖200克，开水500毫升，充分搅拌后澄清取汁，温开水冲服（3岁以下每次半匙，3～6岁每次1匙，6岁以上每次2匙），每日3次。本病流行期间，每日生吃大蒜瓣2～3个，有预防作用。

4. 寒性哮喘：紫皮大蒜600克（去皮、捣烂），红糖900克，一起放入锅中加清水适量熬成膏，每日早晚各服1汤匙。适宜于痰多清稀者。

5. 肺结核：可以经常服食生蒜，也可同米煮粥常服；紫皮大蒜头30克，白及粉3克，糯米30克，将大蒜去皮放入沸水中煮1～2分钟捞出（以蒜表面熟、里面生为好），把糯米放入煮蒜水中煮成稀粥，煮好后将蒜和白及粉放进粥内搅匀食用，每日2次。

6. 急性扁桃体炎、口腔炎： 大蒜头适量，捣烂取汁，加入 5 倍的盐开水，频频漱口，每日数次。

7. 急性肠炎、脘腹冷痛： 大蒜数瓣（捣烂如泥），米醋 1 杯，混合后取汁，温开水徐徐送服，每日 2 次；大蒜头、醋各 1000 毫升，放瓶中浸泡 2 ~ 3 个月，需要时每次饭后食用 2 ~ 3 个。

8. 上消化道出血： 大蒜 300 克，玄明粉 60 克，混合捣烂，每次取 90 克，以四层纱布包裹，贴敷足心涌泉穴 3 ~ 4 个小时（贴敷前先用凡士林涂抹足心，防局部起泡），每日 1 次（若 2 ~ 4 日未见疗效则不宜继续使用）。

9. 便秘： 大蒜 1 个（去皮，切成薄片或捣烂如泥，做成硬币大小蒜饼），每晚睡觉前洗脚，敷于足心涌泉穴，用胶布固定 8 小时左右，次晨取下。连敷 7 ~ 10 天，疗效更好。

10. 痢疾： 大蒜适量，制成 5% ~ 10% 的大蒜液保留灌肠；大蒜 5 克，切成小颗粒，温开水送服，每天 2 ~ 3 次；大蒜 30 克（去皮），粳米 100 克，煮成稀粥，加食盐、猪油各少许调味服食，每日 1 ~ 2 次；小儿泻痢可将大蒜 2 ~ 3 瓣捣烂，睡觉时敷贴两足心涌泉穴 2 小时左右（贴敷前先用凡士林涂抹足心，防局部起泡），每日 1 次。

11. 急性阑尾炎： 大蒜 100 克，大黄、芒硝各 50 克，共捣烂如泥，加醋少许拌匀，敷于右下腹压痛点处（厚约 3 厘米，外用纱布固定），2 小时左右更换 1 次。

12. 胃肠不适： 大蒜豆腐鱼头汤：大蒜 150 克（洗净、切段），豆腐 6 块，鱼头 2 个（开边、洗净）。豆腐、鱼头分别在油锅里煎香，铲起，与大蒜武火煮滚，再改小火煲半小时，调味食用。用于胃肠炎、消化不良、食欲不振、大便稀溏、胆囊炎、肠结核、过敏性结肠炎、胰腺炎等。

13. 肝病： 常食大蒜可预防乙型肝炎，使肝癌的发生率明显下降。

14. 高血压、动脉硬化、肥胖病： 大蒜对于心血管系统也有很好的保护作用，日常生活中有很多食物，如鸡蛋、内脏、香肠、奶酪、肥肉、咸肉等，吃多了都会导致血脂升高，如果能同时吃些蒜苔，血脂就会受到遏制，血中的胆固醇和血脂在血管中的沉积、堵塞就会减少，血液就会得到净化，血液在体内的自发性凝结也会降低，血液循环就会得到改善，从而能有效地降低血压，预防肥胖、动脉硬化、冠心病和脑血栓形成。可以将大蒜1头数瓣（去皮）同粳米一起煮饭、熬粥（加食盐、猪油各少许调味服食），每日1～2次；大蒜头适量，放糖、醋中浸泡5～7日，每次饭前空腹吃1～2瓣，并同时饮糖醋汁少许，经常服用。

15. 糖尿病： 大蒜还能增强体内分泌胰岛素的能力，使糖尿病患者的血糖下降。

16. 皮肤不佳： 大蒜1～2大片（捣烂），加入1汤勺面粉、蜂蜜或蛋清，搅拌均匀后静置10小时；清洗脸部后涂抹面部使成面膜，2分钟左右温水洗净，可以促进面部血液循环，使面部皮肤长久保持柔嫩红润。

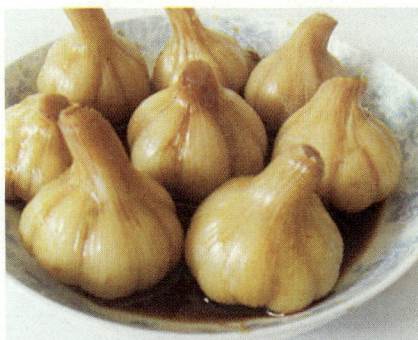

17. 钩虫病： 大蒜适量，切碎，饭前空腹服用，每日2～3次。在下地劳动时，将大蒜捣烂涂于四肢，还可作预防之用。

18. 蛲虫病： 大蒜适量，捣烂如泥，加入菜油少许，临睡前涂于肛门周围，次日洗去；大蒜（捣烂如泥）、凡士林各适量，混合、拌匀，临睡时涂于肛门周围。以上均每日1次，连用3～4日。

大蒜杀虫，最好能与其他驱杀肠寄生虫药如槟榔、鹤虱、苦楝根皮等配伍同用，以增强疗效。

19. 流脑： 大蒜适量，每日饭前生吃，食毕用淡盐水漱口，可预防流脑。

20. 肾虚阳痿、腰膝冷痛： 大蒜50克（去皮），羊肉200克（切块），加水用文火炖熟，加食盐调味食用，每日或隔日1次。

21. 小便不利、水肿： 大蒜3片，蝼蛄（土狗子）5个，共捣如泥敷脐部20～30分钟；大蒜5瓣，蓖麻仁50粒，共捣烂，每晚睡觉时敷两足心，次晨取下；大蒜60克（去皮），西瓜1个（2000克）。将西瓜挖一个小洞，纳入大蒜头，盖好瓜皮，洞口向上，隔水蒸熟后1次吃完或1日内分次吃完，连吃1周左右。

22. 阴道滴虫： 大蒜头 30 克（切片），苦参 45 克，水煎趁热熏洗阴部，每晚睡前 1 次，连用 7 ~ 10 天；大蒜头适量，捣汁，淋于消毒纱布上并塞入阴道内，置留 10 分钟左右，每日 1 ~ 2 次，连用 3 ~ 5 天（治疗期间忌房事）。

23. 痛风： 常用大蒜同粳米煮饭、熬粥吃有效。

24. 颈淋巴结核初期： 去皮大蒜头 90 克，鸭蛋 2 个，加水适量同煮，蛋熟后去壳再煮片刻，饮汤吃蛋，每日 2 次。

25. 冻疮： 紫皮大蒜适量，捣烂敷于常患冻疮处。于入冬前开始，每日 1 次，连用 5 ~ 7 日。

26. 疮疡初起： 大蒜适量，捣烂，敷于患部，干后即换，有消肿止痛作用。

27. 蛇、蝎咬伤： 大蒜头、雄黄各适量，同捣烂敷伤处，干后即换。

28. 头癣、脚癣： 大蒜适量，捣烂，置陈醋中浸泡 1 天后取汁洗患处，每日 1 ~ 2 次。

29. 灰指甲： 大蒜 250 克（捣烂），半瓶上好老陈醋。将大蒜放进一个广口瓶中，用醋浸泡 3 ~ 5 天后开始浸泡手或脚，每天晚上浸泡 15 分钟，连续数月可愈。

30. 急慢性鼻炎、鼻窦炎： 大蒜头捣汁，加 2 倍的甘油（无甘油也可用蜂蜜代替），用盐水洗鼻并擦拭干后，以消毒棉球蘸药液塞鼻孔，每日早晚各 1 次，连用 3 ~ 7 日。

31. 鼻出血： 大蒜 1 个（去皮，切成薄片或捣烂如泥，做成硬币大小蒜饼），每晚睡觉前洗脚，敷于足心涌泉穴，用胶布固定 8 小时左右，次晨取下。连敷 7 ~ 10 天，可以根治。

32. 鱼刺卡喉： 紫皮大蒜头 1 瓣（去皮），塞鼻孔，用口腔呼吸，稍后会打喷嚏、恶心呕吐，鱼刺或可出。

33. 龋齿牙痛： 大蒜头 1 瓣，捣烂，清除龋齿蛀牙洞里的残留物，塞入少许蒜泥，或可止痛。

34. 中暑： 大蒜头适量，捣烂取汁，滴鼻，适合于中暑神昏；大蒜头 20 克，明矾 10 克，共捣烂，凉开水缓缓送服，适用于中暑上吐下泻。

35. 辐射伤害： 大蒜还可以防止放射性物质对人体的危害，清除放射线对人体带来的不适症状和不良后果。

36. 癌症： 大蒜是抗癌之王，大蒜素和硒都是重要的抗氧化剂和防治肿瘤的重要成分，能抑制致癌物亚硝胺在胃肠道内合成，增强人体内巨噬细胞的吞噬能力，从而增强免疫，发挥较好的防癌作用。德国大蒜研究所发现：每周食用 1 次以上大蒜的人，其癌症发病率要比不吃大蒜的人低50% 左右。成年人每日生吃大蒜 6 ～ 10 克，就能阻断霉菌和细菌合成致癌物亚硝胺，对胃癌、肠癌等有明显的预防效果，可降低胃癌、肠癌风险。在德国大蒜研究所同相关政府部门推行的"大蒜食品计划"中，预防癌症等疾病的重要食品金字塔结构图中，大蒜位列顶端，被誉为胃癌、肠癌的"免死金牌"。

由于大蒜素遇热后会失去 40% 以上的药效，所以大蒜生吃才能发挥最强的抗癌效应，而且最好是捣烂成泥或切成薄片后在空气中放置 15 分钟，让蒜酶和蒜氨酸在空气中与氧气结合产生大蒜素后再食用，以确保大蒜释放有效成分。

大蒜还有一种独特的功能，识别食用油中是否含有致癌毒物——黄曲霉素：大蒜对黄曲霉素很敏感，炒菜时放一粒大蒜头，如果蒜头仍是白色的，证明是好质量的油；如果蒜头变成了红色，那就是含有大量黄曲霉素的油。

注意事项

1. 大蒜用作医疗用以生吃为好，但生吃大蒜有较强的刺激性，会使口舌灼痛，胃中烧灼、嘈杂，过食又可减少胃液，导致目昏、口臭，所以，大蒜不适合空腹食用。生吃大蒜后，口中难免会有异味，可以吃点山楂，嚼一撮茶叶或花生米，饮服一杯牛奶，口中的异味即能消除。

2. 凡头痛、目昏、咳嗽、风火牙痛、肺胃有热、胃溃疡、表虚多汗、狐臭患者不宜食用。

3. 大蒜吃多了会影响维生素 B_6 的吸收，因此常吃蒜的人要注意补充维生素 B_6。

4. 大蒜外敷容易引起皮肤过敏、灼热、起泡，故不可敷之过久。一般以 2 ～ 4 小时为宜，如果出现剧痒或刺痛，则应提前解除。

四、瓜果类

（一）黄瓜 ——厨房里的天然美容瓜

黄瓜又名"王瓜""胡瓜""刺瓜"等，是夏秋季节的主打瓜果蔬菜之一，家家户户餐桌上的常客。

【营养及药用价值】

黄瓜性凉、味甘；归脾（经）、胃（经）、大肠（经）。含有相当多的水分及木糖、果糖、葡萄糖、B族维生素、维生素C和维生素E、氨基酸、纤维素、胡萝卜素以及丰富的钙、磷、铁、钾、钠、镁等物质。具有清热化湿、利水消肿、解毒消炎、减肥美容等功效，主要用于暑热烦渴、痢疾、黄疸、小便不利、肾炎水肿、肥胖症、中暑、烫火伤、白癜风、扁桃体炎等病症，亦可用于预防口腔溃疡。

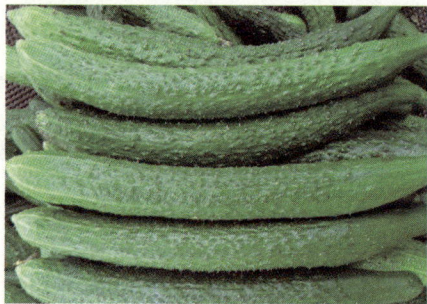

黄瓜的籽、藤、叶、根均可入药：籽能营养大脑、健脑益智，润肠通便、降脂减肥，健壮骨骼、缓解疲劳；瓜藤利水、解毒，用于泌尿系感染、痢疾、黄水疮；根、叶化湿止泻，用于腹泻、痢疾。

1. 中暑、热病烦渴： 夏日酷热，人们常常会烦渴难耐，不妨适当多吃点黄瓜消暑解渴除烦；还可用嫩黄瓜1条（切薄片），绿豆30克，水煎服食，每日早晚各1次；黄瓜500克，精盐、白糖、白醋各适量，先将黄瓜去籽洗净，切成薄片，精盐腌渍30分钟，用冷开水洗去黄瓜的部分咸味，水控干后，加精盐、糖、醋腌 1 小时即成酸甜可口的糖醋黄瓜，有清热开胃、生津止渴的功效，适用于烦渴、口腻、脘满闷等病症，暑天食之尤宜。

2. 湿热痢疾： 嫩黄瓜 250 克（洗净、去皮），生吃，每日 1 ～ 2 次；小儿取嫩黄瓜 1 条（切片），蜂蜜 10 ～ 15 毫升，煮熟，每日分 2 ～ 3 次服用。

3. 慢性肝炎和迁延性肝炎： 黄瓜中含的葫芦素 C 对慢性肝炎和迁延性肝炎有一定治疗效果。

4. 黄疸： 黄瓜或黄瓜皮适量，水煎服，每日 3 次。

5. 高血糖： 黄瓜中所含的果糖、葡萄糖苷不参与通常的糖代谢，故糖尿病人以黄瓜代替淀粉类食物充饥，血糖非但不会升高，甚至还会降低。

6. 高血压、高血脂、肥胖症： 黄瓜作为降压、降脂、减肥佳品，长久以来一直受到人们的青睐。黄瓜中的纤维素能促进肠道蠕动，加速排空肠道腐败物质、降低血液中的胆固醇和甘油三酯，改善人体新陈代谢，有效地抑制糖类物质转化为脂肪，起到降压、降脂、减肥和预防冠心病发生的作用。可将黄瓜洗净，切片，加食醋适量，拌匀当菜吃，长期食用；嫩黄瓜 5 条（洗净，去头尾和皮及内瓤，切成条状），加水煮熟，捞出，山楂 30 克（洗净），加水煮约 15 分钟，取汁液 100 毫升，加入白糖 50 克，在文火上慢熬，待糖融化，放入黄瓜条，拌匀而食。

7. 失眠： 黄瓜含有丰富的维生素 B_1，对改善大脑和神经系统功能有利，能安神定志，辅助治疗失眠症。

8. 肾炎水肿： 老黄瓜 100 克，水煎取汁服，每日 1 次，连续 1 ～ 2 周；老黄瓜 1 条（去瓤），水、醋各半，共煮烂，取汁顿服，每日 2 ～ 3 次。

9. 益肾阴、清虚热： 适用于男女更年期阴虚烦热者食用。

（1）黄瓜拌海蜇：黄瓜（切片）、海蜇（漂洗去其咸味，用 70℃ 左右的热水略焯一下，立即放入冷水中冷却，然后切丝）各适量，加麻油、酱油、味精少许凉拌食用。

（2）黄瓜紫菜海米汤：黄瓜 150 克（洗净、切片），紫菜 15 克（洗净），海米一小把（洗净），麻油、精盐、酱油、味精各少许，打汤，先放入黄瓜、海米、精盐、酱油，煮沸后撇去浮沫，下入紫菜，淋上香油，撒入味精，调匀即成。

10. 缺钙： 在农村常常看到农家养的小鸡如果腿折断了，老农会用老黄瓜籽喂小鸡，不几天腿骨就长好了。黄瓜籽能促进人体钙的吸收，补钙的速度很快，壮骨效果极佳，对长期劳伤、骨质损伤、股骨头坏死等有修复作用，能缓解和消除人体过度疲劳。对颈椎病、关节炎、腰酸背痛、手脚麻木或抽筋以及骨折、骨裂等有很好的缓解和治疗作用。

11. 肤色暗沉：黄瓜含的葫芦素 C 能有效减少皱纹，对抗皮肤老化，所以，黄瓜才被称为"厨房里的天然美容瓜"。将鲜黄瓜切成薄片，贴在面部，让瓜汁中的营养渗入皮肤和吸去皮肤表层之污秽，15 分钟后用清水洗净，然后轻轻按摩面部。可以润肤、洁肤、祛黄、增白、舒展皱纹、使皮肤细腻、滑嫩、光泽；敷在浮肿的眼睛上可消肿、除皱、淡化黑眼圈。

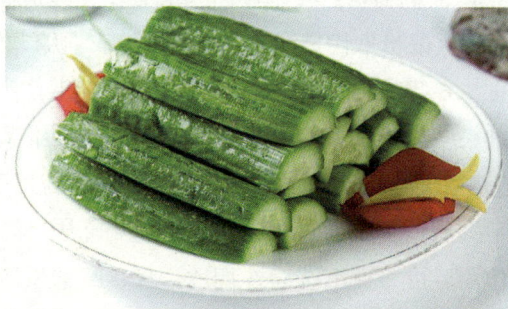

12. 白癜风：鲜黄瓜（捣汁）、硼砂（研极细末）各适量，混匀，涂敷患处，每日数次。

13. 烫伤：黄瓜（洗净、捣汁）适量，涂患处；老黄瓜（带瓤）适量，放入瓶中密封，埋于地下，成水后挖出，以棉签蘸水涂患处，每日 3 ~ 4 次。

14. 目赤肿痛、扁桃体炎：老黄瓜 1 条（去籽），芒硝 10 ~ 15 克，将芒硝填入黄瓜中，阴干，3 ~ 5 日后取瓜皮上的白霜，点眼、吹入咽喉，每日 2 ~ 3 次。

15. 口腔溃疡、口角炎：黄瓜 2 条，榨汁分 2 ~ 3 次于饭后饮服；黄瓜 1 条（切细），用白糖腌 10 ~ 15 分钟后频频呷服。

16. 咽喉肿痛：按第 7 条服食黄瓜山楂汁，每日数次。

17. 肿瘤：黄瓜中（尤其是黄瓜尾部）含的葫芦素 C 具有提高人体免疫力、抗肿瘤的作用，能够延长肿瘤患者的生存期。

18. 衰老：老黄瓜中含有丰富的维生素 E，可起到延年益寿、抗衰老的作用。

19. 酒精中毒：黄瓜中所含的丙氨酸、精氨酸和谷胺酰胺对肝脏病人，特别是对酒精性肝硬化患者有一定辅助治疗作用，可防酒精中毒。

【小食谱】

黄瓜蒲公英粥： 黄瓜（洗净、切片）、大米各50克，新鲜蒲公英30克（洗净、切碎）。先将大米煮粥，待熟时加入黄瓜、蒲公英，再煮片刻，即可食之。具有清热解暑、利尿消肿之功效，适用于热毒炽盛、风热眼疾、咽喉肿痛、小便短赤等病症。

注意事项

1. 黄瓜比较容易受到土壤中的重金属污染，鉴于越来越严重的空气污染、废水污染和农药化肥的超标使用，黄瓜一定要反复用蔬菜清洁剂清洗干净。

2. 因本品性凉，故肺寒咳喘、脾胃虚弱、久泻体虚者不宜食。

3. 肝病、胃肠病、心血管病以及高血压病患者均不宜吃腌黄瓜。

4. 黄瓜中含有一种维生素C分解酶，会分解和破坏其他蔬菜中的维生素C，而且食物中维生素C含量越多，被黄瓜中的分解酶破坏的程度就越严重，致使营养完全丧失。所以，吃黄瓜的时候不宜同时吃富含维生素C丰富的蔬菜瓜果如辣椒、西红柿、柑橘、山楂、猕猴桃等，像"黄瓜炒肉"同"西红柿炒蛋"这些家常菜就不能同时出现在餐桌上，而像"农家乐""大丰收"之类的蔬果盘中最好也不要同时搭配这些食物（或者进餐者不要同时吃），否则就吃得不合理、不科学，既减少了这些食物本身的营养价值，又降低了这些食物的药理作用。

5. 日常生活中，许多人感觉黄瓜把儿有点苦不好吃，所以，在吃黄瓜的时候就会自觉不自觉地把黄瓜把儿掰下来扔掉。其实这黄瓜把儿却是个好东西，它含有较多的苦味素，而这种苦味素的主要成分是葫芦素C，是难得的排毒养颜、防癌抗癌的成分。黄瓜把儿里的葫芦素C比其他部分丰富得多，吃黄瓜扔掉黄瓜把儿实在可惜！

（二）消肿减肥冬瓜好

冬瓜，因其形状很像枕头，故又称"枕瓜"；经霜后外皮上会出现白粉，瓜籽也呈白色,故又称"白瓜"。

【营养及药用价值】

冬瓜性微寒、味甘,无毒;归肺(经)、大肠(经)、小肠(经)、膀胱(经);主要含有蛋白质、糖、胡萝卜素及维生素B、维生素D、钙、磷、铁等成分。肉、皮、瓤、籽、藤均可入药,具有清热解毒、止咳化痰、利水消肿、祛脂降糖减肥等功效,可用于多种原因引起的小便不利、水肿、支气管炎、肺脓疡、高血压、糖尿病、肥胖症、遗精、白带、乳汁不通、中暑、食物中毒、疮疡疖肿、酒糟鼻、痱子、荨麻疹、雀斑、冻疮、烧烫伤、脱肛、痔疮、声音嘶哑等病症。

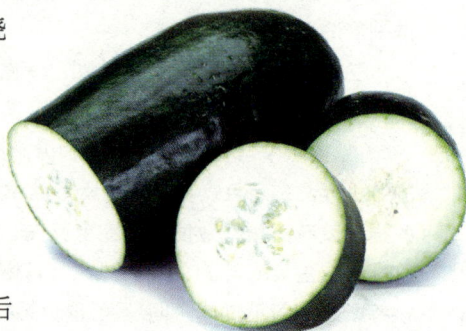

1. **肺热咳嗽:**冬瓜皮、冬瓜籽、麦冬各15克,水煎取汁服,每日2次;冬瓜500克,鲜荷叶1张,加水炖汤,食盐调味后饮汤吃冬瓜,每日分2次服用。

2. **哮喘:**未落花蒂的小冬瓜1个,剖开,放入冰糖适量,蒸熟,取水饮服。每日1次,连续3～4次。

3. **肺脓疡:**冬瓜籽15克,桃仁9克,丹皮、桔梗各6克,芦根、败酱草各30克,水煎取汁,早晚饭前饮服,连续2～3周。

4. **高血压、头痛目眩:**冬瓜500克,鱼头250克。油煎鱼头至金黄色,放入冬瓜,加清水适量,文火炖4小时,加食盐调味,每日分2次食用。

5. **水肿(肾炎、小便不利、妊娠水肿、心脏病和肝硬化腹水等并发症):**冬瓜500克,大鲤鱼1条(或乌鱼2条),同煮,不放或少放油盐,吃鱼喝汤,每日2～3次;冬瓜皮100～200克(干品减半),玉米须、白茅根各30克,水煎取汁服,每日2次;冬瓜500克,赤小豆120克,加水炖烂,每日分3次服食。

6. **肥胖症:**冬瓜适量,素油炒食或煨汤,每日1～2次,连续2～3个月。

7. **糖尿病:**冬瓜籽、麦冬各30～60克,黄连9克,水煎取汁服,连服月余。

8. 遗精兼痰湿盛者：陈冬瓜仁适量，炒干研末，每次 10 克开水冲服，每日 3 次，连续 2 ~ 3 周。

9. 白带：冬瓜、冰糖各 30 克，冬瓜炖熟后加入冰糖，每日分 2 次服食；若系子宫癌引起的带下不止，则用冬瓜籽 30 克，莲子 15 克，白果 10 个，胡椒 1.5 克，水煎取汁服，每日 1 次。

10. 乳汁不通：冬瓜皮 500 克（或籽 200 克），鲢鱼 1 条，炖熟，吃鱼喝汤，每日早晚分 2 次服。

11. 中暑：冬瓜 500 克（去皮、切碎、绞汁），绿豆汤适量。冬瓜汁与绿豆汤和匀煮沸，分 2 ~ 3 次服用。

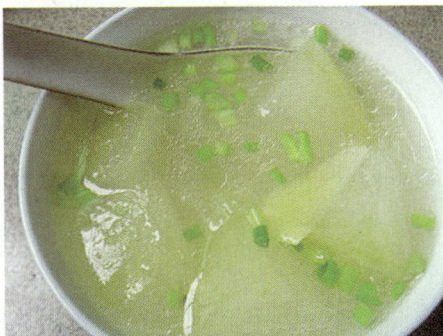

12. 误食河豚、鱼类、螃蟹中毒：冬瓜适量，捣烂绞汁，大量饮服。

13. 疮痈疖肿：冬瓜适量，绞汁制成果脯，贴敷患处，每日数次；冬瓜适量，去皮和瓤，捣烂外敷，每日早晚各 1 次。

14. 脱肛：冬瓜藤适量，煎汤洗患处，每日 2 ~ 3 次。

15. 痔疮：冬瓜适量，煎汤，趁热熏洗患处，每日 2 ~ 3 次。

16. 荨麻疹：冬瓜皮适量，水煎代茶，同时外洗。

17. 冻疮：冬瓜皮、茄子根各 60 克，煎汤，洗患处，每日 2 ~ 3 次。

18. 痱子：冬瓜适量（去皮），捣烂如泥，涂擦患处；冬瓜适量，切碎，水煎取汁，擦洗皮肤，每日数次。

19. 雀斑、酒糟鼻：冬瓜瓤适量，捣烂取汁，外涂患处，每日 1 ~ 2 次；干冬瓜仁、桃花（阴干）等量研末，加蜜调匀，于睡前涂患处，晨起洗净，每日 1 次。

20. 声音嘶哑：冬瓜籽、胖大海各适量，水煎取汁代茶饮。

21. 小面积烫伤、烧伤：冬瓜皮适量，焙干研末，加香油调匀，涂敷患处，每日 1 ~ 2 次，或干燥即换。

本品性甘寒、滑利，故形体消瘦，正气亏虚及脾胃虚寒、久泻不止、营养不良性水肿患者不宜食用。

（三）丝瓜医疗作用大

丝瓜，因其长老后筋细如丝（丝瓜络）而得名，又名"绵瓜""蛮瓜""天萝布瓜"。

【营养及药用价值】

丝瓜性凉、味甘；归肺（经）、肝（经）、胃（经）；含有糖类、脂肪、蛋白质，丰富的维生素B、维生素C，以及钙、磷、铁等物质。既是蔬菜，又是良药。其药用价值也很高，具有止咳化痰、宽胸理气、利尿消肿、祛风通络、清热解毒等作用，主要用于咳喘、胃脘痛、泻痢、肝硬化腹水、黄疸、肾炎水肿、腰痛、月经不调、痛经、月经过多、赤白带下、乳汁不行、腮腺炎、癣疮、冻疮、脚汗、疝气、脱肛、痔疮、扁桃体炎、鼻窦炎等病症。

1.咳嗽痰多、肺脓疡：新鲜丝瓜适量，榨取汁，每服50～60毫升，每日3次；丝瓜500克，粳米100克，煮粥，每日分2次服用；丝瓜络（烧存性、研细），白糖适量，拌匀，每次温开水送服2克左右，每日3次。

2.百日咳：丝瓜适量，绞汁，和蜜少许服用，每日3次。

3.过敏性哮喘：丝瓜1000克，切断，放砂锅内煮成浓汁，每次饮服100～150毫升；新鲜丝瓜藤300克（洗净、捣汁），每次开水冲服20毫升，每日3次。

4.过敏：在丝瓜组织培养液中提取到一种具抗过敏性物质泻根醇酸，其有很强的抗过敏作用。

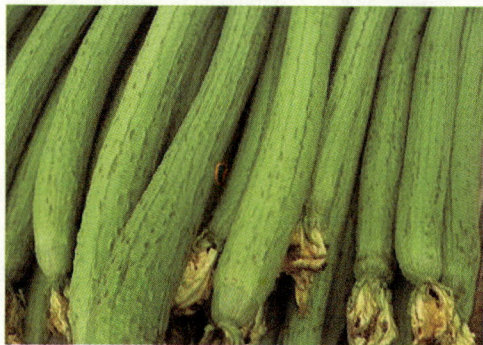

5.**脑炎：**丝瓜提取物对乙型脑炎病毒有明显预防作用。

6.**胃脘痛：**丝瓜络30克，明矾3克，水煎取汁服，每日1次，连续3天。

7.**痢疾：**丝瓜适量（根、茎、叶均可），洗净、捣汁，每次用开水冲服20毫升，每日2～3次；干丝瓜1条（连皮烧存性，研为细末），黄酒适量，开水冲泡或加水稍煎，睡前顿服，每日1次，连续1周；丝瓜2条（切细），红、白糖各适量，丝瓜用竹笋叶或湿润的厚纸包裹，放红火灰中煨热后榨汁，加入红、白糖，每日分2次冲服。

8.**肝硬化腹水：**丝瓜籽100克，研末，每次10克，冷开水送服，每日3次。

9.**黄疸：**干丝瓜300克，连籽烧存性，研末，每次用冷开水送服10克，每日3次。

10.**坏血病：**丝瓜中维生素C含量较高，可用于抗坏血病及预防各种维生素C缺乏症。

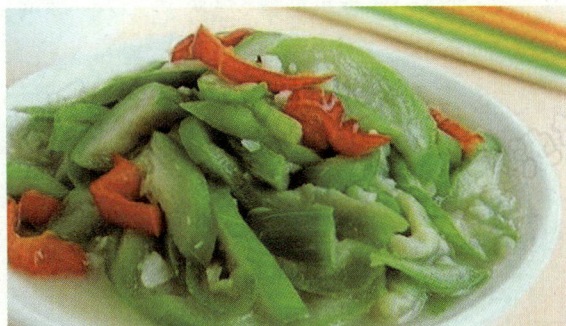

11.**肾炎水肿：**新鲜丝瓜60克，冬瓜30克，水煎取汁，加入红糖100克，调匀顿服，每日1剂。

12.**腰痛：**丝瓜仁适量（炒焦），以酒煎服，取汁内服，并将药渣炒热，敷痛处，每日2次；丝瓜络适量（切碎、焙焦黄、研末），用酒少许冲服，每日2次。

13.**记忆减退：**丝瓜中维生素B的含量高，有利于小儿大脑发育及中老年人健脑益智，保持良好的思维能力和记忆力。

14.**皮肤老化：**丝瓜中的B族维生素防止皮肤老化，维生素C增白皮肤，丝瓜藤茎的汁液保持皮肤弹性、润肤去皱，使皮肤洁白、细嫩，是不可多得的养颜美容佳品，故丝瓜汁又有"美人水"之称。

15.**月经不调：**女士多吃丝瓜对调理月经也有帮助，可用丝瓜籽适量，焙干，水煎取汁，加入红糖、温酒少许，每日早晚各服1次。

16. 月经过多： 老丝瓜 1 条，烧存性、研末，加食盐少许，每逢月经中期连服 2 ~ 3 日，每次开水冲服 9 克，日服 2 次，连续 3 个月经周期。

17. 痛经： 干丝瓜 1 个，切碎，水煎取汁，每日分 1 ~ 2 次服用。

18. 赤白带下： 经霜的小丝瓜 250 克（烤黄或焙干研末），每日睡前温开水冲服 6 克，连续 1 周。

19. 乳汁不行： 丝瓜络、王不留行各 25 克（乳房胀者加制香附 10 克），水煎取汁服，每日 1 次，连续 7 日。

20. 腮腺炎： 新鲜丝瓜 1 条，烧存性、研末，水调敷患处，每日早晚 2 次。

21. 疝气： 丝瓜 250 克（焙干），陈皮 30 克（炒焦），共研末，每次黄酒冲服 3 克，每日 2 次，连续服 1 个月。

22. 脱肛： 干丝瓜适量（烧灰），石灰、雄黄各 15 克（共研末），猪胆汁、鸡蛋清、香油各适量，共调成糊状，将肛门清洗干净后涂抹局部，每日 2 次。

23. 痔疮便血： 丝瓜炭、槐花各 30 克，共为末，每次温开水冲服 6 克，每日早晚各 1 次；丝瓜花 30 克，槐花 15 克，水煎取汁服，每日 1 次；丝瓜 250 克（切块），猪瘦肉 200 克（切片），加食盐少许，共煮汤，佐膳，每日或隔日 1 次。

24. 斑秃： 老丝瓜，切片，用力擦拭脱发部位，直到局部发红、发热为止，每日 2 ~ 3 次。

25. 头癣： 丝瓜皮适量，晒干、烧灰存性，用茶油少许调成糊状涂擦患处，每日 1 次。

26. 毛囊炎、面疮： 新鲜丝瓜适量，榨汁，涂擦患处，每日 2 次。

27. 痈疽疮毒： 新鲜丝瓜 1 条，捣烂敷患处，用纱布包扎固定，每日数次；丝瓜 250 克，香菇 100 克，水煎服食，每日 2 次。

28. 手足冻疮： 丝瓜 2 条（烧存性），猪油适量，混合调匀涂患处，每日 1 ~ 2 次。

29. 脚汗： 老丝瓜适量，烧炭、研为细末，每取 30 ~ 50 克均匀撒鞋中，每日刷换 1 次，连续赤脚穿鞋半个月左右。

30. 扁桃体炎： 新鲜丝瓜 3 条，切片、捣烂、取汁，每次取 1 杯服用，每日 1 次。

31. 鼻窦炎： 干丝瓜适量，用铁锅焙焦，研为细末。每天早晨空腹时用温开水冲服 6 克，连续 1 ~ 2 周。

32. 肢体神经痛： 新鲜丝瓜适量（捣汁），每次开水冲服 30 毫升左右，每日 3 次；同时用鲜丝瓜叶或茎捣汁，涂抹患部，每日数次。

注意事项

1. 因本品性凉，易伤脾胃，故脾胃虚寒、慢性腹泻者慎用。
2. 古代文献记载：多食本品易致阳痿、滑精，可作参考。

（四）蔬菜、主食、药用三相宜的南瓜

南瓜，又名"番瓜""伏瓜""饭瓜""窝瓜"，是既可以作蔬菜，又可以作主食（南瓜羹、南瓜粥、南瓜饼、蒸南瓜、南瓜饭等），同时也具有很高的药用价值的绿色食品。

【营养及药用价值】

南瓜性温、味甘；归脾（经）和胃（经）；含有丰富的糖类、脂肪及不饱和脂肪酸、淀粉、果胶、维生素 A（维生素 A 的含量超过绿叶蔬菜）、维生素 B、维生素 C、胡萝卜素、纤维素、多种氨基酸以及钙、铁、钴、锌等营养素。

南瓜全身都是宝，肉、瓤、籽、蒂、叶均可作药用，具有宣肺理气、补益气血、消炎止痛、解毒杀虫等作用，瓜肉擅治肺部疾病和糖尿病；瓜瓤对外伤、疮疡类病症收效显著；瓜籽杀虫、止咳、消肿、通乳，主治多种肠道寄生虫症、百日咳、产后浮肿、缺乳等症；瓜蒂则是治疗呃逆、脱肛、

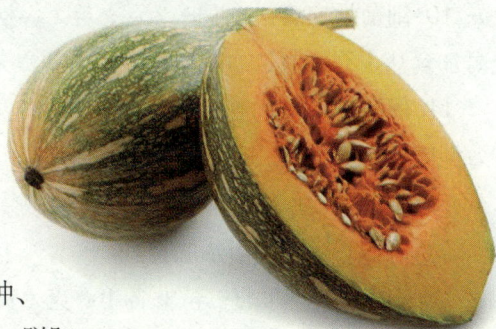

胎动不安、习惯性流产、小儿呕吐的良药；瓜叶治痢疾、创伤。概言之可用于咳嗽、哮喘、肺脓疡、胸膜炎、肋间神经痛、呃逆、肠炎、痢疾、高血压、糖尿病、身肿、前列腺肥大、肢体疼痛、多种寄生虫、血吸虫急性感染、烫伤、脱肛、湿疹癣疮、久病体虚、营养不良等。

1. 生长发育问题： 南瓜中含有丰富的锌，参与人体内核酸、蛋白质的合成，是肾上腺皮质激素的固有成分，为人体生长发育的重要物质。

2. 百日咳： 南瓜籽 30 克，炒焦研末，加红糖调服，每日 3 次。

3. 久咳： 新鲜南瓜藤 1 长段，插入瓶中，令其汁液流入，24 小时后取汁约 10 毫升，开水冲服，每日 1 次。

4. 哮喘： 南瓜适量（去皮、瓤），加饴糖捣汁，每次用开水冲服 10 ～ 15 毫升，每日 2 次；南瓜 500 克（去皮、瓤），红枣 15 ～ 20 枚（去核），加水煮烂，每日分 3 次服食；南瓜蒂适量，水煎当茶频饮。

5. 肺脓疡（恢复期）： 南瓜 500 克（去皮、瓤），牛肉 250 克，煮食，每次 30 ～ 60 克，每日 2 次，连续 1 ～ 2 月。

6. 胸膜炎、肋间神经痛： 南瓜肉适量，煮熟，摊于布上，贴敷患处，每日 2 次。

7. 胃黏膜、消化问题： 南瓜所含纤维素能强化胃肠蠕动，促进胆汁分泌，帮助食物消化；果胶可以保护胃黏膜，免受粗糙食品刺激，减少溃疡并促进溃疡愈合。

8. 呕吐： 南瓜蒂 6 ～ 12 个（儿童减半），水煎取汁服。

9. 呃逆： 南瓜蒂 4 个，切碎，水煎取汁服，连服 3 ～ 4 次。

10. 细菌性痢疾： 南瓜叶 7 ～ 8 片（去柄、切碎），水煎取汁代茶饮，或可加食盐少许饮服，连服 1 周。

11. 便秘： 南瓜的膳食纤维素含量高，有利于胃肠道蠕动、排便，能有效地防治大便干结、便秘。

12. 蛔虫病： 生南瓜籽 60 克，生吃；或炒香、去壳，研为细末，每日早、晚以蜂蜜调服，必要时可加服泻药。

13. 钩虫病： 南瓜籽、槟榔各 100 克（贫血严重者可加煅皂矾 20 克），共研细末，每日早、晚服 10 ～ 15 克。

14. 蛲虫病： 生南瓜籽 200 克，生吃或研为细末，开水冲服，每次 20 克，每日 2 次。

15. 绦虫病： 南瓜子对绦虫有使之瘫痪的作用（主要作用于中段和后段的孕卵节片，与槟榔合用能提高疗效，槟榔作用于头节和前段）。南瓜籽仁 30 克，每日早晚空腹生吃或炒熟吃、研为细末冲服均可；服药 30 分钟后另以槟榔 120 克煎汤口服，2 小时后若无虫体排出，再取大黄 9 克，芒硝 6 克，石榴根皮 10 克，水煎服。儿童药量酌减。

16. 血吸虫急性感染： 南瓜籽 60 克（炒熟，去壳），吃仁或研末用白糖水冲服，每日 2～3 次；血吸虫病晚期腹水、小便不利、浮肿者：生南瓜蒂适量（烧存性），每次服 0.5 克，每日 3 次，半个月为 1 个疗程。

17. 胆结石、泌尿系结石： 干南瓜藤（连叶）100～150 克（鲜品加倍），洗净、切碎，放置温水瓶中，开水浸泡，代茶饮，连服 1 周。饮服期间忌烟酒及油腻、辛辣之品。

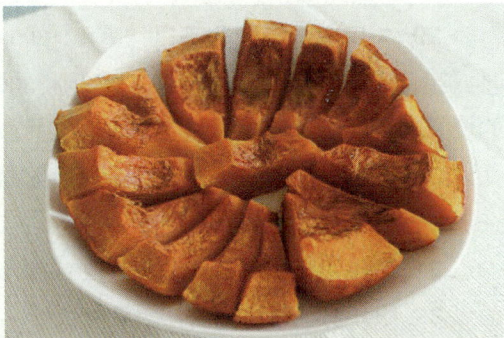

18. 糖尿病： 南瓜含有丰富的钴，是人体胰岛细胞所必需的微量元素，能活跃人体的新陈代谢，促进造血功能，并参与人体内维生素 B_{12} 的合成，对防治糖尿病、降低血糖有特殊的疗效。

19. 高血压： 南瓜适量（去皮、瓤），试着生食或蒸至半熟食，若无不适，可常食。

20. 高脂血症、肥胖： 南瓜的膳食纤维素含量高，有利于胃肠道蠕动、排便，能有效地防治高血脂和高胆固醇血症、肥胖症。

21. 精神不振： 南瓜子富含胡萝卜素、不饱和脂肪酸、过氧化物以及酶等物质，适当食用能保证大脑血流量，令人精神抖擞、容光焕发。

22. 失眠、健忘： 南瓜的维生素 A 含量超过绿叶蔬菜，还有维生素 C、锌、钾和纤维素，有清心除烦、健脑益智功效，用于治疗头晕、心烦、口渴等阴虚火旺症状。

23. 小便不利、腹水、身肿：南瓜蒂 60 克（烧存性、研末），温开水送服，每次 2 克，每日 3 次。

24. 产后浮肿：南瓜籽 100 克，水煎取汁服，每日 2 次。

25. 前列腺肥大：生南瓜籽 100 克，随意嚼食，每日 1 次，连吃 15～30 天。

26. 产后缺乳：生南瓜籽仁 30 克，用纱布包好，捣烂，每日早晚用红糖水冲服，连服 3～5 天。

27. 癌症：南瓜对癌症也有较好的防治作用，能消除致癌物质亚硝胺的突变，并能促进肝、肾功能的恢复，增强肝、肾细胞的再生能力。

28. 中毒：南瓜内含的大量果胶有很好的吸附性，能粘结和消除体内细菌毒素和其他有害物质，如重金属中的铅、汞和放射性元素，从而发挥解毒作用。

29. 久病虚弱、营养不良：南瓜 1000～1500 克（加水煮至七八成熟时滤起，去皮切块，油盐煎炒），大米 500 克（水煮至六七成熟，用竹制的烧箕滤尽米汤），将米覆盖于南瓜之上，以文火蒸至熟透，常食。

30. 烫伤：鲜南瓜瓤适量，捣烂后贴敷患处（如疼痛剧烈可加冰片少许），每日 2～3 次。

31. 脱肛：南瓜蒂 3 个，薏苡仁 120 克，水煎取汁服，每日 2 次，连续数日。

32. 眼外伤、眼球剧痛：南瓜瓤适量，捣烂敷患处，痛止则停用。

33. 刀伤：南瓜叶适量，晒干、研末，外敷伤口。

34. 疮疖痈肿、皮肤溃疡：老南瓜蒂（焙干、研细末），香油各适量，调敷患处，每日 1 次，直至痊愈。

35. 乳疮、乳腺炎、乳癌：南瓜蒂 2 个，烧存性研末，每日早晚以黄酒 30 毫升调服；南瓜瓤、蜂蜜、面粉各适量，调涂患处，每日 3～5 次。

36. 牛皮癣：鲜南瓜瓤适量，直接覆盖患处，用手轻轻揉搓 20～30 分钟，每日 2 次。

37. 阴囊湿疹：南瓜蒂 3～5 个，水煎取汁服，每日 2 次；南瓜蒂 3～5 个，莲蓬蒂 2 个，共烧存性、研末，开水冲服，每日早晚各 1 次。

38. 肢体疼痛：南瓜适量（去皮、瓤），煮熟敷贴患处，每日 2～3 次。

1. 本品味甘，过食易生痰湿，阻滞气机，故湿阻气滞者不宜食用。

2. 老南瓜瓤含糖分较多，保管不善会使南瓜变质，吃后会让人头晕、嗜睡、全身疲乏无力，甚至吐泻。

3. 文献记载：南瓜不能与海鱼同食，可能会发生中毒反应。可供参考。

4. 过食南瓜籽，容易导致胃腹胀满，南瓜也不宜与猪肝、羊肉、荞麦同吃，容易导致消化不良、胸闷腹胀。

5. 南瓜中含有维生素 C 分解酶，会分解和破坏其他蔬菜中的维生素 C，而且食物中维生素 C 含量越多，被南瓜中的分解酶破坏的程度就越严重，致使营养完全丧失。所以，吃南瓜的时候不宜同时吃富含维生素 C 丰富的蔬菜瓜果如辣椒、西红柿、柑橘、山楂、猕猴桃等。否则既减少了这些食物本身的营养价值，又降低了这些食物的药理作用。

（五）苦寒清凉的"君子菜"——苦瓜

苦瓜，因味苦而得名。相传很久以前，四川成都有个孤身老汉，他从祖籍广东带来一种小白瓜试种，结出的瓜又香又甜。

有一次老汉走进瓜园查看，发现小白瓜被啃得坑坑洼洼的，他就在地边搭了个瓜棚住在里面看守。

一天月夜，他忽然看见地边井里爬出一匹小野马，闯进瓜地乱啃白瓜。老汉抢起扁担追打，受惊的小野马慌不择路，就跑到附近温江县一条河里不见了。从此被小野马啃过的小白瓜就变成满身癞疤疙瘩，味道也变苦了。加上孤身老汉种瓜十分辛苦，从此，他就把这种瓜称之为"苦瓜"了。后因苦字不吉祥，人们就根据它清热解暑的作用称其为"凉瓜"；又因其外形高低不平，瓜面起皱纹，形如瘤状突起，还有"癞瓜""锦荔枝"之称。

苦瓜，原产于热带、亚热带和温带地区，在我国的种植和栽培只有600 多年历史，明代以前的医书没有记载苦瓜。明代的《救荒本草》和《本草纲目》始列入，疑为郑和下西洋时从南洋群岛移植过来。

苦瓜味苦，南方人多食此蔬，用作配菜佐膳，只觉可口，不觉其苦。苦瓜在民间受到的待遇两极分化严重，不少人很"好"这一口，喜欢它的苦脆清香；也有人对其敬而远之。但真正给它"好身份"的却是明代大医学家李时珍，他在《本草纲目》中把苦瓜列为"一等瓜"。

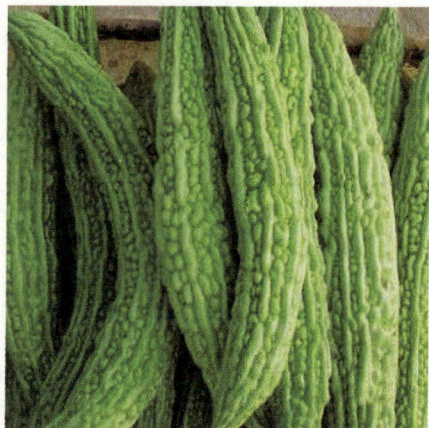

吃苦瓜以色青未完全成熟时才好吃，更取其清热消暑功效。南方人还将其切片，晒干贮存为"苦瓜干"作药用，治暑热感冒。

苦瓜外表高低不平，有一粒一粒的果瘤，这是判断苦瓜好坏的特征。颗粒愈大愈饱满，表示瓜肉愈厚；颗粒愈小，瓜肉相对较薄。选苦瓜除了要挑果瘤大、果型直立的，还要翠绿漂亮，如果苦瓜外皮已经出现黄化，就代表已经过熟，果肉柔软不够脆，就失去了苦瓜应有的口感和药理作用。

苦瓜虽然具有特殊的苦味，但却仍然受到大众的喜爱，这不单纯是因为它的口味特殊，还因为它具有一般蔬菜无法比拟的神奇作用。其味虽苦，但却从不把苦味传给它物，比如用苦瓜烧肉，肉绝不会沾及苦味。所以苦瓜才有"君子菜"的雅称。

苦瓜的吃法多种多样，荤素搭配均可。除了炒食外，也可以凉拌、焖食、煮食，还可加工成泡菜、腌菜，或脱水加工成苦瓜干。初食者大多不喜欢苦瓜的苦味，可以将切好的瓜片放入开水锅中焯一下，或放在无油的热锅中干煸片刻，或用盐腌一下，即可减去苦味而风味犹存，但却会失去部分营养素以及防治疾病的有效成分。

【营养及药用价值】

苦瓜性寒、味苦；归心（经）、肺（经）、肝（经）、脾（经）、胃（经）；含有苦瓜素、苦瓜苷、糖、脂肪、蛋白质，丰富的维生素 B 和维生素 C（其中维生素 C 的含量最高，每 100 克中竟含 84 克），多种氨基酸（谷氨酸、丙氨酸等）以及钙、磷、铁、果酸、5-羟色胺等营养物质。苦瓜的根、茎、叶、花、籽均可入药，具有清热祛暑、消炎解毒、清肝明目、益气壮阳、促进饮食、降压降糖、降脂减肥、防癌抗癌等功效，主要适用于热病烦渴、中暑、感冒、痢疾、阳痿、烫伤、痤疮、痱子、丹毒、疮疡疖肿、目赤肿痛等病症。

清代名医王孟英的《随息居饮食谱》记载说："苦瓜青则苦寒，涤热、明目、清心，可酱可腌……熟则色赤，性平、味甘，滋养肝血、润脾补肾。"是说苦瓜青者寒凉清心，熟者苦味减，寒性降低，滋养作用显著，以清为补。

1. 感冒、流感：风寒型用苦瓜1条（去瓤和籽），生姜3片，共蒸熟服用，每日2次，食后盖被发汗；风热型只取苦瓜瓤适量，加水煮食；或苦瓜干15克；连须葱白10克，生姜6克，水煎取汁服，每日2次。

2. 中暑、热病烦渴：苦瓜中含有味道极苦的金鸡纳霜，能抑制过度兴奋的体温中枢，起到退热作用。可用青苦瓜水煎或泡制成凉茶饮服；新鲜苦瓜1个（去瓤和籽、切片），水煎取汁顿服，每日1~2次；苦瓜适量，去瓤和籽，加瘦肉煮成苦瓜汤服食；苦瓜适量，去瓤和籽，加粳米、糖煮成苦瓜粥食用；苦瓜1个（上端切开、挖去瓤），绿茶适量，装入苦瓜中，把瓜挂于通风处阴干，连同茶切碎，混匀，每取10克放入杯中，以沸水冲泡饮用。

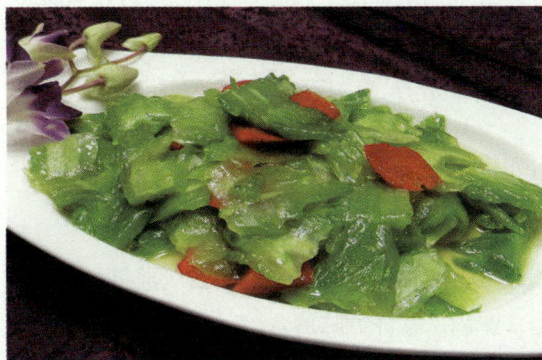

3. 胃痛、吐泻、食欲不振：苦瓜中的苦瓜苷和苦味素能增进食欲、健脾开胃，治疗胃痛、吐泻、食欲低下等。可将苦瓜焙干，研为细末，开水冲服。

4. 湿热痢疾：鲜苦瓜200克（捣烂、绞汁），开水冲服（可加白糖少许），每日2次，连续1~2周；鲜苦瓜花10~20个，捣烂取汁，和蜜适量口服；苦瓜藤适量，晒干、研为细末，每次用开水冲服3克，每日4次。

5. 肝阳上亢、高血压：苦瓜、芹菜各150克，芝麻酱、蒜泥各适量。

苦瓜去皮、取瓤、切成细丝，用开水烫一下，再用凉开水过一遍，沥掉水分；然后加入芹菜、佐料拌匀服食。

6. 肝火上炎、目赤肿痛： 鲜苦瓜捣汁饮或苦瓜干煎汤服；苦瓜干 15 克，菊花 10 克，水煎取汁服；苦瓜焙干、研末，另取灯心草煎汤送服；鲜苦瓜 500 克，洗净、切片，加水煮 10 分钟左右至瓜熟，吃瓜喝汤。

7. 高血糖： 新鲜苦瓜汁含有苦瓜苷和类似胰岛素的多肽类物质，对于 2 型糖尿病有良好的防治作用，能降低血糖，被誉为"天然的胰岛素"，是糖尿病患者的理想食品，但是吃的时候尽量不要焯烫去苦，以保持其治病成分。

8. 肥胖： 苦瓜素是"脂肪的杀手"，不但能从细胞里摄取多余脂肪，还能使多糖减少 40% ~ 60%，起到高效减肥的效果。可用苦瓜 2 ~ 3 根（洗净、去籽），每天生吃，坚持 20 天以上；苦瓜 1 ~ 2 根，苹果 2 ~ 3 个，洗净、切碎、捣汁后混合服用，每日早晚 1 次。中央电视台《生活与健康》栏目曾有报道：有一位姓孙的大妈，在摄像机镜头前一口气吃了 5 根苦瓜，她原来的体重 174 斤，高血压、高血脂、糖尿病、动脉硬化曾经使她十分痛苦，生吃了 1 年苦瓜后，体重减到 96 斤，三高病症也全好了，可供参考，此法须在医生指导下使用。

9. 肝胆湿热、耳窍胀痛： 生苦瓜 3 条（洗净、捣烂如泥），白糖 60 克。拌匀，2 小时后将水汁挤出，一次性凉服。

10. 脾肾虚弱： 青苦瓜适量，切碎、捣烂、取汁，加白糖制成糖汁饮服；苦瓜焖鸡翅，加盐、糖、酱油、黄酒、姜汁调味服食。

11. 膀胱湿热、小便短赤： 生苦瓜 3 条（洗净、捣烂如泥），白糖 60 克。拌匀，2 小时后将水汁挤出，一次性凉服。

12. 阳痿： 苦瓜籽 300 克（炒熟研末），每次黄酒送服 10 克，每日 3 次，连续 2 ~ 3 个月。

13. 肤色暗沉： 苦瓜能润肤美白，特别是在暑热和燥热的夏秋季节，敷上冰冻过的苦瓜片，能立即舒缓肌肤的疲劳。

14. 青春痘、面部红疹： 苦瓜 1 条，水煮，待温热时敷洗面部，每次 15 ~ 20 分钟，早晚各 1 次；若病情严重，可加入豇豆（长豆角）100 克或者樟树叶 50 克共煮。

15. **痱子：** 苦瓜适量，煮水擦洗皮肤，可清热止痒、消除痱子。

16. **疖肿、恶疮、丹毒：** 苦瓜1条（连瓤）或苦瓜的茎、叶适量，捣烂敷患部，每日1～2次。

17. **湿疹、皮炎、毒蛇咬伤：** 苦瓜的茎、叶适量，捣烂敷患部。

18. **烫伤：** 苦瓜（捣烂）适量，涂敷患处，每日2次。苦瓜的茎、叶适量，捣烂外敷局部。

19. **骨质疏松：** 经常吃苦瓜炒鸡蛋，能促进铁质吸收，保护骨骼、牙齿。

20. **乳腺癌、胰腺癌：** 苦瓜汁和苦瓜中所含的蛋白质类成分以及大量维生素C，具有刺激和增强动物体内免疫细胞吞噬和杀灭癌细胞的能力。喝苦瓜汁能干扰癌细胞代谢葡萄糖，让癌细胞没有食物可吃，使癌细胞失去能量，从而逐渐衰亡。从苦瓜籽中提炼出的胰蛋白酶抑制剂，可以抑制癌细胞所分泌出来的蛋白酶，阻止恶性肿瘤生长、侵袭和转移，对白血病和淋巴肉瘤有效。

21. **免疫低下：** 苦瓜蛋白有清热消炎解毒、抗氧化、清除自由基、提高免疫力、对抗艾滋病的作用，通过增强病体的免疫力、抗病能力可延长患者的存活率。

注意事项

1. 因本品苦寒，易伤脾胃，故中焦脾胃虚寒者不宜食用。

2. 有苦味的苦瓜籽含有较多的"苦瓜苷"，食后会引起头晕、腹泻等中毒症状，不宜吃。

3. 苦瓜含有奎宁成分，孕妇不宜吃，避免刺激子宫，诱发流产。

4. 苦瓜不宜一次吃得过多。

（六）平平淡淡的菜瓜

菜瓜，又名"越瓜""苏瓜""白瓜""生瓜""稍瓜"，瓜肉清甜，是夏季极佳的消暑菜果，最适宜凉拌食用，也可炒食、腌制，风味独特，极为爽口。

【营养及药用价值】

菜瓜，性寒、味甘，归胃（经）、小肠（经），含糖、蛋白质、柠檬酸、维生素A、B族维生素、维生素C、粗纤维以及钙、磷、铁等物质。具有生津止渴、清热利尿、解毒的作用，主要用于热病烦渴、中暑、小便不利、醉酒、疮疡、烫伤等病症。

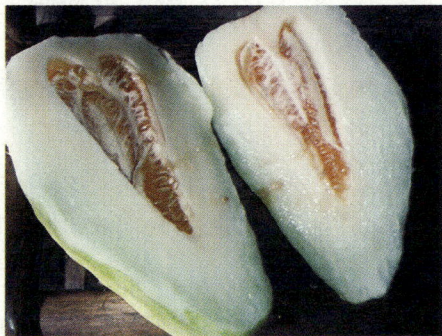

1. **热病口渴**：生菜瓜适量，生食或煎汤饮，每日2次。

2. **中暑**：生菜瓜适量，洗净，捣烂、绞汁，大量饮服，直至清醒。

3. **小便短少**：生菜瓜适量，生食或煎汤饮，每日2次。

4. **疮疡**：菜瓜适量，焙干、研细末，以茶水调敷患处，每日3次。

5. **烫伤**：老菜瓜适量，洗净、切丝，装入瓮中密封，任其自烂。取汁频敷患处，可消炎止痛。

6. **醉酒**：生菜瓜适量，洗净，捣烂、绞汁，大量饮服，直至清醒。

注意事项

1. 菜瓜性寒凉，脾胃虚寒、腹泻便溏者忌食生冷菜瓜。

2. 女性月经来潮期间以及有寒性痛经者忌食生菜瓜。

3. 生吃菜瓜过多，易引发诸疮，令人虚弱，故大病、久病及传染病后不宜食。

（七）霜打老茄子，医疗作用大

茄子，又称"落苏"，分紫茄、白茄、青茄、花茄四种，其中白茄、紫茄药用价值较大，且茄根、茄花、茄蒂皆为良药。许多中药方剂及民间验方中，时常使用"秋后老茄子""霜打老茄子"。

【营养及药用价值】

茄子性寒凉，味甘苦；归脾（经）、胃（经）、大肠（经）；含糖、脂肪、蛋白质三大营养素，及膳食纤维素、维生素 B、维生素 A、维生素 C、维生素 P、龙葵碱、葫芦素、水苏碱、胆碱、紫苏苷、茄色苷等多种生物碱，还有钾、钠、钙、镁、磷、铁、锌、锰、铜等多种成分。具有清热解毒、活血化瘀、消肿止痛、收敛止血、利尿解毒等功效，主要用于慢性支气管炎、黄疸型肝炎、小便不利、水肿、风湿性关节炎、跌打肿痛、疝气、痔疮出血、皮肤溃疡、无名疮毒、乳腺炎、口腔溃疡、冻疮、毒蜂螫伤、蜈蚣咬伤等病症。

1. 慢性咳喘： 白茄子 30 ~ 60 克，煮后取汁，加蜂蜜适量，每日分 2 次服用；茄子干 90 克，水煎取汁，每日分 2 ~ 3 次服用。

2. 黄疸型肝炎： 紫茄子适量（洗净、切碎），放米中煮食，每日 2 次，坚持连续一段时间。

3. 高胆固醇： 茄子的脂肪含量不高，纤维中还含有一种抑角苷，具有降低胆固醇的功效。高血压、高血脂、动脉硬化、冠心病、单纯性肥胖者常食茄子大有裨益。

4. 水肿、小便不利： 茄子适量，干燥后研粉，开水送服，每次 6 克，每日 3 次。

5. 风湿关节痛： 茄子适量，干燥后研粉，每次 6 克开水送服，每日 3 次；白茄根 25 克，筋骨草、木防己根各 15 克，水煎取汁服，每日 1 ~ 2 剂。

6. 跌打肿痛： 茄子 1 个（切片、焙干、研末），每次温酒调服 2 ~ 3 克，每日 3 次。

7. 口腔溃疡： 经霜茄子适量（洗净、切片、焙干、研末），以蜂蜜调匀，涂擦溃疡表面，每日 2 次；鲜茄蒂、何首乌各 50 克，水煎取汁服，每日 2 次。

8. 乳腺炎、乳头皲裂： 茄子适量（焙干、研细末），以水调匀敷患处，每日 2 次；茄子适量（秋天自然开裂者为佳，阴干、烧存性、研末），用

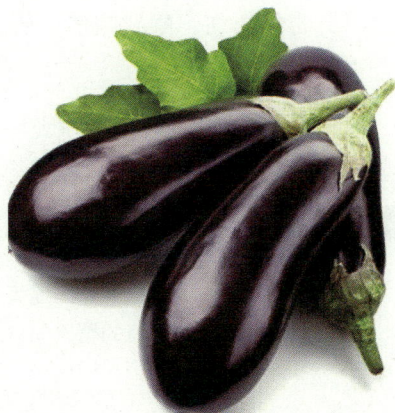

香油调涂患处，每日 1 次。

9. 疝气： 青茄蒂 15 ～ 30 克（干品减半），水煎取汁，饭前温服，每日 2 剂。

10. 痔疮出血： 经霜紫茄 1 个（连蒂烧焦、研细末），每天早晚温服 6 克，连续 5 ～ 8 日。

11. 冻疮： 茄子根水煎，趁热熏洗患处 15 ～ 20 分钟，每天早晚各 1 次。

12. 皮肤溃疡： 茄子适量（焙干、研末），冰片适量，混匀，撒于创面，纱布包扎，每日换药 1 次。

13. 无名疮毒： 茄子适量（捣烂如泥或焙干研末），外敷患处（也可加醋调匀外敷），每日换药 1 次。

14. 脚癣： 紫茄子皮，外敷局部，每日 1 ～ 2 次。初用时局部症状可能有所加重，1 周后反应消失，脚癣亦随之减轻或痊愈。

15. 毒蜂螫伤、蜈蚣咬伤： 茄子 1 个（切片），擦涂伤处；或加白糖适量共捣烂外敷。

16. 其他： 诸多关于茄子药理作用的实验研究证据表明：茄子和茄根中含的龙葵碱、葫芦素具有防癌抗癌能力，对胃癌、子宫颈癌等有一定疗效。

注意事项

1. 茄子性寒，故素体阳虚者慎用，多食易致腹痛、腹泻。
2. 本品勿与寒凉的蟹肉同食，以防伤及脾胃，损伤阳气。

（八）葫芦里究竟有什么药

葫芦又名"壶芦""瓠瓜""蒲瓜"，是唐代药王孙思邈和传说中的八仙之一铁拐李朝夕佩带，形影不离，既能盛酒，又能装药的宝物。成熟而未老的果实可食用，熟透的果实放陈后以及瓜籽可供药用。

【营养及药用价值】

葫芦性平、偏凉，味甘淡、微苦；归肺（经）、脾（经）、肾（经）；

含糖、脂肪、蛋白质、维生素 B、维生素 C、苦味素（葫芦素 C）、胡萝卜素等。具有明显的生津止渴、润肺止咳、清心除烦、利水消肿、清热解毒、消肿散结、防癌抗癌、养颜护肤等作用（葫芦籽消炎止痛），主要用于肺热咳嗽、肺炎、心烦口渴、高血压、黄疸、小便短少、水肿、尿路结石、乳腺癌等病症。

1. 肺热咳嗽、肺炎：葫芦 30 克，水煎取汁服，每日 2 次。

2. 高血压：新鲜葫芦适量，捣烂、绞汁，每次以蜂蜜调服 20 ~ 30 毫升，每日 2 次。

3. 热毒：常吃葫芦能清心泻火除烦，消除血液中的热毒，适宜于容易上火的人士食用。

4. 神志不宁：葫芦中的碳水化合物能够补充大脑消耗的葡萄糖，缓解脑部因葡萄糖供给不足而出现的头晕、疲惫、注意力涣散、思维紊乱甚至出现幻觉、沮丧、记忆力下降、失眠、盗汗等症状。

5. 黄疸型肝炎：新鲜葫芦适量，捣烂、绞汁，每次以蜂蜜调服 30 ~ 50 毫升，每日 2 次。

6. 肾炎水肿：新鲜葫芦、鲜冬瓜、粳米各 100 克，火腿 50 克，生姜 5 克，精盐 1 克，煮粥食用，以肿消为度；陈葫芦粉 100 克，粳米、冰糖各 50 克，煮粥，每日分 2 次服用。

7. 小便不利、腹水（包括肝硬化腹水、心脏病性浮肿、晚期血吸虫病腹水等）：葫芦能清除体内多余的水分和毒素，促进血液和水分新陈代谢，有利尿、消水肿作用。可用葫芦壳 50 ~ 60 克，冬瓜皮、西瓜皮各 30 克，水煎取汁服，每日 1 ~ 2 次。此方利尿作用显著，久服无副作用。

8. 尿路感染和结石：葫芦含有丰富的维生素 C 和胡萝卜素，有利于控制炎症，帮助泌尿系统因为结石导致的上皮细胞损伤的修复。可用新鲜葫芦 40 克，水煎取汁服，每日 2 次；新鲜葫芦适量，捣烂、绞汁，加蜂蜜适

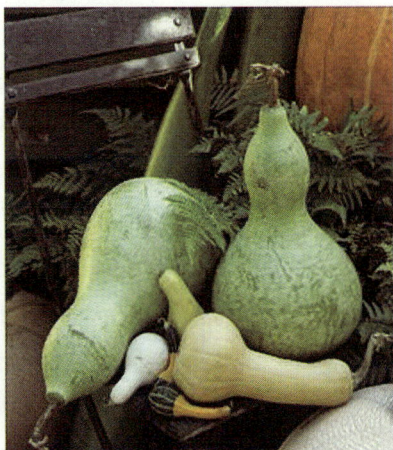

量，开水混匀，每次服 30 ～ 50 毫升，每日 2 次。

9. 皮肤粗糙： 葫芦含有大量的苦味素和胡萝卜素，都是难得的排毒养颜成分，有助于维持皮肤细胞组织正常机能和皮肤黏膜层的完整性，刺激皮肤新陈代谢，防止皮肤粗糙、毛发枯干，保持皮肤润泽细嫩。

10. 癌症： 葫芦中的苦味，缘于苦味素，而苦味素的主要成分是葫芦素 C，是一种难得的防癌抗癌成分，可刺激机体产生干扰素，提高机体的免疫能力，发挥抗病毒及防癌抗瘤作用，降低癌肿的发生率。临床观察对乳腺癌效果较好，可以取用葫芦蒂 120 克，食盐、黄酒各适量，将葫芦蒂置于盐水中炒干后研末，每次黄酒送服 10 克，每日 1 次。

11. 夜盲、干眼病： 丰富的胡萝卜素构成视觉细胞内的感光物质，能防止夜盲、干眼病和暗适应能力下降。

12. 鼻塞、眼目昏痛： 葫芦籽（捣碎）30 克，白酒 150 毫升，混匀后浸泡 7 日，去渣，用其浸液点鼻，每日 2 ～ 4 次。

13. 牙龈炎： 葫芦籽 250 克，怀牛膝 125 克，共研末混匀，每次开水冲服 12 克，每日 2 ～ 3 次；葫芦籽、怀牛膝各适量，水煎含漱，每日 3 ～ 4 次。

注意事项

1. 本品甘淡偏凉，易生寒湿，脾胃虚寒者不宜多食。
2. 葫芦籽有毒性，只能入药，不能当瓜子吃。
3. 葫芦中的干扰素不耐高温，故葫芦不宜煮得太熟。

（九）第一个敢吃西红柿的勇士

西红柿又名"番茄""狼桃""六月茄""洋柿子""番李子"，是一种深受世界人民喜爱的瓜果蔬菜。

据考证，西红柿最早生长在南美洲的秘鲁，叫作"狼桃"，由于它的色泽艳丽诱人，人们都怕它有毒，只欣赏其美而不敢吃它。16 世纪时，英国公爵俄罗达格里从南美洲带回一株西红柿苗，献给他的情人英国女皇伊丽莎白。从此，西红柿便落土欧洲，但仍然没有人敢吃它。当时，英国医

蔬菜治病
水果疗疾
蔬菜篇

生警告人们说，食用西红柿会带来生命危险。若不是美国军人罗伯特上校的一次破天荒的行动，恐怕人们至今还不知道西红柿是什么滋味。

1830年，罗伯特从欧洲带回几棵西红柿苗，栽种在他的家乡新泽西州萨伦镇的土地上。但是，西红柿成熟之后，人们都把它看作有毒果实。有一天，罗伯特向全镇人宣布：他将当众吃下10个西红柿，看看究竟是不是有毒。镇上的居民都被罗伯特的"狂言"吓坏了，一个医生预言：这个古怪的上校一定是活得不耐烦了，肯定会因为他的愚蠢而命丧黄泉。

罗伯特吃西红柿的日子到了，全镇几千居民都涌到法院门口，看他如何用西红柿"自杀"。正午12点，罗伯特上校出现在众人面前，只见他身穿黑色礼服，面带微笑，缓缓走上台阶，从小筐里拿出一个红透了的西红柿，高高举起，向众人展示。待几千双眼睛验证没有假后，他便在众目睽睽之下咬了那个西红柿一口，一边嚼一边大声称赞西红柿的味道。当罗伯特咬下第二口时，有几位妇女当场就晕过去了。不一会儿，10个西红柿全部被罗伯特吃完，他仍安然无恙地站在台阶上，并向大家招手致意。人们报以热烈的掌声，欢呼他成为世界上第一个敢吃"螃蟹"的勇士，乐队也为他奏起了凯旋曲。罗伯特的行动证明了西红柿没有毒，于是，西红柿名声大振，在世界各地广为传播。

【营养及药用价值】

西红柿性微寒，味甘、酸；归心（经）、肺（经）、肝（经）、脾（经）、胃（经）；营养十分丰富而且全面，除了糖、脂肪、蛋白质三大营养素外，维生素A、维生素B、维生素C、维生素P都有（其中C的含量最高，居蔬菜、瓜果之首），还有番茄素、苹果酸、胡萝卜素以及钙、磷、铁、钾等元素。一个人每天吃2个番茄，便可满足人体一天对维生素和矿物质的需要。具有清热生津、健脾消食、平肝降压、凉血止血、防癌抗癌、养颜润肤、延缓衰老之功效，主要用于热病、中暑、高血压、动脉硬化、贫血、消化不良、肝炎、肠癌、皮肤病、夜盲症、鼻出血、齿龈出血、口腔溃疡、咽喉疼痛等病症。

圣女果，也即小西红柿，在国外称为"小金果""爱情之果"。不仅色泽艳丽、形态优美、小巧可爱，而且味道适口、营养丰富，除了含有番茄的所有营养成分之外，其维生素含量比普通番茄更高。被联合国粮农组织列为优先推广的"四大水果"之一。其性味、归经、营养及药用价值均同大西红柿，只不过生吃圣女果口感较好，维生素更为丰富一些，而榨汁及熟食多选用大番茄，烧熟后的番茄红素、胡萝卜素要高一些。

1. 热病、烦渴、口干舌燥、高烧、中暑：番茄 100 ～ 200 克，用开水烫后去皮，生食或榨汁饮服；西红柿 10 个（洗净、榨汁），每次 20 ～ 30 毫升冷服，每日 2 ～ 3 次；西红柿汁、西瓜汁各半杯，混匀饮用，每小时 1 次，直至烧退。

2. 高血压、高血脂、动脉硬化、冠心病：西红柿 1 ～ 2 个，每日晨起空腹吃（可蘸白糖），若食后胃痛或胃酸过多者改用煮汤吃；西红柿 20 个，黑醋或陈醋 200 毫升，白糖 50 克，盐适量，共泡 3 ～ 5 日后每次吃 1 ～ 2 个，每日 2 ～ 3 次。

3. 眩晕（高血压或高脂血症所致）：西红柿汁 100 毫升，天麻 10 克，加水共煎煮，每日分 2 次服用。

4. 心血管疾病：常吃蕃茄酱，有个好心脏。炒熟的番茄和熬制的番茄酱中，番茄红素的含量高，抗氧化能力很强，保护机体细胞免遭破坏，心脏病的发生率可以减少一半。

5. 贫血：西红柿、苹果各 1 个（均捣碎），黑芝麻 15 克，混匀，一次性服下，每日 1 次。

6. 消化不良：西红柿汁 500 毫升，山楂 60 克，加水共煮取汁，每日分 2 ～ 3 次服用，连续 7 ～ 10 日。

7. 肝炎：西红柿 450 克，牛肉 100 克，油、盐各少许，先炒后煮，每日分 2 ～ 3 次服用；西红柿丁 1 匙，芹菜末、胡萝卜末、猪油各半匙，粳米适量，先将粳米煮粥，再将其他配料加入沸粳米粥内烫熟，最后加入食盐、味精少许，拌匀食用，连续服用1个月。

8. 慢性胃炎、单纯性肥胖： 番茄250克（洗净、切块），鸡蛋1个（去蛋黄取蛋清），小葱1根（切碎），打汤食用，常服。

9. 皮肤粗糙、暗沉： 每天100～200克番茄去皮后生吃；或者取成熟西红柿适量（捣烂），加蜂蜜（或白糖）少许，搅拌成糊状，涂擦面部，并轻轻按摩脸部穴位1～3分钟，早晚各1次。以上方法可单用或联合使用，能增加皮肤弹性，改善粗糙皮肤，淡化色斑，日久可使皮肤细腻光滑、白皙红润、青春长驻、延缓衰老。

10. 衰老： 每日生吃成熟番茄100～200克或将番茄榨汁加少量蜂蜜长期饮用可延缓衰老。

11. 癌症： 西红柿中的番茄红素的抗癌能力很强，纤维素能促进肠道中毒物的排泄，还有维生素A和胡萝卜素，也都有防癌效果。常吃西红柿（每天至少1次，生吃、熟吃、番茄酱均可），可使胰腺癌、乳腺癌、直肠癌、膀胱癌、前列腺癌、子宫癌、卵巢癌等的发生率降低45%左右。

但是，番茄素同蛋白质结合在一块，周围有纤维素包裹，很难分解出来，所以必须加热到一定温度才能分解出来发挥抗癌作用，也就是说，生吃西红柿没有抗癌作用，必须熟吃才能产生抗癌功效，西红柿炒鸡蛋最好了，还有番茄（蛋）汤。

12. 皮肤病（真菌、感染性）： 西红柿适量，熟透、去皮和籽，捣敷患处，每日2～3次。

13. 腋臭： 西红柿汁适量，加醋稀释，腋窝清洗干净后均匀涂抹在腋窝，每周2次。

14. 夜盲症： 新鲜成熟番茄500克（洗净、去皮、切片），猪肝1具（洗净、切片），加油、盐、葱、姜等佐料煮汤，分3日服完，连续3个月左右。

15. 眼底出血： 西红柿1～2个，每日晨起空腹食用，若食后胃痛或胃酸过多者停用。

16. 鼻出血、齿龈出血： 丰富的维生素C能减少血管脆性，降低血管通透性，有助于防治鼻出血和牙龈出血。可用番茄1～2个，开水烫后去皮，一次性服食，每日 2 ～ 3 次，连续 1 ～ 2 周。

17. 口腔溃疡：番茄适量，榨汁漱口，每次数分钟，每日数次。

18. 咽喉疼痛：番茄汁半杯，温开水混匀漱喉，可减轻疼痛。

19. 醉酒：西红柿汁富含果糖，能帮助和促进酒精分解吸收，有一定解酒功效，可以一次性多量生吃番茄或饮番茄汁。

【小食谱】

番茄炒肉片：番茄（切块）、猪瘦肉（洗净、切片）各200g，生姜、葱各适量。炒锅放油适量，烧至七成热，下肉片、姜、葱煸炒，待肉片发白时再下番茄、盐，略炒后加汤少许，焖煮片刻，加味精少许起锅。具有调和脾胃、健胃消食、补中益气的作用，适用于脾胃不和、食欲不佳、病后体弱患者（也可以做成番茄炒鸡蛋，功用相同）。

番茄炖排骨：鲜熟番茄250g（洗净、切块），猪（牛）排骨500g，加油、盐、生姜文火炖熟，喝汤吃肉。有健脾消食、养肝补血功效，适用于食欲不振、消化不良、慢性肝炎、贫血、高血压和体质差、身体弱的人群食用。

注意事项

1. 西红柿性寒凉，凡阳虚体质、体内寒湿太盛、感受风寒、脾胃虚寒、胃酸过多者不宜食用。如若偶尔食之，也应少吃，熟食为佳。

2. 西红柿含有较多的果胶、单宁酸，进食后会与胃酸发生化学反应生成难以溶解的凝胶块，易形成胃结石，可将胃的下口幽门堵塞，使胃里的压力升高，导致胃胀痛不安。

3. 未成熟的番茄含有番茄碱，一次吃多了，会头昏、恶心呕吐、严重者会流涎、昏迷。

4. 西红柿不宜与红薯（地瓜）同吃，容易导致呕吐、腹痛、腹泻，形成胃结石。

5. 吃西红柿不能同时喝白酒，容易使胸闷、气短。

6. 西红柿不宜与黄瓜、南瓜、胡萝卜等含有维生素 C 分解酶的食物同吃，分解酶可使西红柿中维生素 C 大量破坏。

（十）维 C 大王 ——**辣椒**

辣椒有辣和不辣两种，辣的又名"辣茄""番椒""秦椒""海椒"，有尖椒、团椒等品种，是夏季主要蔬菜。晒干或制成辣椒粉、辣椒油、辣椒酱等，是人们常年佐餐佳品。不辣的叫"青椒"或"甜椒"，肉肥味甜，很受怕辣人士的青睐。辣椒叶味道甘甜鲜嫩，口感很好，既可单独做菜，也可与肉食同炒，还可煮汤。药用以红辣而尖小者为佳。

【营养及药用价值】

辣椒性热、味辛；归心（经）、肺（经）、脾（经）、胃（经）、大小肠诸经；含有大量维生素 C、辣椒素、辣椒碱、糖、蛋白质、脂肪油、氨基酸、胡萝卜素以及钙、磷、铁、硒等物质。具有温中散寒、开胃杀菌、消肿止痛等作用，主要用于风寒感冒、胃脘冷痛、腹泻、下痢、风湿性关节炎、类风湿性关节炎、腮腺炎、冻疮、脱发、斑秃、头癣、腋臭、蚊虫叮咬、蜂蜇、蛇咬伤等病症。

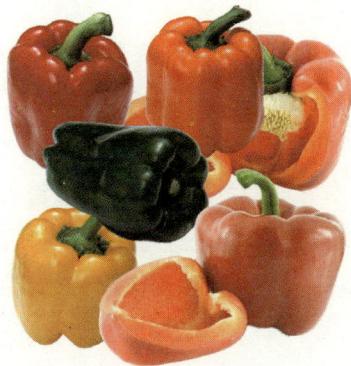

现代食疗药理研究发现：辣椒叶中的蛋白质、氨基酸以及维生素、胡萝卜素、钙质等营养素齐全，甚至比辣椒果实还要高，其中的防癌元素硒也高于辣椒果实。适量吃一些辣椒叶也能温寒暖胃、促进胃液分泌、增进食欲，适用于胃寒疼痛、消化不良、胃肠胀气等。另外辣椒叶还能养肝明目、减肥美容。

1. **风寒感冒**：红辣椒 10 克，生姜 8 克，葱白 30 克，水煎取汁，分 3 次温服，以汗出寒散为度。

2. **胃脘冷痛、腹泻、下痢**：辣椒籽，视年龄大小而用，每岁 1 粒，20 粒为限，开水送服，每日 3 次；辣椒 1 个，生姜 3 片，红糖适量，煎汤温服，每日 1 次；青椒 30 克（焙干研细末），豆豉 60 克（研末），混匀，蜜或醋调为丸，用热豆腐皮包裹佐餐服食，每日分 3 次服完，连续 2 周左右。

3. 胃肠道感染：辣椒素能刺激胃液分泌，防止肠胃中有害细菌的滋生。

4. 新陈代谢低下：红辣椒能够促进新陈代谢，有利于降脂减肥。

5. 风湿性关节炎、腰背冷痛：红尖椒10个，白萝卜1个，共捣泥敷患处，每日1次；尖辣椒10～15克，切碎，浸泡于500毫升白酒中成辣椒酒，10天后用其擦拭痛处，至皮肤发红、发热为止，每日2次。

6. 类风湿性关节炎：干辣椒末30克，生姜120克(捣泥)，大葱150克(捣泥)，烧酒250毫升，混合调匀后敷于疼痛部位，直至皮肤发红有烧灼感为止，每天可1～2次。

7. 阳痿：辣椒10个，麻雀10只，食盐少许。将辣椒剖开、切细，麻雀宰杀、清洗干净，炖食，每日1次。野生麻雀为国家保护动物，可选养殖类作食材。

8. 腮腺炎：老辣椒适量，在铁锅中焙干、研末，用香油调敷患处，每日2次，连续1周左右。局部皮肤有感染者不宜。

9. 脱发、斑秃、头癣：辣椒60克（切碎），白酒500毫升。辣椒放入白酒中浸泡10日，取浸液擦拭患处，每日数次。

10. 冻疮：冻疮初期，可用鲜辣椒皮内面敷贴或擦拭；辣椒酒频频擦拭患处，每日2～3次；干辣椒1小把，水煎取浓汁，擦洗患处，每天早晚各1次；干辣椒粉30克，鲜麦苗1把，水煎取汁，擦洗患处，每日2次。

11. 腋臭：红辣椒粉末3克，碘酒20毫升。将辣椒粉浸入碘酒中，3日后取其浸液涂擦腋窝，每日2～3次。

12. 顽固性口腔溃疡：青椒、大米各适量，煮粥服食，每日1次。

13. 牙痛：普通牙痛可取朝天椒若干，食醋浓煎取汁，含漱；龋齿牙痛可取辣椒粉少许，干净棉球包裹，塞入牙洞中。

14. 虫误入耳：辣椒2个，切碎，浸泡醋中，取汁滴耳。

15. 蚊虫叮咬、蜂蜇、蛇咬伤：嚼食鲜辣椒，并外敷，此种情况下嚼食生辣椒，口中反不觉得辣；生辣椒60克，辣椒叶30克，共捣敷患处，每日1次，并严密观察，若无效则改用他法。

16. 疮疡痈疖：辣椒粉、食油各2勺，调和后涂擦患处，每日2～3次。

17. 心血管疾病和癌症：甜辣椒除了食用之外，也有一定的医疗作用，它富含维生素C，能够预防心血管疾病和癌症，抗氧化，延缓衰老。

　　1. 辣椒比较容易受到土壤中的重金属污染，鉴于越来越严重的空气污染、废水污染和农药化肥的超标使用，故辣椒一定要反复用蔬菜清洁剂清洗干净。

　　2. 辣椒虽受人们喜爱，但因其辛热、刺激性大，食后容易使人上火，导致目糊、齿肿、咽痛、大便干结或痔疮出血等，故凡内热火盛、气管炎、肺结核、胃炎、胃溃疡、肝硬化晚期、高血压、痔疮以及疮疡疔肿者，均忌口服。

　　3. 辣椒不宜与黄瓜、南瓜、胡萝卜等含有维生素 C 分解酶的食物同吃，分解酶可使辣椒中维生素 C 大量破坏。

（十一）"植物伟哥"——秋葵

　　秋葵是一种新品种蔬菜，原产于非洲，20 世纪才由印度引入我国。又称"毛茄""羊角豆""羊角菜""洋辣椒""补肾菜""补肾草"。它的食用部分主要是果荚和其中的种子，可单独凉拌，也可与其他果蔬或豆制品配菜做色拉，热炒（素炒或与鸡鱼蛋肉等荤菜配伍）、油炸、做汤、炖食，并且也是涮火锅的高档菜。肉质细嫩、脆嫩多汁，滑润不腻，清香可口，风味独特，在人类保健食疗强身领域地位显赫，已经成为一种风靡全球的高档营养保健蔬菜，许多国家已将其列为运动员食用之首选蔬菜，日本和韩国称之为"绿色人参"，菲律宾甚至把补肾菜誉为"国菜"。

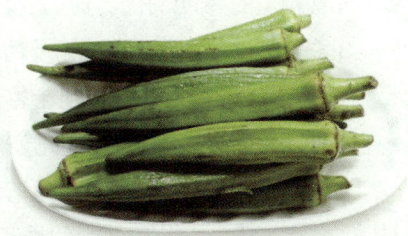

　　其实秋葵的幼苗、叶、芽、花和种子也都可以食用，其成熟的种子可提取特殊的食药两用油，是一种高档植物油，它的香味和营养成分远远超过花生油和芝麻油，并可作为咖啡的代用品。

【营养及药用价值】

秋葵性凉、味苦；归胃（经）、肝（经）、肾（经）、膀胱（经）；

含有丰富的果胶、蛋白质、维生素A、B族维生素、维生素C、维生素E、维生素P、β-胡萝卜素、可溶性纤维素、钙、铁、锌、硒等元素以及由果胶和多糖等组成的黏性物质，低糖、低脂肪。种子也含有较多的钾、钙、铁、磷、镁、锌、锰等物质。具有健运脾胃、调理肠道、益肾壮阳、清热解毒、防癌抗癌、美容减肥等医疗作用，主要适宜于消化不良、胃炎、胃溃疡、便秘、痔疮、贫血、糖尿病、遗精、阳痿、早泄、视网膜炎等病症。

1. 肠胃不调：经常食用秋葵能健胃理肠，所含的果胶、多糖和黏蛋白等形成的黏性物质，有保护胃壁黏膜的作用，并能促进胃液分泌和胃肠蠕动，提高食欲，帮助消化，防止便秘等，可用于治疗食欲不振、消化不良、胃炎、胃溃疡、便秘、痔疮等病症。

2. 食欲不振：嫩秋葵5000克，酱油3000毫升，食盐300克。将秋葵剪去果柄、洗净、略晾去水分，用干净的小瓦坛，放一层秋葵撒一层盐，剩余的盐全部撒于秋葵面上，撒些清水。每天翻倒1次，4天后将秋葵取出，用小刀尖扎一些孔，压去水分，再放入酱坛中浸泡，每天翻动1次，约10天即可食用。有帮助消化、促进食欲的作用。

3. 贫血：秋葵中含有铁、钙及糖类等多种营养成分，有预防贫血的功效。

4. 缺钙：秋葵的钙含量很丰富，而草酸含量低，所以钙的吸收利用率较高，对素食者和发育中的小朋友来讲，是很好的钙质来源。

5. 心血管疾病：秋葵中的可溶性纤维能促进体内有机物质的排泄，通过大便排毒，减少脂肪在体内的堆积，降低胆固醇含量，有利于降压、降脂、软化血管，预防心血管疾病发生。

6. 糖尿病：秋葵中的黏蛋白有抑制糖吸收的作用，可以辅助治疗糖尿病。

7. 肥胖：秋葵为低脂、低糖、低热量食物，是减肥者理想的佐餐食品。

8. 皮肤暗沉：秋葵中丰富的果胶、维生素C以及可溶性纤维素，对皮肤有一定保护效应，能使皮肤美白、细嫩。可以代替一些化学的护肤用品。

9. 疲劳：对运动员和体力劳动者而言，秋葵可消除疲劳、振奋精神、迅速恢复体力。增强体质和耐力。

10. 性功能低下：秋葵里面的黏液能够活化男性的中枢神经和性器官，能强肾补虚，增强性功能，对男女生殖系统机能低下有辅助治疗作用。为此，美国人还给秋葵起了一个"植物伟哥"的雅号。

11. 癌症：秋葵含有丰富的微量元素硒，能增强人体防癌、抗癌能力。

12. 疮疡痈肿：秋葵的根、花和种子捣烂外敷，对恶疮、痈疖有一定治疗效果。

13. 眼疾：秋葵含有比较丰富的维生素 A 和胡萝卜素等，有益于视网膜健康，维护视力。

【小食谱】

秋葵炒肉丝：秋葵嫩果 250 克（洗净、切片），猪肉 50 克（洗净、切丝），精盐、酱油、料酒、白糖、湿淀粉各适量。猪肉丝加调料拌匀，腌制片刻；烧热炒锅，放油和腌好的肉末、姜末，炒至肉丝散开、转色，盛起待用；锅再加热，放入秋葵，加少许水、盐，炒至秋葵转色，放入肉丝炒匀即可。具有健脾养胃、滋阴润燥的功效，适用于肺虚咳嗽、食欲不振、消化不良、胃炎、胃溃疡、病后体虚、乏力等患者食用。

秋葵炒虾仁：秋葵（切碎、浸去多余的黏液）、虾仁（上浆）、蘑菇（切片）、蒜片、麻油、料酒、食盐、胡椒粉、湿淀粉各适量。起油锅，将虾仁滑油后捞出；再起油锅，下蒜片爆香，放入蘑菇片翻炒片刻，然后加入秋葵、虾仁拌炒，下料酒、食盐和胡椒粉调味，湿淀粉勾芡，滴上麻油增香即可。本菜肴清淡可口，夏天吃开胃又有营养，适合贫血、消化不良、胃炎、胃溃疡、便秘、口臭、前列腺炎、内分泌失调、性功能低下、非便溏的老人、护肤与减肥人士以及未老先衰、容易疲劳的亚健康人群食用。

注意事项

1. 秋葵属于寒凉蔬菜，凡脾胃肠道虚寒、经常腹泻的人不宜食用。
2. 食用秋葵在凉拌和炒食之前必须在沸水中烫 3～5 分钟以去涩。
3. 忌用铜、铁器皿烹饪或盛装，否则秋葵很快地改变颜色，对人体虽无伤害，却影响菜的美观，味道也会大打折扣。
4. 秋葵的果实完全成熟后就会木质化，不可食。

（十二）健脾止泻白扁豆

扁豆又名"藤豆""峨眉豆"，有红、白两种，食用以红色为好，药用以白者为佳。

【营养及药用价值】

扁豆性平、味甘；归脾（经）、胃（经）；含有蛋白质、不饱和脂肪、糖、淀粉、氨基酸以及钙、磷、铁等矿物质。具有健脾和中、化湿消暑等作用，主要用于中暑发热、暑湿腹痛吐泻、脾胃虚寒、小儿疳积、水肿、糖尿病、带下、食物或砒霜中毒、蛇虫咬伤等病症。

豆类蔬菜含有较多的优质蛋白和不饱和脂肪酸（好的脂肪），性平是豆类蔬菜的共性，有健脾化湿的功效，对脾胃虚弱的人尤其适合。

1. 消化不良、食欲不振：扁豆花 15～30 克，水煎，加红糖服食，每日 1～2 次；扁豆、怀山药各 30 克，大米 25 克，同煮粥食，每日 1～2 次。

2. 暑湿腹痛、吐泻：生扁豆 30 个，捣烂、绞汁，温开水送服，每日 1～2 剂；若出现手足抽搐，则用白扁豆适量（焙干、研粉），以食醋调成糊状内服，每次 15 克，每日 2 次。

3. 急性肠炎泄泻：白扁豆 30～60 克，水煎凉服；白扁豆适量（研细末），温开水送服，每日 3 次；扁豆衣（扁豆的外荚）适量，水煎凉服；白扁豆、大米各 50 克，鲜荷叶 1 小张，冰糖 30 克。扁豆、大米先煮，待扁豆绵软后加入荷叶、冰糖，再煮 20 分钟即食。

4. 脾胃虚寒泄泻：白扁豆 30～60 克，加水大火煮沸后改小火煮 30 分钟，吃豆喝汤（对急性胃肠炎、暑湿吐泻也有良效）；白扁豆 750 克（姜汁浸、去皮、微炒），人参、白术、山药、茯苓、甘草各

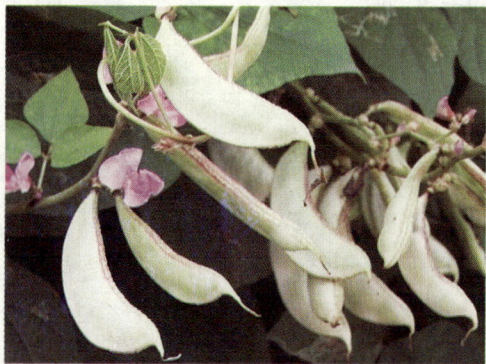

1000 克，莲子肉（去皮）、薏苡仁各 500 克，共研细末，每次开水送服 6 克，每日 2 次。

5. 痢疾：扁豆（红白均可）50 克，白糖（或红糖）20 克，煮熟服用；炒白扁豆 60 克（鲜品加倍），粳米 100 克，煮粥吃，早晚各 1 次；扁豆 15 克，香薷 12 克，厚朴 10 克，黄连 9 克，水煎取汁服，每日 1 剂。

6. 维生素 B_1 缺乏综合征（厌食、腹胀、消化不良、便秘、下肢软弱无力、脚气等）：扁豆、小麦各 50 克，水煎取汁，加红糖饮服。

7. 水肿：扁豆适量（炒黄、研细末），以灯心草少许煎汤调服，每次 9 克，每日 2 次。

8. 糖尿病：扁豆、黑木耳各等份，晒干，共研细末，每次开水送服 9 克，每日 2 次；白扁豆 300 克（浸去皮、焙干、研细末），天花粉汁适量，水泛为丸，每次 10 克，每日 2～3 次。

9. 妊娠误服药致胎动欲坠：生白扁豆适量，煮浓汁服用，或炒焦、研为细末，每次用米汤调服 30 克，每日 1～2 次，连续 1 周。

10. 赤白带下：白扁豆适量，炒焦存性、研细末，每次用米汤送服 6 克，每日 1～2 次；白扁豆、山药各 30 克，炒白术 15 克，水煎服，每日 1 剂。

11. 醉酒：扁豆 30 克，水煎，一次性服下。

12. 食物或砒霜中毒：生扁豆 30 荚，捣烂绞汁，温开水送服，每日 1～2 剂。

13. 毒虫咬伤：白扁豆 10 克（焙干、研末），以食醋调成糊状，外敷患处，每日 2 次。

> **注意事项**
>
> 　　1. 食用扁豆应煮至烂熟，否则容易出现头晕、头痛、腹痛、上吐下泻等中毒反应。
> 　　2. 药用生扁豆时，量也不宜大。因为扁豆内含有一种毒蛋白凝集素，有的扁豆在外壳种皮上还含有溶血素，经高热煮透后方能被破坏，才能避免中毒的发生。
> 　　3. 扁豆食用过多，会刺激甲状腺过多分泌，导致甲状腺肿大。

（十三）中性味甘、不寒不燥的豇豆

豇豆又称"浆豆""豆角""角豆""长豆""饭豆""蔓豆""腰豆""羊角""裙带豆""黑脐豆"等，是人们经常吃的豆类蔬菜，中性味甘，不寒不燥，作为日常食用很有益处。在南方，多用于烹饪、炒食（清炒或烧肉）、煮粥，也作为各种汤类食物（酸辣汤）的佐料；北方除炒食外，多用来制作年糕、包子的馅料，或者晒干制成干菜。

【营养及药用价值】

豇豆性平、味甘咸；归脾（经）、胃（经）、肾（经）；鲜嫩豇豆含有易于被人体消化吸收的优质蛋白质、不饱和脂肪酸、碳水化合物、多种维生素、抗坏血酸、微量元素、种子还含大量淀粉、脂肪油、维生素 B_1、维生素 B_2、维生素 B_3 等营养物质，能补充机体所需的大部分营养素。具有健运脾胃、帮助消化、增进食欲、滋阴补肾、清热解毒、散血消肿、升清降浊等功效，主要用于治疗脾胃虚弱、食积腹胀、嗳气呕逆、泄泻、糖尿病、小便频数、遗精、白浊、带下、毒虫咬伤等病症。

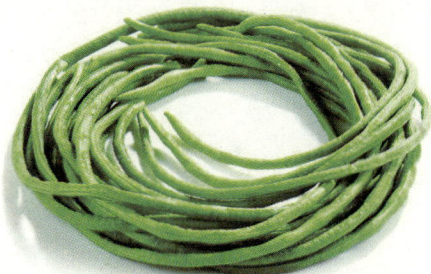

1. 食积腹胀、嗳气：生豇豆适量，细嚼咽下；或捣烂，冷开水送服。

2. 脾胃虚弱、食欲不振、大便不爽、体倦乏力：豇豆籽 50 克，糯米稻草根 30 克，猪瘦肉 250 克。小火煨至肉烂，加适量调料食用，常吃。

3. 肾气虚小便不利：嫩豇豆 200 克，空心菜 250 克，水煎服食。

4. 白浊、带下：豇豆、空心菜各适量，乌骨鸡 1 只，炖食，常吃。

5. 蛇咬伤：豇豆、山慈菇、樱桃叶、黄豆叶各适量，捣烂外敷。

注意事项

1. 气滞便结者应少食豇豆。
2. 豇豆不宜烹调时间过长，以免造成营养损失。
3. 一次不要吃太多，以免肚子胀气。

（十四）忌盐患者的食疗佳品 ——四季豆

四季豆，也称"刀豆""玉豆""扁豆""菜豆""架豆""芸（扁）豆""（梅）豆角""白饭豆""清明豆""龙牙豆"等。外形为月条形，略膨胀，成熟前为绿色或浅黄色，成熟后一般为粉白、黄白、黄褐色，豆荚比较肥厚，每荚含种子 4 ~ 10 粒。四季豆是人们餐桌上的常见蔬菜之一，无论单独清炒、烫熟凉拌，还是与肉类同炖，都很符合人们的口味。夏天多吃能消暑清口、增进食欲。

【营养及药用价值】

四季豆，性微温、味甘淡；归脾（经）、胃（经）；富含蛋白质、淀粉、糖、维生素 B 族（水溶性维生素叶酸、维生素 B_6 等）及维生素 C、胡萝卜素、多种氨基酸、纤维素和钾、钙、磷、镁、铁等物质。健脾而不滞腻，化湿而不燥烈，为脾虚湿盛常用之品，有调和脏腑、颐养精神、健运脾胃、消暑化湿、利水消肿和防癌抗癌的功效，主要用于治疗咳喘、呃逆、急性胃肠炎、吐泻转筋、头痛、贫血、水肿、腰痛、跌打伤痛、疝气、鼻窦炎以及癌症的辅助治疗。

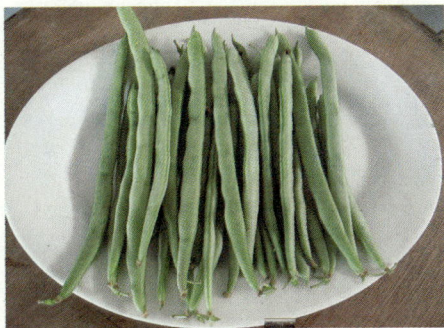

1. 咳喘：四季豆子适量，炒干、研粉，每次用红糖生姜汤送服 6 克，每日 3 次；四季豆子 15 克，水煎后加冰糖或蜂蜜饮服，每日 3 次（小儿百日咳或老年咳喘）。

2. 呃逆：四季豆 60 克，炒干、研末，每次开水送服 6 克；四季豆子 15 克，水煎服，每日 1 剂，连服 3 日；带壳老四季豆 30 克，生姜 3 片，水煎取汁服；鲜四季豆壳 60 克，水煎取汁，加适量红糖温服（胃寒呃逆）；四季豆壳适量，烧灰，用温开水冲服 10 克（虚寒呃逆）。

3. 小儿脾弱、食欲不振、消化不良：四季豆 20 克（浸泡 24 小时），大米 200 克，一起煮粥服食，连服 1 ~ 2 周（适合 8 个月以上的幼儿）。

4. 消暑化湿、健脾开胃、利水消肿：可用食疗方酱辣四季豆：四季豆适量（摘去两头并撕去两边的老筋，洗净、切段），植物油、豆瓣酱、白糖、味精、辣油各适量。大火将锅烧热，倒入植物油，待油七成热时放入四季豆，煸炒至变深绿色，加入豆瓣酱和适量的水翻炒，盖上锅盖，烧至四季豆熟烂，再加白糖、味精，翻炒，最后淋上辣油即可。

5. 急性胃肠炎、痢疾、吐泻转筋：鲜四季豆荚适量，洗净，放饭上蒸熟，白糖蘸食，每日 2 ~ 3 次。

6. 头痛：四季豆适量，烧存性、研细末，每次用温黄酒送服 3 克；四季豆根 30 克，黄酒或红茶 3 克，水煎取汁服，每日 3 次。

7. 贫血：四季豆中的水溶性维生素"叶酸"能制造红细胞和白细胞，防治贫血。

8. 水肿：四季豆是高钾、高镁、低钠盐食品，若用糖、醋加以烹制，是忌盐患者的食疗佳品，尤其适合高血压、高血脂、动脉硬化、心脏病、低血钾症和肾炎水肿患者食用。

9. 老年腰痛：刀豆壳 7 个，烧炭存性、研末，拌糯米饭吃，每日 1 剂，分 2 次服。

10. 肾虚或妊娠腰痛：带壳四季豆及子 30 克，猪腰子 1 个，煮食，每日或隔日 1 次；四季豆壳 60 克，鸡蛋 1 个，同煮，饮汤食蛋，每日 1 ~ 2 次。

11. 跌打伤痛：四季豆适量，烧存性、研细末，每次用温黄酒送服 3 克，1 日 3 次。

12. 疝气：四季豆 60 克，炒干、研末，每次开水送服 6 克，每日 2 次；四季刀豆子 15 克，水煎服，每日 1 剂，连续 3 日；四季豆根 240 克，糯米 120 克，黑豆、白果（取心）、黑芝麻各 50 克，装入 1 个猪膀胱内炖熟吃，2 天内吃完。

13. 颈部淋巴结核初起：鲜四季豆荚 20 克，鸡蛋 1 个，黄酒适量，水煎服，每日 2 ~ 3 次。

14. 鼻窦炎：带壳老四季豆适量，焙干、研末，每次用黄酒调服 6 克；老四季豆藤适量，焙干、研末，每次用黄酒调服 10 克，连服 3 ~ 5 次。

15. 鹅口疮：四季豆壳适量，烧灰搽患处，每日数次。

16. 癌症：近些年来，科学家们又在四季豆嫩荚中发现了"刀豆赤霉"Ⅰ和Ⅱ等成分，有抗癌和救治肝性昏迷的作用；种子也有激活肿瘤病人的淋巴细胞、产生免疫抗体的作用。

【小食谱】

防癌抗癌食疗方四季豆焖排骨：四季豆适量（摘去两头及老筋、洗净）、排骨肉（洗净、吸干水分）、胡萝卜（洗净、切成块状）、葱白（洗净、切段）、姜（切片）、大蒜瓣（去皮、洗净、捣成蒜茸）、酱油、食盐、白糖各适量。热锅下油，爆蒜茸、姜片、排骨；下调味料（酱油、盐、糖），煮开后改文火焖至排骨熟盛起；下油爆四季豆，加水适量煮至八成熟将排骨回锅，加入胡萝卜、葱白少许。可用来配合对肿瘤的辅助治疗。

注意事项

1. 烹调前应将豆两边的筋摘除，否则既影响口感，又不易消化。

2. 不买、不吃老四季豆，摘四季豆时要将两头和豆荚摘掉，因为这些部位含毒素较多。

3. 没有烧熟的豆角含有皂素和胰蛋白酶抑制物、血液凝集霉素，能强烈刺激消化道黏膜，引起胃肠道局部充血、肿胀及出血性炎症；且能破坏红细胞，促使红细胞发生凝集和溶血，过量食用则出现溶血性黄疸。四季豆中毒的主要表现为胃烧灼感、恶心、呕吐、腹痛、腹泻等胃肠炎症状，同时伴有头痛、头晕、出冷汗等神经系统症状，有时还有四肢麻木、心慌和背痛等。中毒的潜伏期一般为30分钟至数小时不等。轻度中毒者只需静卧休息、少量多次地饮服糖开水或浓茶水即可；若呕吐不止，造成脱水，或有溶血表现，应及时送医院治疗；民间用甘草、绿豆各适量煎汤大剂量饮服，有一定的解毒作用。经及时治疗，大多数病人在2～4个小时内即可恢复健康。

预防四季豆中毒的方法非常简单，皂素和胰蛋白酶抑制物、血液凝集霉素在100℃时就能被破坏，所以，只要把四季豆煮熟焖透就可以了。烹煮时间宜长不宜短，并用铲子不断地翻动四季豆，使它受热均匀；也可以用沸水先将豆煮熟后捞出，再加上调味佐料继续焖煮，使四季豆外观失去原有的生绿色，吃起来没有豆腥味，便可解除毒性。

五、豆制品类

（一）风靡世界的"植物肉"——**豆腐**

有一个赞美豆腐的谜语： "白如玉，嫩似脑，日常生活不可少，营养丰富易消化，养生长寿是个宝。"

豆腐是我们中国的特产，也是华夏祖先智慧的结晶，在我国已经有数千年的食用历史了。它是将黄豆用清水泡胀变软后磨成豆浆，然后加石膏（硫酸钙）和盐卤（氯化镁）"点卤"，使豆浆中分散的蛋白质团粒凝聚而成，蛋白质含量高，营养十分丰富，素有"植物肉""固体牛奶""中国奶酪"之称（国父孙中山先生曾经说过：豆腐是穷人的肉食）。作为家常菜，可生、可熟、可炒、可煮、可煎、可炸、可烩、可焖、可蒸、可卤，做汤成乳白色，犹如"鲜奶"，人称"奶汤"；豆腐块漂在汤面上，又称"漂汤"。可配其他荤素菜烹调出诸多美味佳肴，而且极易被胃肠吸收。是理想的营养和食疗佳品，堪称中国特有的"国菜"。

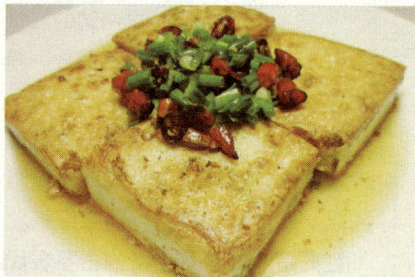

时不论古今，地不分南北，人不分男女，年不分老幼。湖北钟祥石牌镇、安徽寿县以及淮南八公山、山东泰安、四川乐山、云南的大理……都是我国历史最悠久的豆腐之乡，闻名遐迩。

随着中国的改革开放，豆腐作为中国的特产业已被海外侨民传到五洲四海，而且风靡世界。欧美的许多国家都有几十甚至上百家从事豆腐制作加工或餐饮业的公司，大部分家庭的餐桌上都少不了豆腐这道美味可口的佳肴。德国食品药物管理局还将豆腐列为"具有减少冠心病风险等功效的健康食物"；德国《明星》周刊创办了"中国豆腐专栏"，称"豆腐是世界上最美味可口的佳肴"，出版的《怎样吃豆腐》《豆腐健身宝典》等书十分畅销；《法兰克福汇报》甚至预言："未来十年，最有市场潜力的并非是德国汽车，而是中国豆腐。"美国、加拿大都由不喜欢豆腐到对豆腐情有独钟，加拿大的"豆制食品业协会"还掀起了"多吃豆腐有益健康"的宣传高潮，使豆腐一下子成了"明星食品"。在日本市场，大豆的消费量平均每年在 100 万吨以上，而且 60% 是用于豆腐产业的。

【营养及药用价值】

大豆素有"豆中之王""长寿之珠"的美誉，是一种营养成分相当全面的食物。

豆腐，性寒凉，味甘、咸；入肺（经）、脾（经）、胃（经）、肾（经）；富含蛋白质（含量高达 40%，为粮食类之冠，是牛肉的 2 倍，鸡蛋的 3 倍，猪肉的 5 倍，牛奶的 12 倍）、脂肪、维生素 A、维生素 B、维生素 D、维生素 E 和诸多矿物质（尤以钙、磷、镁、铁的含量为多）。具有解表补虚、止咳平喘、清热利湿、凉血止血、降压降糖、降脂减肥、养颜美容、通利乳汁、防癌抗癌、解酒、强身健体、益寿延年等多种作用，主要用于感冒、自汗、咳喘、肺结核、胃溃疡出血、痢疾、便秘、黄疸型肝炎、高血压病、高脂血症、糖尿病、单纯性肥胖、水肿、月经不调、带下、乳汁不足、小儿夏季热、烫伤烧伤、口腔溃疡、醉酒等一系列病症。

1. **感冒初期**：豆腐加白糖，蒸熟后睡前服；豆腐 50 克，淡豆豉 10 ~ 15 克，葱白 5 根，共煮热透趁热食用，并盖被发汗。

2. **气虚自汗**：豆腐 200 克，党参 10 克，炖熟共食，每日 2 次。

3. **肺热燥咳**：豆腐 500 克，中间挖一大窝，纳入红糖、白糖各 100 克，放入碗内隔水煮 30 分钟，1 次吃完，连服 4 次。

4. **咳喘**：豆腐、白萝卜各 250 克，煮熟后化入饴糖服食，每日 2 次（适用于热性咳喘）；豆腐 120 克，麻黄 30 克，杏仁 15 克，将麻黄、杏仁用布包好，与豆腐共煮，每日分 2 ~ 3 次服用豆腐（适用于寒性咳喘）。

5. **肺结核**：豆腐 200 克，鲜泽泻 60 克，水煎取汁，加入冰糖内服，每日分 2 次服用，连服 1 ~ 3 个月。

6. 胃黏膜损伤、胃溃疡和胃癌：胃溃疡出血可用豆腐 500 克，红糖 120 克，加水同煮，顿服，连续 3 日以上。

7. 痢疾（偏阴虚者）：豆腐 250 克（切块），放入适量醋中煎煮 10 ~ 15 分钟，1 日分 2 次服完，连续 3 ~ 5 天。

8. 便秘：豆腐 250 克，香蕉肉 5 个，共煮食，每日分 2 次服用，连续 1 ~ 2 周。

9. 黄疸型肝炎：豆腐能保护肝脏、增强其解毒能力。可用豆腐 200 克，泥鳅 4 条，炖烂，每日分 2 次服用，坚持服用半月以上。

10. 高血压、高血脂、动脉硬化、糖尿病、单纯性肥胖病：现代研究发现，豆腐中含有一种皂角苷的物质，能防止引起动脉硬化的氧化脂质产生。加上豆腐中的糖、饱和脂肪以及胆固醇的含量都很低，很适合高血压、高血脂、动脉硬化、高血糖、单纯性肥胖病患者食用。可用豆腐、大米各 100 克，魔芋 50 克，加清水适量煮粥，并加适量调味品，每日 1 次，常吃。

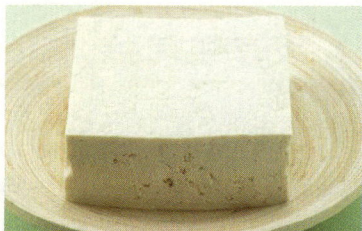

11. 脑衰老：促进人脑思维、增强记忆、提高智力、预防脑细胞衰老和老年痴呆。

12. 水肿：豆腐 250 克，羊肉 100 克，虾 50 克，生姜 20 克，加水炖熟服用，隔日 1 次。

13. 月经不调（月经量少、经期延长、周期推迟）：豆腐 60 克，羊肉（切片、煮熟）30 克，生姜 15 克，食盐少许，共煮食用，每日 1 次。

14. 带下：豆腐 60 克，白果 10 克（先煮），煮熟食用，每日 1 次。

15. 乳汁不足：豆腐 150 克，米酒、红糖各适量，共煮食，每日 1 次；豆腐 500 克，王不留行 30 克（炒），水煎，每日分 2 次服用；豆腐 120 克，鲤鱼或猪蹄 500 克（先煮熟），丝瓜 250 克，食盐、生姜少许，煮食。每日分 2 次服用，连续 1 ~ 2 周。

16. 小儿夏季热：豆腐 500 克，黄瓜 250 克，共煮，每日分 2 次服用，连续 5 ~ 7 天。

17. 蛲虫： 油炒豆腐，清早空腹吃。

18. 皮肤粗糙： 蛋白质是生命体最基本、最主要的物质结构，人的皮肤、肌肉、毛发、指甲等都少不了蛋白质。体内缺乏蛋白质，不但严重影响生长发育，妨碍体型健美，还会令皮肤粗糙、皱纹增加、头发早白或脱落，使面容衰老。反之，如果经常吃高蛋白的豆腐，就能使皮肤、毛发、肌肉获得充分的滋养，使皮肤润泽滑腻、细嫩而富于弹性，肌肉丰满而结实，头发乌黑光亮而浓密，从而使人貌美靓丽、青春常驻。我国民间流传的"豆腐西施"的故事，不仅仅只是说一个女孩靠卖豆腐维持全家生计的故事，而且还是对豆腐美容作用的赞颂！传说这位姑娘因家境贫寒，不但面容憔悴，而且皮肤黑而粗糙。后来她家开了豆腐作坊，也就只能天天吃豆腐了。久而久之，女孩子的皮肤开始变得白皙、光泽、细腻、面色粉嫩、白里透红，街坊邻居都说她美如西施，人们也都愿意每天买她家的豆腐，生意异常红火。"豆腐西施"的美名从此也就传扬四方了。

19. 粉刺痤疮（脾胃炽热）： 豆腐 150 克，大米 100 克，加食盐等少量调味品共煮，于饭后 1 小时左右服用，每日 1 剂。

20. 皮肤白斑： 豆腐 250 克，硫黄 2 克（研成极细末），煮热拌匀，每日临睡前顿服 1 次。连续 2 周左右。

21. 烫伤、烧伤： 豆腐 200 克，白糖 100 克，捣烂，敷于患处，每日 1～2 次。

22. 口腔溃疡： 豆腐、冬瓜各 100 克，枇杷叶 10 克，水煎吃菜喝汤，每日 1～2 次。

23. 醉酒： 豆腐 250 克，煮热、切片，敷贴于胸腹（如两乳头连线中点的膻中穴，脐上 4 寸中脘穴）、四肢（如掌面腕横纹中点上 2 寸的内关穴，外膝眼下 3 寸的足三里穴）部位，冷后即换。

24. 癌症： 美国夏威夷癌症研究中心的一项研究成果表明：大豆对男性前列腺有很好的保护作用，很少患前列腺癌；女性常吃豆腐可防子宫癌。

25. 体弱： 湖北省钟祥市石牌镇素有"豆腐王国"的美誉，那里的人们从古到今喜食豆腐，饭桌上一日三餐都少不了豆腐，故而长寿老人甚多（据 2008 年的资料统计，钟祥市 90 岁以上的老人就有 1800 人之多，百岁以上的 88 人），其长寿老人比例，居全国之首。豆腐对造血系统、皮肤和毛发、骨骼以及牙齿的健康生长有益。

【小食谱】

现在，市场上出现了很多不同的豆腐品种，主要有南豆腐、北豆腐、内酯豆腐、花样豆腐四大类。不同的豆腐，其原料、加工方法和营养、食疗价值有所不同。

南豆腐（嫩豆腐、软豆腐）： 一般以石膏点制，特点是含水量大、质地细嫩、富有弹性、味甘而鲜。烹调宜拌、炒、烩、汆、烧及做羹等。

北豆腐（老豆腐）： 一般以盐卤点制，特点是含水量较低、硬度较大、韧性较强、口感很粗（甜中有苦），但蛋白质、钙、镁的含量都很高，烹调宜煎、炸、做馅等。能有效降低血压和血管紧张度，预防心血管疾病的发生，还有健壮骨骼和牙齿的作用。

内酯豆腐： 抛弃了老一代的石膏和卤水，改用葡萄糖酸内酯作为凝固剂，添加海藻糖和植物胶之类物质保水。虽然质地细腻，口感水嫩，但却缺少了传统豆腐的味道和营养（豆腐的钙和镁主要来自石膏和卤水，葡萄糖酸内酯凝固剂既不含钙也不含镁，营养价值因而下降）。

市场上还有许多"花样豆腐"：比如奶豆腐、杏仁豆腐、日本豆腐、鸡蛋豆腐等。虽然名字叫作"豆腐"，模样也都是白嫩水润，吃起来口感爽滑，但却同豆腐没有一点关系。因为这些"豆腐"的原料压根就没有大豆，都是"假豆腐"。以日本豆腐为例，其实就是用鸡蛋制成胶体溶液后凝制而成的鸡蛋豆腐。

注意事项

1. 豆腐性寒，且含有一定量的石膏，故脾胃虚寒胃痛、腹胀、腹泻以及肾虚遗精、滑精者尽量少吃，如果食用则尽量用油煎黄。

2. 豆腐内含嘌呤较多，故嘌呤代谢失常、血尿酸增高的痛风患者也不宜吃。

3. 文献记载：豆腐不宜与蜂蜜同食，可能会导致耳聋。可供参考。

4. 美味不可多得！豆腐含蛋白质很多，一次食用豆腐过多，不仅会导致蛋白质消化不良，出现腹胀、腹泻等不适症状，而且还会阻碍人体对铁的吸收。

那么，豆腐究竟怎么吃才能吃得更科学、更富有营养呢？

（1）豆腐虽然营养丰富，但却缺乏膳食纤维，单独吃可能带来便秘的麻烦。而青菜和木耳中含有丰富的膳食纤维，豆腐与青菜、木耳搭配食用，正好能弥补豆腐的这一不足。

（2）豆腐与菠菜、苋菜、葱等绿叶蔬菜同烧煮，也是人们经常食用的家常菜肴。由于菠菜、苋菜、茭白、苦瓜等有明显涩味的蔬菜中草酸的含量偏高，在与豆腐烧煮之前应该先用开水焯一下，以免影响豆腐中钙的吸收或形成结石。

（3）烧豆腐的同时加一点肉末或鸡蛋，能使豆腐中的蛋白质更好地被人体消化吸收利用。

（4）豆腐还是含铅食品皮蛋的"解药"，南方人经常喜欢用皮蛋煮粥吃，殊不知，人如果摄入过多的含铅食品就会使智力下降，损害神经系统，引起听力异常，学习能力下降等，尤其是少年儿童，排铅能力要远远低于成年人，因此危害更大。"豆腐拌皮蛋碎丁"就是一道吃法很科学、能使豆腐中的蛋白质更好地被人体消化吸收利用的家常菜。豆制品中的钙离子可以抗铅，纤维素也可以抑制皮蛋中铅在胃肠道的吸收，帮助排解人体摄入的铅，有助于降低人体血液中金属铅的浓度。

（5）大豆含有皂角苷，虽然能预防动脉硬化，但是却能加速体内碘的排泄，引起碘缺乏病。所以，烧豆腐不妨适当加一些海带或紫菜，可以起到预防碘流失和补碘的双重作用，两全其美。

（二）冰肌玉质的"如意"菜 ——豆芽

豆芽，又名"芽菜""巧芽""掐菜""银芽""银针""银苗""大豆芽""芽苗菜""如意菜"等，有黄豆芽、绿豆芽两种。将黄豆或绿豆用温水浸泡 5 ~ 8 小时后放在网状竹容器里，上面再用湿布捂盖起来，每隔 3 小时左右浇一次水，任其自然发出来嫩芽。因其外形颇似古时的吉祥物如意，故有"如意菜"之美称。

相传清皇乾隆首次下江南察访民情，曾在一户农家吃到一种黄澄澄、金灿灿的菜肴。乾隆觉得此菜脆嫩爽口，味道鲜美，就问农妇菜为何名？农妇不知是皇帝，就开玩笑地说："此菜形似'如意'，乃'如意菜'也。"

乾隆皇帝回京城后，又想起了"如意菜"，御厨不知"如意菜"是何种蔬菜，就到处寻问。后来巧遇江南一位小厮，才知"如意菜"就是黄豆芽。

20世纪80年代，某地农贸市场新开了一家豆芽店，老板为了招揽顾客，开张的当天在店门两侧贴了一副奇怪的对联：上联是"长长长长长长长"，下联也是"长长长长长长长"，横批还是"长长长长"，说是谁要是能正确读出这副对联，就能免费获赠10斤豆芽。但是整整一个上午，也没有人能正确读出来。下午有一位老先生路过此地，看了几分钟后，当着老板和众多顾客的面大声朗读了一遍，读完还向大家做了一番详细的解释，让众人连连叫好！

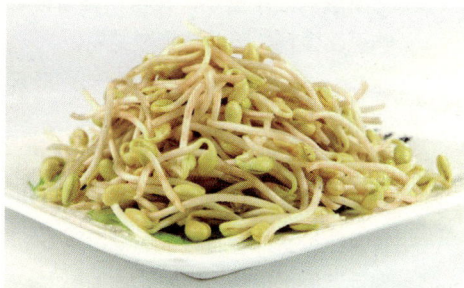

原来这副对联是利用了"长"字的多音特点，读zhǎng时，是生长的意思；读cháng时，是长短的长，同时还与"常"字通用，表示经常的意思。所以，这副对联正确的读法是：

上联：长（zhǎng）长（cháng）长（zhǎng）长（cháng）长（zhǎng）长（zhǎng）长（cháng）；

下联：长（cháng）长（zhǎng）长（cháng）长（zhǎng）长（cháng）长（cháng）长（zhǎng）；

横批：长（cháng）长（zhǎng）长（zhǎng）长（cháng）。

表达了老板希望他的豆芽长得又快又好，生意兴隆。

【营养及药用价值】

豆芽性寒、味甘，入心（经）、脾（经）、胃（经）、膀胱（经），含有十分丰富的脂肪、蛋白质、维生素A、B族维生素和维生素C、胡萝卜素、氨基酸、粗纤维以及磷、铁、锌等物质，营养价值极高。豆芽不仅保留了其"母亲"黄豆的各种营养价值，而且在发芽过程中产生的多种生理活性物质，维生素C、B族维生素（维生素B_2、维生素B_{12}）、维生素E、胡萝卜素等的高含量都是黄豆自身所不能比拟的，诸多氨基酸和微量元素等营养成分也都被"发"出来了。

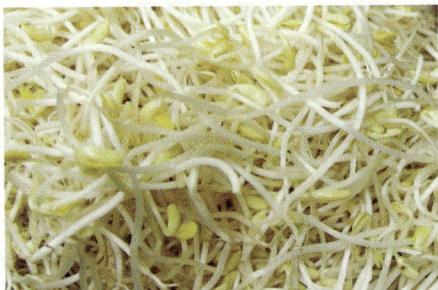

黄豆芽利肺气、除黄痰、降血压、清胃热、美肌肤,可用于矽肺、口干舌燥、妊娠高血压、寻常疣、痔疮便血等病症;绿豆芽清热毒、止烦渴、通乳汁、通二便、解酒性,可用于暑热烦渴、支气管炎、乳汁不下、胃热疼痛、便秘或大便下血、急性前列腺炎、小便赤热短少等病症。

1. 暑热烦渴、口干舌燥: 绿豆芽、冬瓜皮各适量,加醋煮汤饮用;豆芽(黄绿均可,但以绿豆芽为好)500 ~ 1000 克,陈皮 20 克,加大量水,旺火煎 4 ~ 5 小时后频频饮服。

2. 干咳无痰或少许黄痰: 豆芽(黄绿均可,但以绿豆芽为好)500 ~ 1000 克,陈皮 20 克,加适量水,旺火煎 4 ~ 5 小时后频频饮服。

3. 支气管炎: 绿豆芽 100 克,陈皮 20 克,猪心 12 克,盐少许,炖熟服饮。

4. 口苦、矽肺: 黄豆芽、猪血各 250 克,共煮食,每日 1 ~ 2 次。

5. 胃热疼痛、嘈杂不安: 绿豆芽、蒲公英各 100 克,猪肚 1 个,加水煮烂熟,连汤服食。

6. 便秘: 豆芽中含有一定量的粗纤维,可以弥补豆腐中纤维素少的缺憾,有利于清肠排便。可用绿豆芽 250 克,洗净后用沸水焯一下,加入适量醋、盐、味精等调味品,佐餐常食。

7. 妊娠高血压: 黄豆芽适量,加水煮 2 ~ 3 小时,温服数次。

8. 乳汁不下: 绿豆芽适量,鲫鱼 1 ~ 2 条,炖服。

9. 癫痫: 现代食疗药理研究,豆芽中含有一种硝基磷酸酶的物质,能有效地抗癫痫病发作。

10. 急性前列腺炎、小便赤热、短少、尿路疼痛: 豆芽(黄、绿均可,但以绿豆芽为好)500 克(洗净、切碎、榨汁),加白糖适量,代茶饮服;豆芽 500 ~ 1000 克,陈皮 20 克,加大量水,旺火煎 4 ~ 5 个小时后频频饮服。

11. 痔疮便血: 绿豆芽、豆干丝各适量,加醋佐餐常食;黄豆芽 250 克,黑木耳 30 克,海带 25 克,洗净后煮熟,根据个人口味加入调味品,吃菜喝汤。

12. 皮肤粗糙、血管硬化: 豆芽中的维生素C和维生素E,既能保护皮肤、养颜美容,又能软化血管,防治高血压、动脉硬化。

13. 口角炎、口腔溃疡: 口角炎、口腔溃疡是秋冬干燥季节的多发病,多由B族维生素缺乏引起。秋冬季节宜多吃豆芽。

14. 咽喉疼痛: 黄豆芽500～1000克,陈皮20克,加适量的水,旺火煎煮4～5小时后代茶饮用。

15. 寻常疣: 黄豆芽适量,加水煮3～4个小时,温服数次。

16. 醉酒、酒精中毒: 绿豆芽150～200克,煮汤喝;或用开水烫后加酱油、醋凉拌而食。轻者顿服,重者连服2～3次。

17. 其他: 据现代研究,自然浸泡发出来的黄豆芽和绿豆芽能分解亚硝酸胺致癌物质,具有一定的抗癌作用。

注意事项

1. 发芽长出来的蔬菜其生长环境有利于细菌生长繁殖,不宜生吃,要用旺火煸炒或在火锅中浸烫着吃。

2. 豆芽性寒,黄豆芽膳食纤维较粗,还不大容易消化,脾胃虚寒者不宜。烹调时可适当配上一点姜丝,以中和它的寒性。

3. 购买绿豆芽时应选择5～6厘米长的为好,不能太长、太粗壮。正常的绿豆芽略呈黄色,水分适中,不太粗,无异味;不正常的颜色发白,豆粒发蓝,水分较多,芽茎粗壮,无根(或短根、少根),折断有水出且有化肥的气味。目前市场上出售的以激素或尿素、碳铵、硫铵、硝铵等化学肥料催发出来特别白嫩、水灵、粗壮的无根豆芽,内含一种较强的致癌物质——亚胺,易诱发痛证,还能诱发食道癌、胃癌、肝癌等,是国家食品卫生管理部门明文禁止销售和食用的。因此,购买前应该提高警惕,闻一闻有无胺的气味。

(三)怪味幽香的食材 ——豆豉

豆豉是一种用黄豆或黑豆的成熟种子泡透蒸(煮)熟,发酵加工制成的食品,又名"香豉""大豆豉""酱豆""发酵豆""怪味豆"等,有

黑豆豉、黄豆豉、淡豆豉、咸豆豉等不同
种类。从唐代开始传入日本，称为"纳
豆"。作为家常调味品，很适合烹
饪鱼肉时解腥调味。

【营养及药用价值】

豆豉入药以淡豆豉为好，宜晒
干生用。其性平偏凉，味甘、辛、咸、
微苦；入肺（经）、心（经）、胃（经）、
小肠（经）、三焦（经）、膀胱（经）；含有较为丰富的糖、脂肪、蛋白
质、水分、维生素B、维生素C、维生素K、多种氨基酸以及钙、磷、铁、
镁等矿物质。具有清热解毒、清热解表、调和胃肠、清心除烦安神、调经
退乳等作用，主要用于外感表证、寒热头痛、胸闷心烦、不得安眠、食欲
低下、泻痢、腹痛、月经不调、乳房胀痛、丹毒、口舌生疮等病症。

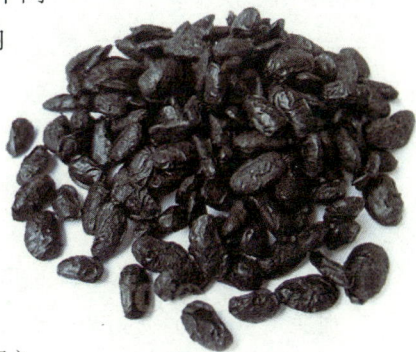

豆豉不仅保留了其"母亲"黄豆的营养价值，而且在发酵过程中又产
生了多种生理活性物质，还能溶解体内纤维蛋白、提高蛋白质的消化吸收
率和调节机体其他方面的生理机能。可以改善胃肠道菌群，常吃豆豉能增
进食欲、帮助消化、增强脑力、降低血压、消除疲劳、预防癌症、提高肝
脏解毒功能（包括食毒、药毒、酒精毒）。

1. 感冒（风寒或寒湿）：豆豉、大葱各20克，黄酒50克，水煎取汁服，
每日2次。

2. 食欲不振：豆豉以其特有的香
气而开胃，能增进食欲，促进吸收消化。
我国在抗美援朝战争期间，就经常向前
线志愿军战士们大量提供豆豉食用。

3. 急性腹泻、痢疾腹痛：豆豉25克，
水煎取汁服，每日2～3次；豆豉、大
蒜头各15克，混合捣烂，每日分2次服；
豆豉50克，薤白1把（切段），煮至薤熟，

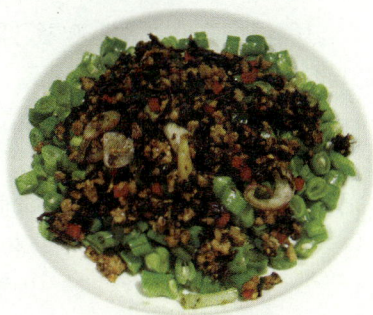

去滓取汁，分2次服。

4. 虚烦不眠、心中懊恼：香豉40克（纱布包裹），栀子15个（打破）。先煎栀子，取汁，纳入豆豉，再煎煮取汁，分2次温服。胸膈满闷、心中烦躁者宜食。

5. 血栓：豆豉中含有很高的豆激酶，具有溶解血栓的作用，很适合血栓患者食用。

6. 中风失语：豆豉适量，水煎取汁，加白酒少许温服，每日2次。

7. 血尿：豆豉30～50克，水煎取汁服，每日2次。

8. 月经不调（月经后期、量少色暗、小腹冷痛坠胀）：豆豉50克，羊肉100克，生姜15克，食盐少许，共煮食，每日1次。

9. 乳房胀痛：豆豉60克，加麻油，与米饭同炒而食；豆豉250克，水煎，一半饮服，一半洗乳房，每日2次。

10. 温疫发斑：豆豉500克，生地黄250克（切碎），猪肉1000克。混合浓煎五六沸，过滤取汁，加入雄黄末、麝香粉少许，搅拌后顿服，毒从皮肤出。

11. 新生儿胎毒（败血症、皮肤感染发疹等）：豆豉10克，加水适量，煎取浓汁，孕妇在怀孕中后期连服1个月左右，有预防作用。

12. 丹毒：豆豉20克，炒酥（炒焦至无烟为止），研为细末，加香油调成糊状，外敷患处。

13. 服药过剂闷乱：豆豉适量，水煎取汁服，得吐即愈。

14. 马肉中毒：豆豉25克，杏仁15克，水煎取汁服，每日2次。

15. 阴茎肿痛：豆豉、蚯蚓（连湿泥）按1:2的比例，加水捣烂后涂敷患部，干后即换。治疗期间忌食韭菜、大蒜。

16. 口舌生疮：豆豉30克，取2/3浓煎口服；另1/3烘干研末，撒涂患处，每日数次。

注意事项

1. 豆豉储存宜用陶瓷器皿密封为好，既可以较长时间保存，香气也不会散发掉，但忌生水入侵豆豉之中，以防发霉变质。
2. 豆豉有"怪"味，脾胃虚寒且容易泛恶心者不宜。

六、菌类

（一）益寿延年的食用"冠菌"——**黑木耳**

黑木耳系腐生于阴湿、腐朽的枯木树干上的一种腐生菌类，又称"松耳""云耳""木蛾""树鸡"等，以腐生于古槐、桑木上的为最好。亦素亦荤，可素可荤，营养丰富，味道鲜美，是中餐菜肴中被人知道且食用最早的著名山珍，被誉为"素中之荤""黑色瑰宝"。

【营养及药用价值】

黑木耳性平、味甘；归肺（经）、肝（经）、胃（经）、大肠（经）；富含多糖胶体、蛋白质（高于牛奶，相当于肉类，且易于吸收）、维生素 A、

B 族维生素、胡萝卜素、多种氨基酸、纤维素以及铁、钙、磷等矿物质；黑木耳还含有维生素 K，能维持体内凝血因子的正常水平，治疗诸多出血性疾病。具有补益气血、理肠导滞、降脂减肥、排毒养颜、凉血止血、调经、抗癌等作用，多用于病后体虚、心慌气短、高血压、动脉硬化以及多种出血性病症、妇科病等，是久病体弱、贫血、高血压、冠心病、高血脂、肥胖者、肢体麻木、癌症患者的理想食疗佳品和康复保健食品。

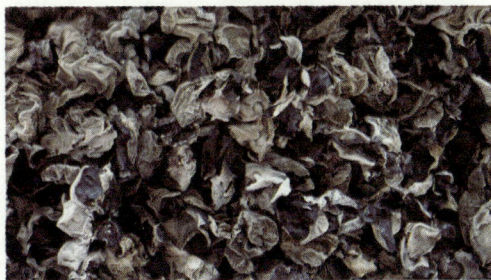

1. **阴虚肺燥、干咳无痰、咽干喉燥：**黑木耳 10 克，鸭蛋 1 个，冰糖少许，加水适量搅拌后，隔水蒸熟食用，每日 2 次。

2. **病后体虚：**黑木耳、大枣各 30 克，水煎服食。

3. 便秘、吸入粉尘过多：黑木耳中的胶质能吸附、溶解、消化并排泄无意中吃下的难以消化的头发、谷壳、木渣、沙子、金属屑等杂质和异物。加之黑木耳富含膳食纤维，有利于肠道蠕动和排便，能起到清胃涤肠的作用。是从事理发、锯木、修理、护路、开矿以及纺织工等与粉尘接触较多的作业人员的重要保健食品。

4. 冠心病：研究表明，黑木耳中有一种抗凝血作用的物质，有防治冠心病的效果。美国明尼苏达医科大学的哈默斯米特教授在《新英国药物杂志》上报道说：他在做人体血液实验时，偶然发现一份血液没有正常情况下的黏稠和凝结，于是就找到了这份血液的主人，了解到那个人在被抽血检查之前在纽约的一家四川餐馆吃了一盘木耳烧豆腐。哈默斯米特又测试了4个进食这种木耳豆腐的人，8个小时后抽血检查，发现他们的血液同样凝结得很慢。而另外4个没有吃木耳豆腐的人，血液的凝结却一如常态。因此他在论文中写道：中国烹饪的黑木耳能影响血液的凝结，木耳有这样一种特性，将对冠状动脉粥样硬化起缓和作用。

5. 结石：黑木耳对胆结石、肾结石等内源性异物也有比较显著的化解功能。

6. 肥胖：黑木耳中含有类核酸物质，可以降低血液中的胆固醇和甘油三酯的含量，使血不黏稠，并阻止血液中的胆固醇在血管壁内沉积，对高血脂、动脉硬化、肥胖病患者很有好处。既能降脂减肥、塑造健美形体；又能养颜美容，令人肌肤润泽、容光焕发。可用黑木耳 10 ～ 20 克，先以清水泡透，而后加冰糖适量清蒸 1 ～ 2 个小时，每晚睡前服用；或黑木耳适量（温水浸泡），香葱、蒜头、食盐各少许，葱、蒜先放在油锅里翻炒，再加进黑木耳炒熟，加盐佐餐食用，每周吃 3 次以上，连服 3 个月。

7. 形体瘦弱、面生黑斑：黑木耳 30 克（洗净），红枣 20 枚（去核），加水煮半小时左右，每天早、晚餐后各吃 1 次，坚持服食。

8. 缺铁性贫血：黑木耳含铁量极高（每 100 克干木耳含铁元素 185 毫克，是肉类的 100 倍），是缺铁性贫血患者的最理想食品。可用黑木耳 30 克，红枣 30 个，煮熟服食（兼血瘀者可加入少量红糖），每日 1 次。

9. 痢疾下血：黑木耳 50 克，水煎至熟，加盐、醋少许，每日分 2 次服完；

黑木耳 15 克，红糖 50 克，水煎服食，每日 2 次，连服 1 周。

10. **痔疮下血**：黑木耳 30 克，白糖适量，水煎分 2 次服；黑木耳 10 克，柿饼 30 克，水煎服食；黑木耳 15 克，黄花菜 30 克，水煎取汁，冲服血余炭（头发灰）6 克，每日 2 次。

11. **尿血**：黑木耳 30 克，黄花菜 100 克，浓煎取汁，每日分 2 次服完。

12. **月经过多**：黑木耳适量，烘干研细，加红糖少许，以开水冲服。每日 2 次。

13. **闭经**：黑木耳 50 克，红枣 10 枚，老母鸡 1 只，将黑木耳、红枣放入老母鸡腹中，加适量水，隔水炖至肉烂后吃。

14. **痛经**：黑木耳 15 克，橘核 50 克，加水大半碗及白酒少许，隔水炖沸后吃木耳饮汤，经期前后连服数日。

15. **功能性子宫出血**：黑木耳 60 克，加水煮烂，再加红糖 50 克，每日分 2 次服食；黑木耳 100 克，红枣 50 克，水煎加冰糖 200 克，文火炖服，日服 2 次；黑木耳 250 克（炒枯，研为细末），血余炭（头发烧黑）30 克，混合拌匀，每取 10 克，以上好白酒少许调服，令微汗出，每日 1 ~ 2 次。

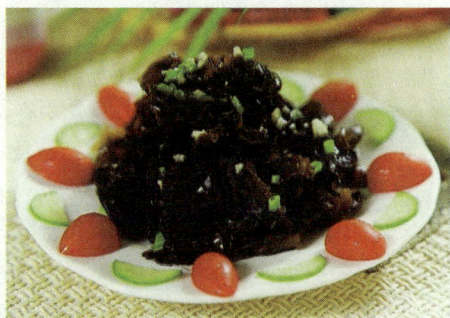

16. **产后血虚**：黑木耳 12 克，桂圆 60 克，桃核 10 克，大枣 10 枚，共捣烂如泥，加蜂蜜 200 克，制成药丸，每晚以黄酒送服 9 克。

17. **产后恶露不尽**：黑木耳 10 克，益母草 50 克，田三七 3 克（打碎），水煎加白糖调服，连服 2 ~ 3 次。

18. **迎风流泪**：黑木耳、木贼各 50 克，烧存性，研为细末，拌匀，每取 10 克以米泔水煎服，每日 2 次。

19. **眼底出血**：黑木耳 10 克（泡发），冰糖适量，加水蒸熟后于睡前服用，每日 1 次，直至眼底出血消失。

20. **牙痛**：黑木耳、荆芥各等份，水煎取汁，频频含漱，痛止为度。

21. 诸疮溃烂：黑木耳适量（焙干研末），白砂糖 30 克，和匀，热开水调成糊状，包敷患处，每 2 ~ 3 天（或患处自觉干燥时）更换 1 次。

22. 癌症：黑木耳含还有抗肿瘤活性物质，能增强机体免疫力，防癌抗癌，尤其是阴道癌、子宫颈癌，可用黑木耳 10 ~ 15 克（泡发、切片），水煎常服；或加入当归、熟地、川芎、白芍、黄芪、甘草、陈皮、桂圆肉各 5 ~ 10 克，水煎服食木耳。

注意事项

1. 新鲜木耳不能吃，因其含有一种光敏物质"卟啉"，人吃了鲜木耳后，经太阳的照射会引发日光性皮炎，导致皮肤暴露部分红肿痒痛。干木耳是经过曝晒处理的，在曝晒过程中会分解大部分卟啉，食用前又要用水浸泡，其中剩余的毒素会溶于水，故水发的干木耳无毒。

2. 对木耳和其他类似真菌过敏者忌食。

3. 干木耳吃之前一定要用清水浸泡，并需要多换几次水。

4. 黑木耳不大容易消化，并有一定的滑肠作用，故脾胃虚寒、消化不良、大便溏稀者不宜食用。

5. 木耳多腐生于朽木，得一阴之气，故肾寒精冷者不宜。

6. 据文献记载：有蛇、虫爬过的木耳有毒；采来的木耳如颜色有变者有毒；夜间发光的木耳有毒；欲烂而不生虫的有毒；普通树上生的木耳，吃后使人烦闷、动风气、发旧疾；尤其是枫木上生的木耳，有大毒，如误食会使人狂笑不止。吃木耳中毒，急取生冬瓜藤捣烂取汁灌服可解。

（二）滋阴润燥的益寿佳品 ——白木耳

白木耳腐生于阴湿、腐朽的阔叶树树干上，又称"银耳"，质量上乘的称为"雪耳"，是一种高级滋养补品，有"菌中之冠"的美誉。银耳最适合炖熬成银耳汤、银耳羹；也可以将银耳汤加工成八宝银耳、冰冻银耳、冰糕、冰淇淋等清凉饮品；如果分别与鸡、鸭肉、排骨、猪蹄炖煮而食，则更是别有一番风味。

【营养及药用价值】

白木耳性平，味甘、淡；归肺（经）、胃（经）、肾（经）；含有糖类、蛋白质（相当于肉类，且易于吸收）、B 族维生素、维生素 D、胡萝卜素、16 种氨基酸（占人体必需氨基酸的 3/4）、膳食纤维和钙、磷、铁、钾、钠、镁、硒、硫等矿物质。具有滋阴润肺、养胃润肠、补肾强精、补脑提神、降脂减肥、美容嫩肤、防癌抗癌、延年益寿之功，主要用于病后体虚、心慌气短、心烦失眠、肺燥咳喘、肺结核、高血压、动脉硬化、肠燥便秘、肾虚精弱以及小儿发育迟缓等病症。

白木耳是滋补良药，滋而不腻，对阴虚火旺不受参茸等温热滋补的病人是一种良好的补品。历代帝王和皇家贵族都将银耳看作是"延年益寿之品""长生不老良药"。如果将白木耳与黑木耳合用（黑白双耳），则能增强彼此的功效。

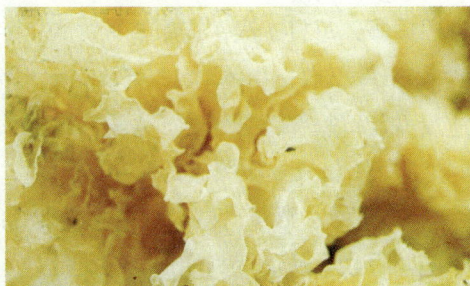

1. 儿童发育问题：白木耳富含维生素 D，能防止钙的流失，对生长发育十分有益。

2. 病后体虚：白木耳 50 克（清水泡开、剔除硬结、撕碎），红枣 30 克，粳米 100 克，冰糖适量，混合煮粥，每日早、晚各吃 1 次；银耳、莲子、红枣、枸杞子、冰糖各适量，放入冷水中用武火煮沸后改文火熬煮，稍后放入莲子继续熬煮，直到白木耳胶化，汤黏稠即可。

3. 心慌气短：白木耳 30 克，太子参 15 克，冰糖适量，混合清蒸 1 ~ 2 个小时，每日分 2 ~ 3 次服，连服 5 ~ 7 天。

4. 少气乏力、口渴食少：白木耳 50 克，白参粉或西洋参粉 30 克，文火煨熟后加适量冰糖，1 ~ 2 天内分 4 ~ 6 次服。

5. 阴虚肺燥、干咳痰少、口干咽痛：白木耳 15 克（水发），冰糖 25 克，鸭蛋 1 个，银耳同冰糖共煮，水沸后打入鸭蛋服食，每日 2 次；白木耳、雪梨、川贝各适量，炖煮而食；白木耳 10 克（水发），鲜莲子 30 克（去头），用鸡清汤 1500 毫升煮 1 个小时左右，加盐、糖、味精、料酒各适量，1 天内分 3 次服用。

6. 慢性支气管炎、干咳盗汗、肺气肿、肺心病、支气管哮喘：白木耳 15 克，燕窝 10 克，冰糖适量。先将燕窝用清水洗一遍，再放入热水中浸泡 3 ~ 4 个小时，然后摘去毛绒及杂物，再放入热水中泡 1 个小时，连同银耳、冰糖一起放入瓷罐或盖碗中，隔水炖熟服食；白木耳 100 克（水发、切碎），黑芝麻 300 克（研为细末），加入姜汁、冰糖、蜂蜜各适量，拌匀，加水炖熟即可，每次 1 匙，每日 3 次。

7. 肺结核咯血、肺癌：白木耳 10 克（温水泡开），冰糖 30 克，加清水 1000 毫升，先用武火后用文火共煮 1 ~ 2 个小时，直至白木耳煮烂为止，每天早晚空腹时服，连续 7 ~ 10 天；白木耳、人参各 10 克，炖服，每日 1 ~ 2 次，坚持服用；白木耳、白及粉各 6 克，冰糖适量，混合清蒸 1 ~ 2 个小时后顿服，每日 1 次，连服 5 ~ 7 天。

8. 胃出血：白木耳 15 克，用清水泡透，清炖 1 ~ 2 小时，加入白糖适量（若胃脘部隐隐作痛、喜暖喜按者，白糖改用红糖，并加高良姜 5 克）同煎服，1 日分 3 次服。

9. 便秘、肥胖：白木耳中的膳食纤维可助胃肠蠕动，有利于排便，减少脂肪吸收，从而达到通便、减肥的效果。

10. 肝病：白木耳能提高肝脏解毒能力，起保肝作用。

11. 糖尿病：白木耳 20 克，鲜菠菜 60 克（连根带叶），鸡内金 15 克，煮熟后吃菜喝汤，每日 2 次。

12. 高血压：白木耳炖冰糖，常服。

13. 心烦失眠：白木耳 10 克（水发），鲜莲子 30 克（去头），加鸡清汤 1500 毫升煮 1 个小时左右，加味精、料酒、盐、糖适量，于 1 天内分 3 次服用。

14. 肝肾不足、肾炎水肿：可用白木耳煮青鱼，常服。

15. 头晕、耳鸣、记忆力下降：可用白木耳煮鹌鹑蛋，常服。

16. 两眼昏花、视物模糊：银耳加菊花煎煮服食；白木耳、枸杞各 15 克，鸡肝 100 克（切片），茉莉花 20 朵（去蒂，加水、豆粉、姜汁、食盐、料酒、姜汁、食盐、味精拌匀），先清汤煮茉莉花，再下木耳、鸡肝、枸杞烧沸，撇去浮沫，待鸡肝煮熟后，捡出茉莉花即可服食，顿服或分 2 次服用。

17. 眼底出血： 白木耳炖冰糖，常服。

18. 前列腺肥大： 白木耳20克，鸡清汤1500毫升。先将鸡汤加入适量盐、料酒、胡椒烧开，放入白木耳后大火煮，待木耳软后加味精即可，顿服或分2次服用，每天1次。

19. 免疫低下： 白木耳中的有效成分酸性多糖类物质，能增强人体的免疫力，调动淋巴细胞，加强白细胞的吞噬能力。

20. 癌症： 白木耳含有硒等微量元素，不但能增强机体抗肿瘤的免疫能力，还能增强肿瘤患者对放疗、化疗的耐受力。银耳多糖也具有抗肿瘤作用。

注意事项

1. 白木耳性凉，脾胃虚寒、大便稀溏及腹泻者不宜。
2. 重感冒、流行性感冒时忌服。

（三）素中之荤的山珍——蘑菇（附：香菇）

蘑菇，又称"蘑菇菌""口蘑""肉菌"，多生长于山丘、森林、草原、平原的地上或朽木上，雨后长势犹如春笋。

【营养及药用价值】

蘑菇性凉、味甘；归肺（经）、脾（经）、胃（经）；含糖、脂肪、丰富的蛋白质、多种氨基酸、维生素A、维生素B、维生素C、维生素D、维生素E、维生素K、植物纤维素和钙、磷、铁、钠、钾、锰、铜、锌、硒、氟、碘等矿物质。具有润肺止咳、理气化痰、补脾益胃、通便排毒、疏肝利胆、祛风消炎和抗癌的作用。

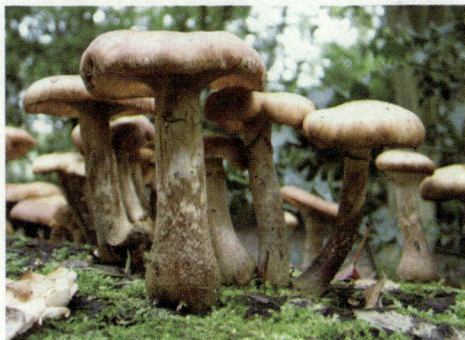

主治咳嗽气喘、肺炎、肺结核、食欲不振、胃肠炎、肝炎、高血脂、糖尿病、维生素 B_2 缺乏症、白细胞减少症、肠风下血、痔疮出血、功能性子宫出血、久病体虚、癌肿（尤其是食管癌）等，很适合老年人、久病体虚以及癌肿患者食用。

1. 咳嗽、痰多、不易咳出： 肺热用蘑菇 10～15 克，炖汤饮食；肺寒可加入干姜 5 克同煮食，每日 1～2 次，连续数日。

2. 肺炎、肺结核： 蘑菇适量，炒或炖吃。

3. 脾虚气弱、食欲不振： 鲜蘑菇 100g（菌盖撕成小块、菌柄切斜片），猪瘦肉 200g（切片），用食油、食盐炒至肉色变白，加水适量煮熟食。

4. 胃热呕吐、肠炎、湿热痢疾： 蘑菇适量，炒或炖吃；蘑菇 10 克（洗净切丝），粳米 50 克，煮粥顿服，直至病愈。

5. 肠风下血、痔疮出血： 蘑菇适量焙干研末，温开水送服，每次 3 克，每日 2 次。

6. 肝炎： 鲜蘑菇适量，常煮食；蘑菇、鸡肉各适量，共炖食用，每周 3～5 次。

7. 肝硬化腹水： 鲜蘑菇 50 克，车前草 30 克，煮汤取汁，1 天内分 2 次服用。每周 3～5 次，连续 2～3 个月。

8. 便秘： 蘑菇中含有较多的粗纤维和木质素，可保持肠内水分，并吸收余下的胆固醇、糖分，将其排出体外，对防治便秘、肠癌等都十分有利。

9. 早期动脉硬化： 鲜蘑菇 50 克，车前草 30 克，煮汤取汁，1 天内分 2 次服用，连续 2～3 个月。

10. 高血压、高血脂： 蘑菇属于低脂肪、低热量食品，常吃也不会发胖；蘑菇中还含有较多的粗纤维和木质素，可保持肠内水分，并吸收余下的胆固醇、糖分，将其排出体外，既可防治高血压、高血脂、动脉硬化、糖尿病，也能降脂减肥。

11. 糖尿病： 蘑菇适量，或炒或炖，常吃，若加入苍术、玄参各 15 克共煮，则效果更佳。

12. 久病体虚、气短： 蘑菇 100 克，鸡肉 250 克，加水煮烂，分 2～3 天服，连续 1 个月左右。

13. 白细胞减少症： 鲜蘑菇适量煮食，连服 2～3 个月。

14. 子宫功能性出血： 蘑菇适量焙干研末，温开水送服，每次 3 克，每日 2 次。

15. 产后乳汁分泌不足： 鲜蘑菇 100g（菌盖撕成小块、菌柄切斜片），猪瘦肉 200g（切片），用食油、食盐炒至肉色变白，加水适量煮熟食。

16. 癌症： 日本科研工作者发现在蘑菇有效成分中有一种超强力抗癌物质，能抑制癌细胞的生长，其作用比绿茶中的抗癌物质强 1000 倍。经常吃蘑菇，能提高机体的抗癌能力，防治多种癌症；癌症术后常吃蘑菇，可防止癌细胞扩散、转移。

对于肝癌患者来说，蘑菇是"免死金牌"。

食管癌可用蘑菇 150 克，黑木耳 15 克，共煮 3～5 分钟，加入细盐、味精、胡椒粉，继续煮 2～3 分钟，1 日内分 2～3 次服完，连续 7 日，休息 1～2 日后若感觉尚好可继续服用，直至症状缓解或消失；蘑菇 150 克（洗净、切块），生赭石 50 克（打碎、水浸泡），鸡块 80 克，熟猪油 15 克，猪油在锅内烧热后，加酱油少许炝锅，再加赭石水 1000 毫升，共煮熟后加入鸡块，用小火炖烂，1 日内分 2 次服完；蘑菇 200 克，生赭石 50 克（打碎），嫩鸡块 100 克，黑木耳 25 克（水发），黄酒 20 克，熟猪油 15 克，酱油 10 克，香油 6 克，细盐 5 克，胡椒粉 2 克，味精少许，水 1500 毫升，共煎至 1000 毫升时去渣留汁，1 日内分 2～3 次服完。

注意事项

1. 蘑菇虽好，但它有个致命的弱点，那就是对重金属的吸附能力过强，几乎所有的重金属如铅、汞、镍等蘑菇都会吸附。然而人体一旦摄入重金属却没有排出，这些重金属就会在肾小管内聚集，严重时还会引起肾小管的坏死。环境污染已不容乐观，对于在这些受到污染的水土上生长起来的蘑菇而言，肯定会对土壤、水和空气中的重金属有所吸附。久而久之，就会伤及我们的肾脏。万一我们患有高血压、糖尿病等病，肾脏的代偿能力会进一步下降。可能将来需要做肾透的人就会越来越多，年纪也会越来越轻。有鉴于此，成年人每月吃蘑菇最好不要超过 200 克。

2. 据古代文献记载：蘑菇为发物，对蘑菇过敏的人要谨慎食用。

3. 不可误食野生有毒的蘑菇或贮存日久腐败变质的蘑菇，以防中毒。常见的毒菌有绿帽菌、毒蝇菌、马鞍菌，误食中毒后可见呕吐、腹痛、腹泻、黄疸、肝区痛、阵发性痉挛，严重的可休克甚至死亡。可用绿豆120g，甘草30g，煎汤急服，同时呼救120送医院救治。

附：香菇

香菇，又名"香菌""冬菇"，为我国特产，也是世界第二大食用菌，味道鲜美，香气沁人，营养丰富，素有"植物皇后""素中之荤，菜中之肉"的美誉。

香菇既可以单独食用，也可以与猪肉、鸡肉、鸭肉等相配食用。可以通过炒、烧的方法烹制出美味的菜肴，也可以通过煮、炖的方法做成鲜美可口的靓汤。

【营养及药用价值】

香菇性平，味甘；归胃（经）、肝（经）；含多种氨基酸、脂肪、蛋白质、糖类、维生素 A、维生素 B、维生素 C 及钙、磷、铁等矿物质。具有促进发育、益气补虚、健运脾胃、防癌抗癌等作用。主要用于防治感冒、慢性胃炎、食欲不振、病后虚弱、高血压、高脂血症、功能性子宫出血、子宫颈癌、小儿发育不良等病症。

1. 发育迟缓、免疫低下：香菇中有一种一般蔬菜缺乏的麦甾醇，经太阳照射后会转化成维生素 D，可促进钙的吸收和生长发育，还能够刺激人体产生更多的干扰素，消灭体内的病毒，增强人体抵抗疾病的能力。

2. 感冒：喝香菇汤预防感冒

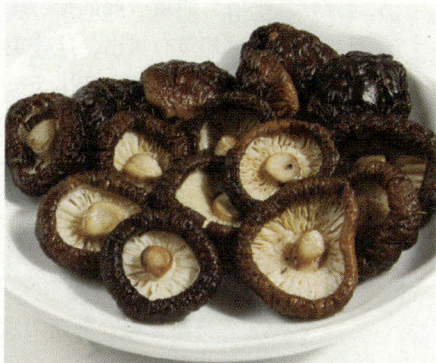

是一种非常方便且易于接受的方法。香菇中含有香菇嘌呤和蘑菇核糖核酸，能刺激人体网状组织细胞和白细胞释放干扰素杀灭人体内的细菌和病毒，加强人体对感冒病毒的抵抗能力。若将香菇与鸡肉一起炖汤食用，其防治流感的作用更强。将半只鸡（约500克）肉剁成块，余烫去血水，捞起洗净备用；将12～15朵香菇泡软、洗净、沥干、去蒂、对切两半，将鸡块放入炖锅，加适量水及葱、姜、料酒等调料，炖40分钟左右，再放入香菇和适量盐，继续炖20分钟，调入味精，即可食用。对于反复感冒、出汗较多的气虚患者，还可加入大枣10枚一起炖汤食用。

3. 脘腹胀满、食欲不振： 鲜香菇50克，鲜冬笋200克，食盐、葱各适量，炒熟透后分2次服用，连续2～3天。

4. 慢性胃炎、胃部隐痛、反胃、呕吐： 香菇适量，烘干研末，饭前用红糖水送服3克，每日2次；香菇、粳米各100克，牛肉50克（煮熟、切片），共煮至熟，调入葱、姜、精盐各适量，每天服食1次，直至症状消失。

5. 慢性肝炎： 鲜香菇（撕片）、猪瘦肉（切片）各100克，共煮，加食盐调味即可，若感觉尚好可不定期服用。

6. 脾虚水肿： 香菇50克（切丁），鲤鱼1条（500克左右，宰杀去内脏），生姜（切丝）、冬笋（切片）各100克，冬瓜皮（切条）、火腿肉（切片）各50克，共放于鱼腹中，并加入调料品，煮熟后1～2天内服完，连服，至症状消失为止。

7. 久病体弱、气血两虚、食欲不振、倦怠乏力： 香菇50克，母鸡肉500克，文火炖酥，配以调料，每剂服5日，连服至病情好转为止。

8. 便秘： 鲜香菇500克，鲜桃仁200克，鸡汤250毫升。取鸡汤加精盐、料酒、白糖适量，下锅煮沸，再加入香菇和桃仁共煮熟，用淀粉勾芡即可服食，3～5天服完。

9. 肠风下血、痔疮出血、血色偏暗： 香菇适量，烘干研末，饭前用温开水送服2～3克，每日2次。

10. 高血压、糖尿病： 香菇50克，煮汤常食。

11. 高脂血症： 香菇适量，经常煮食。

12. 功能性子宫出血： 香菇适量，研末，每服3克，温水送下。每日2次。

13. **小儿缺钙、鸡胸、佝偻：** 经常煮食香菇，有一定治疗作用。

14. **癌症：** 香菇内的香菇多糖具有抗癌作用，主要用于子宫颈癌的辅助防治。可以用鲜香菇 30 克，水煎取汁常服，每日 1 次。其他癌症手术后乃至转移者也可服食。

注意事项

香菇含有较多的钾元素，高血钾患者和正在服用洋地黄的患者应少食或不食。

（四）营养全面的金针菇

金针菇是一种木材腐生菌，易生长在柳、榆、白杨树等阔叶树的枯树干及树桩上。因其菌柄细长，似金针菜，故而得名。别名"金菇""朴菇""构菌""冻菌""增智菇""毛柄金钱菌"等。在我国栽培和食用的历史悠久，在元代《农书》中就有关于金针菇的详细记载。古人把金针菇视为高档名贵蔬菜。其清香脆嫩，味美润滑，外观及色泽诱人，不仅味道鲜美，而且营养丰富，是拌凉菜和火锅食品的原料之一，倍受世人青睐。

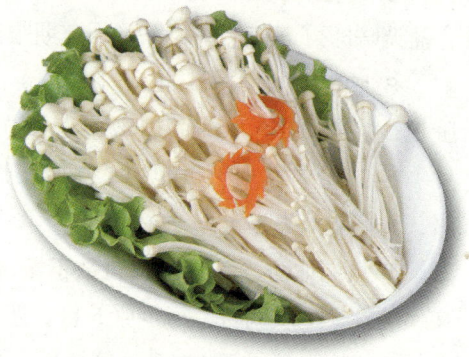

金针菇的吃法多种多样，将鲜品水分挤干，放入沸水锅内氽一下捞起，凉拌、炝炒、醋熘、烧汤、炖煮、火锅、蒸食均可。金针菇入菜的黄金搭配：健脑益智、降血糖配豆腐，清热消暑配绿豆芽，安五脏、健脾胃、消食解毒配萝卜，增强肝脏解毒能力、提高免疫力配西兰花，补益气血、促进蛋白质和脂肪的消化吸收、减轻胃肠负担、防治胃肠疾病配鸡肉，烧汤最好配用豆苗、竹笋等。但金针菇不宜过度烹煮，凉拌或涮火锅是最为理想的吃法。

【营养及药用价值】

金针菇性平偏寒凉、滑润，味甘、咸；归脾（经）、胃（经）、肝（经）、肾（经）；含有丰富的蛋白质（相当于 2 倍的牛肉、3 倍的鸡蛋、12 倍的牛奶）、多糖、脂肪、维生素 A、B 族维生素、维生素 C、维生素 D、维生素 E、胡萝卜素、多种氨基酸、膳食纤维以及钾、钠、钙、镁、磷、铁、锌、硒、铜、锰等物质，具有多糖、高蛋白、多种维生素、低脂肪、低热量的特点。能清暑热、宽胸膈、调胃肠、利肝胆、降血压、降血脂、通乳汁、益智慧、抗肿瘤、增免疫。主要用于气血不足、暑热烦渴、胃肠道炎症、肝胆病、高血压、高血脂、容易疲劳、记忆力低下以及部分肿瘤等。尤其适合气血不足、营养不良的老人、儿童、肝病及胃肠道溃疡、心脑血管疾病以及癌症患者食用。

1. **体质虚弱、气血不足**：金针菇 150 克（洗净），猪瘦肉 250 克（切片），麻油、食盐各少许，锅中水烧开，先将肉片煮沸，再放金针菇，加精盐适量，菇熟淋麻油即可；金针菇 100 克，土鸡 250 克（宰杀、去内脏、洗净、切块），食盐少许，先将鸡块在砂锅中炖至九成熟，再放入金针菇和食盐调味，待菇煮熟即可起锅食用。

2. **清热解暑、中暑、上吐下泻**：金针菇与绿豆芽同煮吃，具有清热消毒的作用，常用于防治中暑和肠炎。金针菇 200 克（去根、洗净、沸水焯 1 分钟），绿豆芽 150 克（漂洗、去杂质、豆皮，沸水焯 5 分钟）各适量，葱、蒜、姜、麻油、酱油、醋、食盐、味精各少许，拌匀，佐餐食用。

3. **脘腹胀满、饮食不振**：金针菇 50 克（冷水浸开），豆腐 8 块（切小块），火锅料 1 包。锅内精油烧熟起烟，即刻倒入火锅料、豆腐，翻炒数次，放入金针菇，焖熟即佐餐食用。健脾开胃、促进食欲。

4. **慢性肝炎、肝血不足、视物昏花**：金针菇、猪肝（切片、用薯粉搅拌均匀）各适量，香油、食盐少许。将水烧开，金针菇同猪肝一起倒入锅中煮，加入香油、食盐，猪肝熟后即起锅食用。有养肝、益气、明目的作用。

5. **高血压、高血脂**：金针菇属于高钾、低钠食品，可以抑制血压升高；金针菇柄中含有的大量膳食纤维可以促使胃肠蠕动，吸附胆酸，降低胆固醇，从而防治高血压，防治心脑血管疾病；金针菇与菠菜或番茄搭配：都有助于维持体内盐的平衡，促进血液循环，对高血压患者有益。

6. 肥胖：鲜白金针菇、黄金针菇各 100 克（洗净、菇盖和柄切开），豆腐 150 克（切成 2 厘米见方小薄块），白菜嫩帮 120 克（洗净、切成 2 厘米见方小块），鸡清汤 1500 克，麻油、精盐、料酒、姜汁、味精、葱白（切段）、胡椒粉各适量。热锅内加入鸡汤，放入豆腐、精盐、料酒、姜汁、葱白，烧开至豆腐入味，加入白菜帮、金针菇、胡椒粉，烧开片刻，淋香油，放味精服食。有养颜嫩肤、降脂减肥作用，也可用于高血压、高血脂、糖尿病。

7. 新陈代谢低下：金针菇能有效地增强机体的生物活性，促进体内新陈代谢，有利于食物中各种营养素的吸收和利用。金针菇烧白萝卜是比较理想的选择。

8. 记忆减退：金针菇富有赖氨酸，可以活化人的脑神经细胞，促进智力、增进记忆。金针菇氨基酸的含量非常丰富，高于一般菇类，尤其是赖氨酸的含量特别高，对促进智力发育、增强记忆大有裨益，是促进学龄儿童骨骼和智能发育并增加身高和体重、成年人增强记忆、老年人延年益寿的食疗佳品，在很多国家被誉为"益智菇"。

9. 产后体虚：鲜菇 200 克（去根、洗净），鸡脯 150 克（洗净、切丝），冬笋 50 克（泡软、切丝），葱丝、姜丝、鸡油、鸡汤、麻油、食盐、料酒、味精各适量。锅内加鸡油，烧至七成热时放入葱丝、姜丝炝锅，随即加入鸡丝，炒至八九成熟，再加入冬笋丝、料酒、味精、鸡汤，翻炒并烧开，最后加入金针菇、食盐，翻炒至熟，淋麻油出锅佐餐食用。

10. 产后乳汁不下：金针菇炖瘦猪肉食用，极有功效。

11. 免疫低下：多食用金针菇可提高免疫力，因为金针菇中含有一种可提高免疫力的蛋白质。

12. 过敏：金针菇中有一种蛋白质，能够提高免疫力，预防哮喘、鼻炎、湿疹等过敏症。

13. 炎症：金针菇菌丝体、子实体提取物有抗菌消炎的作用。

14. 疲劳：每天工作很劳累的人经常食用金针菇，能显著增加肝糖原、肌糖原的含量以及乳酸脱氢酶的活力，加速消除疲劳。

15. 肿瘤：金针菇中含有一种叫多糖体朴菇素的物质，能有效地抑制肿瘤的生长，具有明显的抗癌作用。肺癌、肝癌患者平时宜多吃金针菇烧豆腐。

1. 金针菇性凉，脾胃虚寒、慢性腹泻、关节炎和红斑狼疮患者慎食，以免加重病情。

2. 金针菇不宜生吃，一定要煮熟再吃，凉拌也要先在沸水中烫过，烹调成各种熟食佐餐食用，以免引起中毒。

3. 一次不宜吃过多，因为菇类中含有高纤维，吃多了可能导致腹泻。

4. 金针菇不能同蛤蜊搭配，蛤蜊中含有维生素 B_1 分解酶，会破坏金针菇中的维生素 B_1，导致营养流失。另外，文献记载：金针菇与驴肉同吃会引起腹痛、腹泻，金针菇与牛奶同吃可能引发心绞痛，可供参考。

5. 新鲜的金针菇如果需要保存时间长一些，可以将根部剪掉后，在淡盐水中浸泡 10 分钟，沥干后再放到冰箱冷藏，这样可以保存 1 周左右。如果是加工制品，则开封后应立即食用，不宜久存。

（五）养胃山珍猴头菇

猴头菇，又名"猴头""猴头蘑""猴头菌"，因其体圆而厚，表面有一层茸毛刺，新鲜时呈白色，干品呈褐色或金黄色，外形酷似猴头而得名。还因为也有点像刺猬，又叫"刺猬菌"。

猴头菇是中国传统的名贵菜肴，在封建社会，只有皇室和达官贵人方能享用。现代，由于人工栽培获得成功，才得以普惠于人民，成为一种大众化美味食用菌。菌肉鲜嫩，香醇可口，鲜美无比，与熊掌、燕窝、海参、鱼翅共为五大山珍海味名菜。

食用猴头菇要经过洗涤、泡发、漂洗和烹制 4 个阶段，

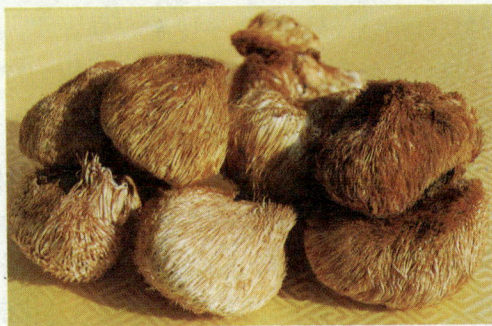

直至软烂如豆腐时营养成分才完全析出。①先将猴头菇洗净，除去根蒂（苦味的根源之一）；②将猴头菇放在60℃左右的温热水中浸泡3～5个小时。干猴头菇要用水泡发，用淘米水更好，不宜用醋泡发，泡发至没有白色硬芯，即用手捏猴头菇无硬疙瘩即可，如果泡发不充分，烹调的时候由于蛋白质变性很难将猴头菇煮软；③将泡发的猴头菇捞出，用手挤出猴头菇的黄水，然后，再放一盆清水漂洗一刻钟左右，再挤出黄水，如此反复2～3次（可以用手指轻轻蘸一点猴头菇表面的水放在舌尖，感觉不出苦涩即可）；④将蒸笼烧开，放入猴头菇，先大火蒸10分钟，再小火蒸一个半小时（如果不蒸，也可先放入沸水加盖煮10分钟，再用小火慢慢焖煮一个半小时），直至猴头菇软烂为止。此环节的关键，水一定要烧开才放猴头菇，这样才能利用高温迅速锁住猴头菇的营养成分和味道，用水煮的方式汤汁不要丢掉，弃之可惜。烹饪猴头菇可以根据自己的喜好搭配食材，猴头菇切片后可以清炒，也可以炖汤。比较常见的有猴头菇烧海带、烧鸡肉、烧虾仁，猴头菇炖瘦肉、炖鸡汤、骨头汤，猴头菇煮玉米粥等。

猴头菇的储存方法： 可以用干净袋子封好放冰箱冷藏，或者用线穿成串，挂在阴凉干燥避光通风处（容易生虫和菌蛾，立夏后要经常检查）。如果放在冰箱冷存，则要保持经常通风。

【营养及药用价值】

猴头菇，性平、味甘；入脾（经）、胃（经）；含有糖、蛋白质、微量脂肪、B族维生素、维生素C、维生素E、不饱和脂肪酸、十几种氨基酸、膳食纤维以及磷、钾、钠、钙、镁、铁、硒、锌、铜、锰等元素。是一种高蛋白、低脂肪、富含维生素和矿物质的优良食品。具有健运脾胃、护养胃肠、降血脂和血糖、养心安神、健脑益智、补肾强精、增强免疫力、防癌抗癌、延缓衰老的功效，主要用于脾胃虚弱、消化不良、食少便溏、慢性胃炎、胃和十二指肠溃疡、高血脂、糖尿病、神经衰弱、失眠、体虚乏力、轻度脑萎缩及老年痴呆、性功能低下、消化道肿瘤（食管癌、胃癌、肠癌）等。特别适合年老体虚、胃肠虚弱、消化道肿瘤患者食用。

1. 脾胃虚弱、消化不良、食少便溏、慢性胃炎、胃和十二指肠溃疡等消化系统病症： 自古以来，猴头菇就被推崇为"养胃山珍"，猴头菇中含有丰富的多糖和多种氨基酸，能健脾胃、增食欲、助消化、护胃肠，对胃炎、胃及十二指肠溃疡、食道癌、胃癌、肠癌等消化道疾病疗效明显（抑制胃蛋白酶活性而促进溃疡愈合），而且具有独特的消化系统调理、保护和修复功能。可用猴头菌100克（水浸软、切薄片），水煎取汁，黄酒兑服，每日2次。

现代研究表明： 猴头菇对胃病反复发作乃至恶性变的元凶——幽门螺杆菌（Hp）有较好的抑制作用，体现了良好的"治养功效"。

2. 高血脂： 猴头菇富含不饱和脂肪酸和食物纤维，能调节血脂，降低血胆固醇和甘油三酯含量，防止动脉粥样硬化，对防治心脏病、脑溢血和肥胖症都有效，是三高患者和心血管患者的理想食品。

3. 高血糖： 猴头菇含糖量不高，却有较多的膳食纤维，有降低血糖的效果，适合糖尿病人群经常食用。可用猴头菇与玉米熬粥经常服食，具有健脾和中、生津止渴的功效。

4. 神经衰弱、身体虚弱： 猴头菇有很好的养心安神作用，对神经衰弱、失眠有特效。可用猴头菌（干品）250克，切片与鸡共煮食用，每日1次。

5. 老年痴呆： 常吃猴头菇可以促进脑神经细胞的生长和再生，对预防和治疗老年痴呆症有良好效果。

6. 免疫低下： 猴头菇增强人体免疫力的效应非常突出，经常食用可提高人体对流感、禽流感等疾患的抵抗力。

7. 癌症： 猴头菇所含的多糖、多肽类及脂肪物质，能抑制黄曲霉素对肝细胞的损害，从而预防和治疗消化道癌症和其他恶性肿瘤。猴头菇与海带一起搭配着吃，还可辅助治疗淋巴癌和阴虚火旺证。

8. 衰老： 经常吃猴头菇，可以增强体质，有效减缓器官衰老，有利于延缓衰老，可视为益寿延年的新型营养保健食品。

9. 产后体虚、产后乳少： 猴头菇含钙丰富，是哺乳妈妈催乳的理想食品，还可辅助治疗产后体虚。

10. 神经衰弱、消化不良、病后体虚： 猴头菇与鸡肉搭配，利五脏、安心神、助消化，适于神经衰弱、消化不良以及病后体虚的人群常吃。

    1. 对菌类食品过敏者慎用。

    2. 霉烂变质的猴头菇不可食用，以防中毒。

    3. 泡发猴头菇的水温不宜超过 60℃，否则，一来会使猴头菇中活性营养成分丧失；二来猴头菇的菌刺变硬不伸展，猴头菇内部也会产生肉筋，影响口感；三来高温会迅速将猴头菇的组织烫死，产生小凝结块，用手捏里面会感觉有小疙瘩。

（六）竹荪 ——山珍之花、菌中皇后

    竹荪，又名"竹笙""竹参""竹松""竹菌""竹签""竹姑娘""面纱菌""网纱菌""网纱菇"等，是秋季生长于有大量竹子残体和腐殖质的竹林地里，寄生在枯竹根部的一种隐花菌类。完整的竹荪子实体由菌盖、菌裙、菌柄、菌托四部分组成，形状略似网状干白蛇皮，有深绿近似黑色的菌帽，菌帽之下张开一个浅黄色的网状裙，将白色的圆柱状菌柄笼罩于其中，整个菌体显得十分俊美、色彩艳丽，犹如一位身着白纱、翩翩起舞的少女，甚为秀丽且稀有珍贵。因而被人们誉为"雪裙仙子""山珍之花""真菌之花""菌中皇后"。

    李时珍在《本草纲目》中说："此即竹肉也，生朽竹根节上，状如木耳，红色，味如白树鸡（白木耳），即此物也，惟苦竹所生者有毒耳。"

    竹荪是一种非常名贵的野生食用菌，在烹调上适合烧、烩、焖、蒸、酿等各种吃法，特别适于做汤，食用方法非常讲究：滚水淬过，酌加盐、料酒，与嫩豆腐、玉兰片等色白之菜高汤煨之，不宜夹杂别物

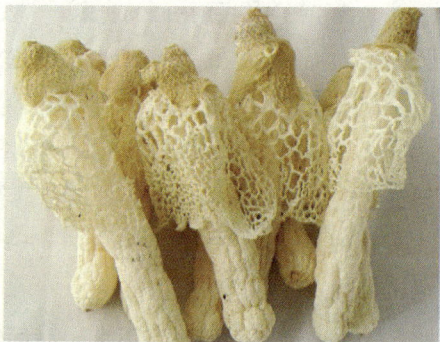

并搭。如此不但口感滑腻、清脆味美，而且香气浓郁、营养丰富，既有保健补益作用，又有特殊药用功效，是一种食、药兼用菌，自古就列为宫廷贡品"草八珍"之一，作为皇家食品而出现在宫廷的餐桌上。现代也常以"山珍之王""菌中珍品"的独特身份成为国宴名菜。

【营养及药用价值】

竹荪性凉，味甘、淡、微苦；入肺（经）、脾（经）、胃（经）；竹荪之鲜，主要是由于它含有近 20 种氨基酸，特别是味精的主要成分谷氨酸含量很高，另外还含有多糖、脂肪、蛋白质三大营养素，粗纤维、维生素 A、B 族维生素、维生素 C、维生素 D、维生素 E，胡萝卜素以及钙、磷、铁、钾、钠、铜、镁、锌、锰、硒等。具有润肺止咳、健脾益胃、补脑安神、降压、降脂、减肥、滋补强壮、补益肾气、防癌抗癌等作用，主要用于肺虚燥咳、胃肠疾病、贫血、神经衰弱、高血压、高血脂、肥胖、遗精、阳痿、肿瘤等病症。适合免疫力低下、脑力工作者及脾胃虚弱、肝肾亏虚、神经衰弱、失眠、高血压、高血脂、高胆固醇、肥胖及肿瘤患者常吃。

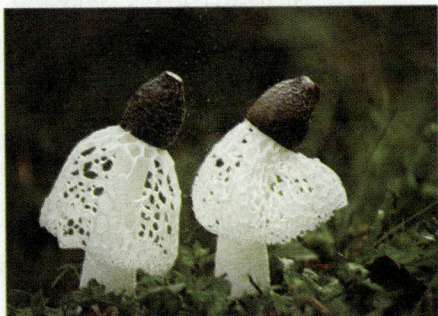

1. **阴虚肺热、体弱咳喘**：竹荪 150 克（去蒂、洗净、水发、切块），鸭 1 只（脱毛、洗净、除去内脏、切块）。先用高压锅将鸭子烧至八成熟，放入竹荪，加食盐炖熟食用。滋阴润肺。

2. **肺燥干咳、口渴、纳差**：竹荪 100 克，猪瘦肉 250 克。将二者洗净、切片；先油爆猪肉半分钟，倒入竹荪，加适量水和精盐，焖熟食用。

3. **脾胃虚弱、脘腹胀满、食欲低下、倦怠乏力**：竹荪 50 ~ 100 克（去蒂、洗净、水发、切片），猪肚 500 克（洗净），猪肚先用高压锅烧至七八分熟，起锅切片，食油爆炒片刻，加入竹荪和精盐、料酒稍焖，最后加葱段、姜片，焖熟即可；竹荪 100 克（切片），草鱼 1 条（约 500 克，洗净、去鳞及肠杂、切块），姜、葱各适量；先烧鱼块至八成熟，加入竹荪、葱段、生姜、精盐、料酒稍焖，即可食用；鲜竹荪600克（洗净、剖开、切成菱形片、入沸水锅中略余、挤干水），粳米锅巴200克，豌豆苗、熟火腿（切片）、熟鸡脯肉（切成片）、水发香菇（去根、洗净、切片）各60克，鲜汤、精盐、猪油、味精、胡椒粉各适量；取汤钵2个，放入烤箱烤热后待用；炒锅上中火，放鲜汤、精盐、胡椒粉、竹荪片、冬菇片、熟火腿片、熟鸡脯肉片、味精，拌匀，烧沸后撇去浮沫，放入豌豆苗，倒入汤钵中；粳米锅巴放入烤热后的另一个汤钵中，猪油在炒锅中烧热放入锅巴汤钵内，最后把竹荪汤倒入锅巴汤钵中即可。

4. 慢性肝炎： 竹荪有保护肝细胞的作用，肝炎患者宜经常服食。

5. 营养不良性贫血、产后血虚： 鲜竹荪200克（去蒂、洗净、入沸水锅中余透后挤干水、切片），猪肝150克（去筋、洗净、剁烂），豌豆苗50克，火腿20克（切片），高汤、味精、精盐、胡椒粉、葱、姜汁、料酒、鸡蛋清、熟猪油各适量。猪肝泥加葱、姜汁搅匀，沥去猪肝渣，加味精、精盐、料酒、胡椒粉、鸡蛋清调匀，倒入抹了熟猪油的汤盘内，上笼蒸约15分钟，使猪肝汁凝结成膏，取出待用；炒锅烧红，放入高汤、竹荪片、火腿片、精盐、胡椒粉、料酒烧沸，撇去浮沫，下豌豆苗拌匀，倒入大汤碗内；再将蒸好的猪肝膏放入，放味精即可食用。

6. 高血压、高血脂、肥胖： 竹荪是低脂肪食品，能减少腹壁脂肪的堆积，有"刮油"作用，从而具有降血压、降血脂、减肥的效果。可用竹荪100克，木耳50克，均用温水泡发，煎汤饮服，每日1次；竹荪50克，白萝卜、胡萝卜各250克（切片），姜片（适量），熬汤服食；竹荪30克（水发、挤干、切段），丝瓜1根（洗净、削皮、切斜块），盐适量。砂锅加水先煮丝瓜至沸，放入竹荪，再煮沸后加盐调味服食。

7. 高血压病肝肾阴虚： 干竹荪50克（去蒂、水发、洗净、切段），豆腐200克（切块），虾仁100克（洗净），百合20克（洗净），植物油50克，大葱10克（切段），生姜（切片）、盐各5克。将百合置于碗中加50毫升清水，上笼蒸熟；将炒锅置大火上加入植物油，待六成热时加入姜片、葱段爆香；再加入竹荪、虾仁、豆腐、百合；最后加入50毫升清水煮10分钟即成。补肝益肾、降低血压。

8. 糖尿病： 竹荪 25 克，豌豆苗 100 克，共煮食（连汤），每日 1 次；竹荪 50 克，蘑菇、香菇各 25 克，择洗干净，煮汤喝（菜蘸调料吃）。

9. 遗精、阳痿： 竹荪 250 克（切段），猪瘦肉 100 克（切片），虾仁、海参（水发、切片）各 80 克，豌豆苗 50 克，鸡蛋 1 个，鲜汤、醋、白糖、干淀粉、精盐、葱末、姜末、味精各适量。将竹荪、肉片、虾仁、海参同放碗内，加鸡蛋清、精盐、干淀粉抓匀；炒锅上旺火，放入鲜汤烧沸，再放入浆好的竹荪、肉片、虾仁、海参、精盐、白糖、醋、味精、葱末、姜末、豌豆苗，烧沸片刻，撇去浮沫，出锅倒入汤盆即可食用。

10. 癌症： 现代医学研究证明：短裙竹荪含有抑制肿瘤的多糖成分，具有一定的清除自由基作用，是提高免疫、防癌抗癌的食疗佳品。云南苗族人习用竹荪与糯米泡水食，那里的人患癌症的几率很低。

11. 视物昏花、精神疲乏、干咳气急、心慌失眠、肌肤干燥等： 干竹荪 10 克（白色为佳，除去杂质、洗净、水发、切长段），银耳 5 克（除去杂质、洗净、水发、切长段），冰糖 20 克。将冰糖置锅内用水溶化，撇去浮沫，倒进竹荪、银耳汤中共煮，待银耳熟烂即可服食。有滋阴养肾、清心明目、润肺止咳之功。

12. 食物腐败： 竹荪还有特异的食物防腐功能，夏日加入竹荪烹调的荤素菜肴可以多日不腐败变质。

注意事项

　　1. 竹荪以色泽浅黄、体大、无虫蛀者为佳，颜色过于洁白的有可能是经过硫黄熏烤的，购买、食用时要注意。

　　2. 干制竹荪应放在阴凉、干燥、通风处保存，不要放在日光直射和高温潮湿的地方，以防霉变。一旦开封后要尽快食用，并保证每次都把袋口扎严，以防受潮；或可放在密封罐内保存。

　　3. 干品烹制前应先用淡盐水泡发，并剪去菌盖头，否则会有怪味。

　　4. 竹荪性凉，脾胃虚寒者不宜多吃。

七、海藻类

（一）海带 ——绿色的海中蔬菜

海带，又称"海草""纶布"，中药名为"昆布"，是一种大型食用藻类，味美而富有营养，被誉为"海中蔬菜"。

【营养及药用价值】

海带性寒、味咸；归肺（经）、胃（经）、肾（经）；所含营养成分首先应该提到的就是碘，其次还含有丰富的卵磷脂、亚油酸等健脑物质，以及维生素A、维生素B、维生素C、维生素D、氨基酸、粗蛋白、纤维素、碳水化合物和钙、磷、铁、钴、氟等成分。具有化痰通络、软坚散结、祛湿止痒、防癌治癌、延年益寿等作用，主要用于甲状腺肿大（瘿瘤）、淋巴结核、慢性支气管炎、肺气肿、高血压病、高血脂、动脉硬化、脂肪肝、肝硬化、肝脾肿大、肥胖症、糖尿病、便秘、浮肿、骨质疏松、皮肤湿毒瘙痒、脚癣、眼结膜炎、鼻出血、慢性咽炎、口腔溃疡、肺癌、食管癌、乳腺癌等病症。

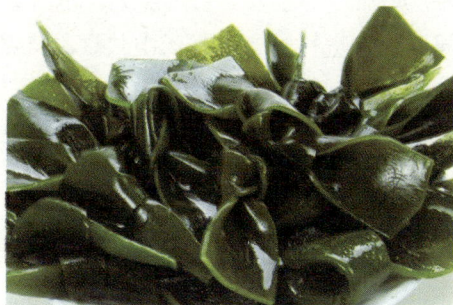

1. 甲状腺肿大：碘是合成甲状腺素的主要原料，海带的含碘量很高，能防治"大脖子"病在中国已是妇孺皆知。可长期用海带当菜佐餐食用；海带60克（洗去盐），黄药子12克，水煎服食海带，每日1～2次。

2. 畏寒：怕冷的人经常食用海带，有利于甲状腺素的合成，有效提高防寒、耐寒能力。

3. 慢性支气管炎、肺气肿：海带适量（洗净、切段），用开水连续浸泡3次（每次2分钟），挤干水，加白糖拌食，每日早、晚各吃1小碗；海带根500克，生姜45克，红糖适量，加水制成450毫升浓糖浆，每餐饭后温水送服15毫升，常服。

4. 心血管疾病：海带、黑木耳各15克（均水发、切丝），猪瘦肉60克（切丝），煮沸，加盐、味精，再用水淀粉勾芡食用，连服。

5. 高血压、高血脂、冠心病、肥胖症：海带、绿豆各150克，共煮至熟烂，加红糖调味顿服，每日1剂；海带100克，草决明15克（布包），水煎，去药渣，吃海带喝汤，每日1次。

6. 肝炎上亢、头痛、眼睛红肿：海带20克，草决明30克，水煎，吃海带喝汤，每日2次。

7. 肝脾肿大：海带25克，荔枝核、小茴香、青皮各15克，水煎服食海带，每日1剂。

8. 脂肪肝：海带适量（洗净、切丝、先蒸一会），猪脊骨1具。脊骨炖汤，汤开后撇去浮沫，加入海带丝炖烂，再加调料调味即可，分2～3日服完，连续3个月左右。

9. 肝硬化腹水：海带30克，牵牛子15克，同放入砂锅内加水煎煮，过滤取汁，每日分2次服用。

10. 糖尿病：海带30克（水发、切丝），竹笋20克（水发、切丝），黄花菜15克，共煮食，每日1次，常服。

11. 便秘：海带60克（水发），煮熟，加调味品顿服，每日1剂，连服数日。

12. 浮肿：海带适量，用红糖少许腌制2日后每天食用；干海带60克（鲜品加倍），洗净、切丝，煮熟后加醋每天食用。

13. 骨质疏松：海带150克，猪骨头1000克，高压锅内大火炖烂，加调味品，每日分2～3次服食。

14. 颈淋巴结核：海带150克，水煎取汁代茶饮；海带150克，醋100毫升，水煎服，每2日1次；海带、海藻各15克，小茴香6克，水煎取汁服，每日2次。

15. 睾丸炎肿痛： 海带、海藻各20克，小茴香6克，水煎取汁服，每日1～2次。

16. 皮肤湿毒瘙痒： 海带、绿豆、红糖各适量，煮粥食用；海带60～90克，猪骨头200克，炖至熟烂，加盐调味，每天分2次食用。

17. 脚癣： 海带丝120克，净猪肥肉100克，白水煮食（不加调料），直至痊愈。

18. 鼻出血： 海带50克，茜草10克，三七6克，冰糖或白糖适量，水煎代茶饮，连服数日。

19. 口腔溃疡： 海带30克（烤焦后研末），冰片5克，混匀，加香油调匀，每晚睡前涂敷患处，直至痊愈。

20. 急、慢性咽炎： 海带（洗净、切丝，用沸水烫一下）、白糖各500克。海带用白糖腌制3日后食用，每日早、晚各食30克。一般2～3天可愈。

21. 体弱： 日本盛行海带与豆腐同吃，认为这种搭配是"长生不老"的妙方。研究证明，日本的高寿者头脑清晰、眼不花、耳不聋、背不驼的原因之一，就是他们常将海带等海藻类食物与豆腐同吃。可用海带60克（水发后切成长条），水豆腐250克，加水共煮约半小时，再加油、盐等调料，每日分2次服用。

22. 癌症： 食疗药理研究表明，海带提取物对多种癌细胞有直接抑制和杀灭作用，诱导癌细胞"自杀"；所含粗纤维能促使排便，排除肠道致癌物质；海藻酸钠与致癌物质锶、镉有很强的结合力，可将它们排出体外。

（1）甲状腺肿瘤、食管癌： 海带、猪肉各50g，醋、盐、味精、料酒、生姜丝、葱花各适量。先将海带、猪肉与醋、料酒、生姜丝、葱花同入锅中，用文火煨炖成泥糊状，后加入味精搅匀，放入冰箱冻成固体，佐餐当菜食

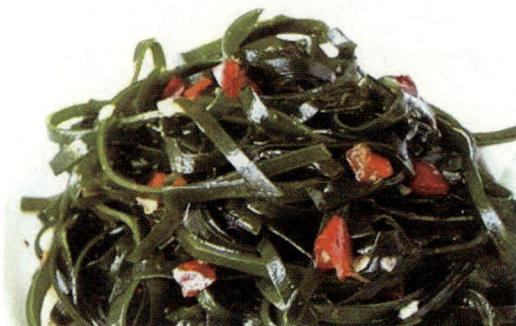

用（若食后脘腹疼痛则改为热服）。

（2）**肺癌：** 海带 50 克（切丝或研末），米醋 300 毫升，混合腌制，密闭贮存，每日服用 10 毫升，或每天以此醋调制菜肴用。

（3）**乳腺癌：** 海带被誉为乳腺癌的"免死金牌"，可用海带、海藻、石花菜各 15 克，连煎 2 次，将两次的药汁混合服用，每日分 2 次服，连服。

（二）天然碘库 ——**紫菜**

紫菜，又名"子菜""索菜"，也是一种营养丰富的海藻。如今，味道鲜美的即食紫菜甚至已经成为很多人非常喜欢的零食了。

【营养及药用价值】

紫菜性寒，味甘、咸；归肺（经）、肾（经）；含有蛋白质、脂肪、碳水化合物、维生素B、维生素C、氨基酸、粗纤维、胡萝卜素以及碘、钙、磷、铁等物质。尤其以碘的含量较高，比一般海产品高出 4 倍以上，每 2 克紫菜（相当于 2 小包即食紫菜）就含 80 ~ 90 微克碘，有的甚至高达 150 微克。这已经大大超过了世界卫生组织制定的成年人每日摄碘量的标准了。

药用以干燥紫菜为佳品，有清热化痰、软坚散结、润肠通便、利尿消肿等作用，主要用于甲状腺肿大、淋巴结核、肺脓疡、支气管扩张、慢性支气管炎、高血压、心中懊侬、胃癌、便秘、淋证、小便不利、水肿、睾丸肿痛、脚癣、耳鸣、咽干喉燥等病症。

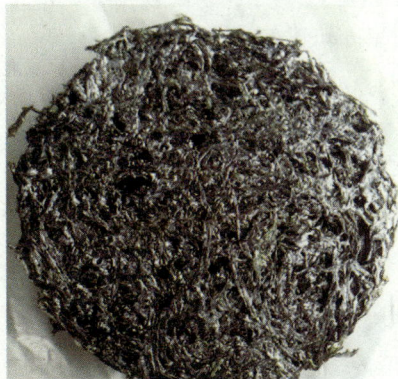

1. 甲状腺肿大：紫菜 10 克，猪瘦肉 100 克，煮汤食，每日 2 次；紫菜 90 克，黄药子 60 克，高粱酒 500 毫升，将紫菜和黄药子干燥后研成极细颗粒，在 50 度以上白酒中浸泡 10 日，每次饮 15 毫升，每日 2 次。

2. 淋巴结炎、淋巴结核：每日用紫菜适量烧汤佐餐食用；或者紫菜 20 克，水煎服食，每日 2 次；紫菜 20 克，文蛤肉 250 克（洗净），绿豆粉丝 60 克，荸荠粉 30 克（用水调稀），鸡蛋 2 个（搅匀）。文蛤肉放入锅内，加清水适量，文火煲熟；放入粉丝、马蹄粉、鸡蛋，煲沸后熄火，最后放入紫菜调味佐膳。每日分 2 ~ 3 次服完，可连服 2 ~ 3 个月。

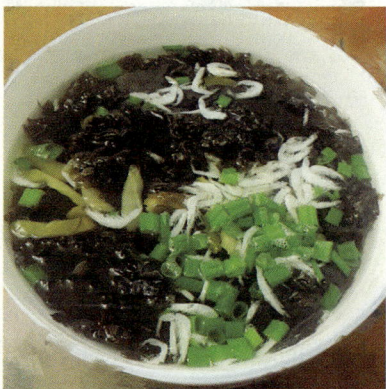

3. 肺热咳嗽：紫菜 10 克，白萝卜 100 克，水煎服，每日 2 次。

4. 肺脓疡、支气管扩张：紫菜适量，研极细末，炼蜜为丸，每次饭后服 6 克，每日 2 ~ 3 次。

5. 慢性支气管炎：紫菜、远志各 15 克，牡蛎 30 克，水煎服食，每日 1 次。

6. 心烦、咽干喉燥：紫菜 30 克，虾仁 10 克，馄饨 30 个。先煮馄饨，待九成熟时加入紫菜、虾仁，再加适量精盐、葱花、姜丝后食用。

7. 高血压病：紫菜 20 克，决明子 15 克，水煎取汁服，每日 1 次。

8. 便秘：紫菜 10 克，麻油 2 小勺，酱油、味精各少许。每晚饭前半小时用开水冲泡，待温服用，一般次日清早即可排便。

9. 淋证（下焦湿热）、小便不利、水肿：紫菜 30 克，益母草、玉米须各 15 克，水煎取汁顿服；紫菜 10 克，连皮冬瓜 200 克，煮汤食；每日 2 ~ 3 次。

10. 睾丸肿痛：紫菜、海藻各 15 克，小茴香 6 克，水煎取汁服，每日 2 次。

11. 胃癌：紫菜、牡蛎、石决明、海浮石、海藻、昆布、蛤粉各 25 克，水煎代茶频饮。

12. 脚癣（湿热型）：紫菜适量，开水浸泡常服；紫菜、车前子各 25 克，水煎取汁服，每日 2 次；紫菜 30 克，冬瓜皮 25 克，薏苡仁 15 克，水煎服食，每日 2 次。

13. 肾虚耳鸣： 紫菜 15 克（水发），大胡萝卜 1 个（切片），食用油 2 匙。食用油烧热后先炒胡萝卜 8 ~ 10 分钟，加水适量，文火炖煮 5 分钟后放入紫菜，再煮 5 分钟后加入适量盐即可食用，每日 1 ~ 2 次。

14. 遗精、阳痿： 经常用紫菜佐餐，对男子遗精、阳痿以及男女更年期综合征也有一定疗效，常服可补气益血、延缓衰老。

> **注意事项**
>
> 1. 成年人每天食紫菜以七八片为宜，长期过量食用，恐会因为摄入过多的碘而有发生"甲亢"之忧。
> 2. 紫菜性寒，素体脾胃虚寒、便溏腹泻者慎用。
> 3. 多食紫菜会令人腹胀、腹痛、吐白沫，即时饮少量热醋便可缓解。

附：海参 ——功抵人参的"海味之珍" ①

海参为棘皮动物，又名"海鼠""海黄瓜"，生存历史在 5000 万年以上，是海底世界少有的高蛋白、低脂肪、低糖、无胆固醇的营养保健食品。同人参、燕窝、鱼翅齐名，被冠为"海八珍"之首。

据《本草纲目拾遗》记载： "补肾，益精髓，摄小便，壮阳疗痿，其性温补，足敌人参，故名海参（海中人参）。"自古以来，陆有人参，海有海参，身价名贵，两参齐名。既是营养丰富的高级滋补品，又具有很高的药用价值，被称之为"海味之珍""百补之王""抗癌灵丹""长寿之神""生命的保鲜剂"。

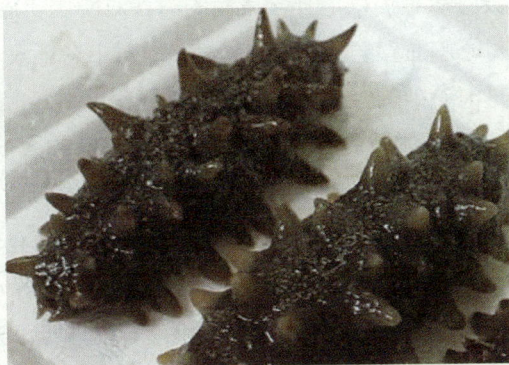

---
① 海参属动物类，由于是生活中常见食材，故附于此处介绍。海蜇同此。

随着生活水平的提高，海参等海洋滋补食品不再只是宴席上的美味佳肴，也进入了寻常百姓家。水发后的海参肉质细嫩、味道鲜美、易于消化，非常适宜年老体弱、妇女、儿童以及久病气血不足的人食用。

【营养及药用价值】

海参性微寒，味甘、咸；归肺（经）、肾（经）、大肠（经）；含有丰富的水溶性（胶原）蛋白质、脂肪、酸性黏多糖、氨基酸（精氨酸、赖氨酸等）、维生素B_1、维生素B_2、烟酸、尼克酸、海参毒素（皂苷）以及钙、磷、铁、钾、锌、锰、铜、碘、钼、硒、硅、镍、锗、钒等50多种成分。具有润肺止咳、养血润燥、清热化湿、通利二便、利水消肿、补肾益精、降压降脂减肥、健脑益智、提高免疫力、防癌抗癌等功效，主要用于精血亏损、虚弱劳怯、肺虚咳嗽或咯血、肠风便血或肠燥便秘、肝炎、黄疸、神经衰弱、失眠、记忆力低下、高血压、高血脂、动脉硬化、心梗（修复陈旧性心肌梗死）、脑梗、脑血栓、糖尿病、肥胖、性功能下降、遗精、阳痿、早泄、癌症等。是高血压、高血脂、动脉硬化、冠心病、糖尿病、肥胖者、外科手术后、癌症及放疗化疗病人的理想食疗佳品。

海参同人参一样，如果皂苷含量高，则药用价值高，但可能味道不好，不宜作菜肴。若按食用价值，肉质厚、皂苷含量低的海参食用价值高（如刺参等）；若按药用价值，皂苷和黏多糖含量高的海参药用价值高（如北极海参等）；皂苷含量高的海参对防癌抗癌价值大；黏多糖含量高的海参对心脑血管病症的食疗价值高，对中老年人、脑力劳动者、肿瘤患者较好，是海参中的极品。但也因为皂苷含量高，食用时会有点异味。

1. 体质弱、免疫低下： 常食海参的人很少感冒，因为海参中所含有的丰富蛋白质、精氨酸等是人体免疫功能所必需的物质，能预防疾病感染，调整机体的免疫力，对感冒等传染性疾病有很好的预防功能。

2. 燥咳： 海参、银耳、荸荠、麦冬各60克，蜂蜜适量。先将荸荠、麦冬水煎后过滤取汁，再将海参、银耳切碎放入药汁浓煎溶化，加蜜收膏。每次开水冲服15～20克，每日3次。

3. 肺结核咯血及各种出血： 海参1个（洗净），白及粉10克。加适量水煎煮，吃海参喝汤；海参 250 克，白芍 120 克（焙干），龟板 60 克（炙酥），共研为细末，每次温开水送服 15 克，每日 3 次。

4. 胃及十二指肠溃疡： 海参（连肠）适量，焙干研末，每次冲服 1.5 克，每日 2 次，连服 3 天以上。

5. 休息痢： 海参适量，每日煎汤服食。

6. 肝炎： 海参对各种肝炎的肝功能恢复和乙肝病人"三阳"转阴有一定促进作用，比常规药物疗效为好。

7. 失眠、记忆力减退： 食用海参对改善睡眠、提高记忆力有很强的促进作用。精氨酸在海参中含量比其他生物体内高，对神经衰弱有特殊疗效；而海参中的钙、烟酸、赖氨酸等元素对消除大脑疲劳、增强记忆力也有突出功效。

8. 高血压、动脉硬化、冠心病： 海参 30 克，加水炖烂；再加适量冰糖煮一会儿，每天早、晚空腹服食；海参 250 克（水发后切成丁块），糯米 100 克，煮熟后加冰糖 200 克混匀服食。

9. 脑血栓、中风痉挛性瘫痪麻痹： 海参 4 个（水发），猪蹄 2 个（洗净），共煮食，每日 1 次，常吃。

10. 高血脂、脂肪肝： 常吃海参能够降低血压，预防心血管病，抑制胆固醇的合成，调节血脂，防止脂肪肝的形成。

11. 高血糖： 海参中的钾对机体中胰岛素的分泌起重要作用，所含有的钒和酸性黏多糖具有降低血糖活性、抑制糖尿病发生的作用。可用海参 3 个、鸡蛋、猪胰子各 1 个，同煮食，每天 1 次，连服 3 天；海参、鸡蛋各 3 个，猪胰子 1 个，地肤子 6 克，向日葵杆芯 6 节，水煎煮，吃海参、鸡蛋、猪胰，喝汤。

12. 疲劳： 海参中的精氨酸、烟酸、酸性黏多糖以及钾、镍等元素，均有明显的消除疲劳、调节神经系统的功能。

13. 病后体虚、产后体弱、气血不足： 海参（水发、切片）、猪肉（切片）各适量，煮烂调味服食，连服半月；海参 100 克（水发），冬菇（水发）、笋片各 20 克，熟火腿 10 克（切碎），味精、盐、料酒、葱、姜、湿淀粉、胡椒粉少许，用鸡汤煮食。

14. 贫血： 鲜海参 1 ~ 2 个，每日煮食（连汤带肉）；海参 1 个（干鲜品均可、洗净），冰糖、黑木耳（洗净）各适量，文火炖烂，每日服食 1 次。

15. 虚火燥热： 海参（水发、切片）、白木耳（水发、切碎），猪大肠 1 段。将海参和木耳放入猪大肠中煮熟，分次而食。

16. 久病阴虚火旺、耳鸣、腰膝酸软： 海参 4 个（水发），公鸡 1 只（宰杀、洗净、切块），一同煮烂，吃肉喝汤。

17. 肾虚腰痛： 海参 50 克，当归、枸杞子各适量，羊肾 1 对。共炖烂食用，每日分 2 次吃完，连续食用 1 周以上。

18. 性功能低下： 海参是拥有精氨酸的"大富翁"，精氨酸是构成男性精子细胞的主要成分，具有调理内分泌、调节性激素的功能；所含的锌、酸性黏多糖、海参素等活性物质，也具有增强性功能、延缓性腺衰老的作用，是补肾佳品。

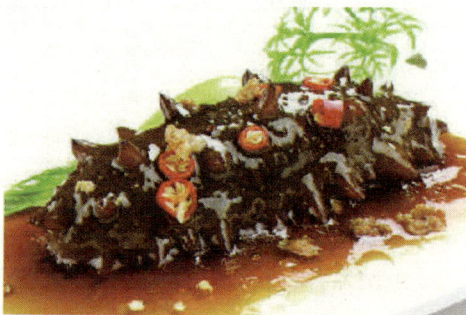

19. 肾虚精稀、遗精、阳痿、女子性冷淡： 海参 2 ~ 3 个（水发、切成丝），粳米适量，煮粥，加佐料调食；海参 2 ~ 3 个（水发、切片），狗肉（或羊肉）100 克（洗净、切片），加盐、姜、酒炖熟，吃肉喝汤（尤适于冬季）。

20. 月经不调： 干海参 10 克（烧存性、研成细末），阿胶 6 克（用半杯水冲化、炖至熔化），加入海参末调匀，早晚空腹时以米汤冲服，每日 2 ~ 3 次。

21. 孕胎问题： 清代《随息居饮食谱》中说，海参能"滋阴补血、健阳润燥、调经、养胎、利产"。女性朋友特别是怀孕的女性，经常食用海参，可以为胎儿大脑神经系统的发育提供丰富的脑黄金，促使宝宝智力发展。有对 100 名孕妇累计食用海参 1 千克的跟踪观察，出生的婴儿无一例弱智。因此，海参产区有"千元海参换一个健康聪明宝宝"的说法。

22. 儿童生长发育问题： 海参中丰富的精氨酸、赖氨酸、牛磺酸、钙、磷、碘、铁、锌，是人体发育成长的重要物质，直接参与人体本身的生长发育、免疫调解、伤口愈合、生殖发育等生理活动，在人体能量储备和运转中起着重要作用。

23. 儿童佝偻病、成年人骨质疏松： 海参中丰富的钙、磷、锰、铜、锗、硅等元素对预防婴儿佝偻病、成人的骨质疏松症或骨质增生症、骨骼异常、畸形、牙质及釉质发育不良都有好的作用。

24. 精血亏虚，须发早白： 海参300克（水发、切条状），枸杞子15克（开水泡发），桑葚果10克，植物油适量。先将海参入热油锅中翻炒，汤沸后改小火，至熟时加入枸杞子、桑葚果，拌匀，即可佐餐食用。

25. 关节病： 海参的医疗作用最早被用于慢性关节炎、肌腱炎、关节扭伤及韧带拉伤等的治疗中。美国和澳大利亚的风湿病专家用海参治疗骨关节炎及类风湿关节炎的临床试验研究显示，海参对骨关节炎及风湿性关节炎确有疗效。接受治疗的患者病情明显好转，病人握拳有力了，患关节晨僵时间缩短，血液检查指标恢复正常，而且没有副作用。

26. 肢体损伤及术后修复： 精氨酸对机体损伤后的修复具有特别功效，病人手术后适量食用海参可明显缩短康复时间，故海参被誉为"百补之王"。

27. 痔疮出血： 干海参适量（烧存性、研细末），每次冲服2克；干海参10克（烧脆、研末），阿胶5克（对半杯水，炖至溶化），与海参末一起，空腹时米汤送下，每日2～3次。

28. 肿瘤： 海参中的皂苷、酸性黏多糖对癌细胞有一定的抑制作用；硒、锗、钼等元素对防治食道癌、肺癌、乳腺癌、结肠癌等都有效果。

29. 辐射伤害： 现代科学研究表明，经常食用海参还能够增加人体的抗辐射机能。

30. 皱纹、衰老： 海参含有重要的自由基清除剂，能提高机体抗氧化能力；胶原蛋白、精氨酸、硫酸软骨素等能养颜美容、保护皮肤，从而起到延缓衰老作用。

注意事项

　　感冒、咳喘、大便溏薄、急性肠炎和细菌性痢疾、湿邪阻滞、出血兼有瘀滞的患者不宜食用。儿童不宜过量。

附：滋阴润燥、软坚散结的海蜇

海蜇，又名"海蛇""水母""海中宅"，渔民捕捞加工后称其上部帽状伞体为"海蜇皮"或"白皮子"，下部的头、触手等为"海蜇头"。海蜇皮制成后呈半透明圆片状，有韧性，上等的海蜇皮为白色或乳白色，片大平整，肉厚有韧性，无黑斑；质量上乘的海蜇头呈白色、黄褐色或红琥珀色，肉质厚实，无泥沙等杂质，口感较海蜇皮脆而有韧性。论其食用和药用价值，海蜇头优于海蜇皮，是海蜇中的精品。

海蜇的食用方法：将已充分泡发好的海蜇切成块或丝，用70℃的热水略焯一下，焯过之后最好立即放入冷水中冷却，这样海蜇不但充分涨发，而且能增加清脆感，凉拌、热炒均不失其原味。食用凉拌海蜇时，最好在食用前临时加醋、盐等调料，加早了会使海蜇变韧"走味"，影响口感。热炒时加热时间不宜太长。

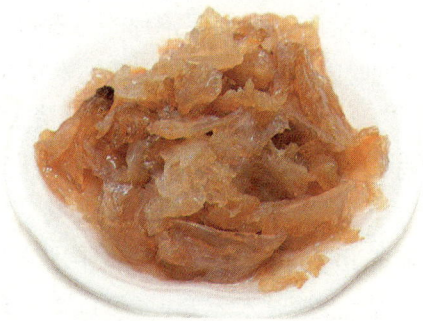

【营养及药用价值】

海蜇性温、味咸；归肝（经）、肾（经）；含丰富的蛋白质、碳水化合物、维生素A、B族维生素、碘、钙、磷、铁等，而脂肪含量偏低。有养阴止咳、润肠通便、清热化痰、软坚散结、降压降脂、软化血管等作用，主要用于烦热口渴、阴虚肺燥、痰热咳嗽、甲状腺病、食积、脘腹胀满、大便燥结、高血压、高血脂、淋巴结核等病症。

1. 热病伤津、心烦口渴：海蜇头（漂洗去咸味）、荸荠（洗净，最好削皮）各60～90克，煮汤服食。

2. 小儿外感风热：海蜇15克，金银花、桑叶、连翘各10克，薄荷3克。水煎取汁分2次服，每日1剂。

3. 肺热咳嗽或阴虚燥咳、痰浓黄稠：陈海蜇100g（洗净、切碎），蜂蜜50毫升（或冰糖30g），拌匀，蒸熟食；海蜇、荸荠各适量，煮汤常服；

鲜海蜇（洗净、切丝）、荸荠（去皮、洗净、切开）各500克，猪瘦肉60克（洗净、切片、用盐稍腌），生姜2～3片。海蜇、荸荠放入锅内，加清水适量，武火煮沸后，文火煲半小时；再放入猪肉片和姜片，煲几分钟后食用，常吃。

4. 肺脓肿、支气管扩张症等咳嗽痰多：海蜇120克（洗净、切碎），萝卜150克（洗净、切碎），水煮取汁，频频饮服；陈海蜇150克（洗去盐味），胡萝卜200克（连皮），荸荠150克（去皮），同煮汤，频频饮服。

5. 慢性支气管炎、阴虚久咳、咳而不爽、口干咽燥：陈海蜇（洗去盐味）、冰糖各适量，拌匀，蒸熟食用；海蜇头60克（水中漂浸2～3天，每天换水1次，然后洗净、切成碎末），荸荠120克（洗净、可连皮切碎），加水适量，先用旺火煮沸，再改小火煎煮1小时，分2次食用，常服。

6. 肺结核阴虚内热燥咳：海蜇适量（洗净、切丝），配以黄瓜丝、虾仁末、香菜段以及适量精盐、白糖、芝麻油、醋，拌匀常吃。

7. 哮喘：海蜇皮50克（洗净、切碎），鲜猪肉100克（或鲜猪血200克），炖熟吃，每日1次。

8. 单纯性甲状腺肿：海蜇含碘量较多，有很好的补碘作用。

9. 心脑血管疾病：海蜇含有类似乙酰胆碱的物质，能扩张血管，降低血压，所含的甘露多糖胶质对防治动脉硬化也有一定功效。

10. 高血压、头昏脑涨：海蜇头120g（漂洗去咸味），荸荠360g（连皮），水煎至浓稠，空腹顿服或分2次服，每日1剂；待血压稳定后，改用海蜇30克，荸荠120克，煮食。

11. 小儿饮食积滞、消化不良：海蜇60g（洗净、切碎），荸荠100g（去皮），加水煮熟（水将干为好），去海蜇，吃荸荠。

12. 胃溃疡：海蜇（洗净、切碎）、大枣（去核）、红糖各250克，加水煎熬成膏，每次用温开水冲服1匙，每日2次。

13. 津伤痰结性便秘：海蜇头60g（洗净、切碎），荸荠90克（连皮），水煎至浓稠，空腹顿服或分2次服。此方特别适合于从事理发、纺织、矿工、粮食加工等与尘埃接触较多的工作者食用，能够清肠胃、去尘积，加快体内毒物的排出。

14. **妇女劳损、带下：**海蜇 50 克（洗净、切碎），党参、土茯苓各 30 克，白术、木棉花、鸡冠花各 10 克，水煎分 2 次服，每日 1 剂。

15. **产后乳汁缺乏：**鲜海蜇适量（洗净、切碎），煮汤食用。

16. **更年期阴虚烦热：**鲜海蜇适量（洗净，用 70℃ 左右的热水略焯一下，立即放入冷水中冷却，然后切丝），煮汤常服；鲜海蜇（处理同上）、黄瓜（切片）各适量，加麻油、酱油、味精少许，凉拌食用。适用于男女更年期阴虚烦热者食用，有调肝肾、益肾阴、除烦热作用。

17. **淋巴结核：**海蜇（陈久者、漂淡）、大荸荠、大芋头（切片、晒干、研细末）各适量。海蜇、荸荠煎汤，拌芋头粉为丸（如梧桐子大），每次用海蜇皮荸荠汤送服 3～5 克，每日 2～3 次。

18. **醉酒：**海蜇头（漂洗去咸味）、荸荠（洗净）各 60～90 克，煮汤顿服。

19. **其他：**此外，海蜇还有一定的滋润皮肤和防治肿瘤的作用。

注意事项

1. 新鲜的海蜇不宜食用，需要用食盐、明矾经过 3 次加工、腌制，过滤去水分后食用。

2. 新买的海蜇含有泥沙，须用 50% 浓盐水浸泡、搓洗干净，尤其海蜇头的褶皱处泥沙很多，要多洗几遍，然后再用冷水泡 2～3 天，除去盐、矾之苦咸味。注意每天换水，防止腐烂。

3. 海蜇性寒，脾胃虚寒者不宜；生食难消化，故食之不可过量。

4. 家庭存放海蜇，可放在坛子内，密封坛口，使其不至于风干收缩。但忌与白糖同腌，否则不能久藏。

八、调味品类

（一）小小花椒作用大

花椒是中国特有的香料，原产地主要在四川与陕西交接地带，所以它是四川、陕西老百姓日常生活中家庭烹调的常用芳香佐料，并被列为调料"十三香"之首，无论荤素、小菜、红烧、卤味、泡菜等均要用到它，也可粗磨成粉和盐拌匀为椒盐，还可以榨出浓厚醇香的花椒油。由于四川的花椒在全国最为驰名，陕西次之，故又名"川椒""蜀椒""秦椒""山椒"。相信读者们对它也并不陌生。

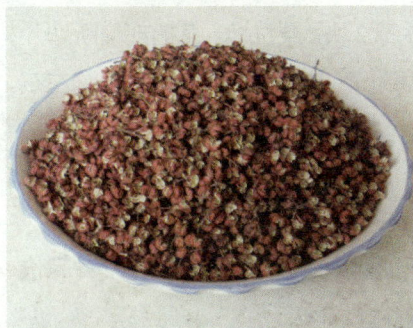

花椒在油中炸熟后香味才会溢出（但炸花椒时油温不宜过高）。炒菜时在锅内热油中放几粒花椒，发黑后捞出，留油炒菜，菜香扑鼻；把花椒、植物油、酱油烧热，浇在凉拌菜上，清爽可口；腌制萝卜丝时放入花椒，味道绝佳。

【营养及药用价值】

花椒性热、味辛且麻，有小毒；入脾（经）、胃（经）、肝（经）、肾（经）；含有丰富的碳水化合物、蛋白质、B族维生素、维生素E、膳食纤维、不饱和有机酸、挥发油以及钾、钠、钙、镁、磷、铁、硒、锌、锰、铜等微量元素。

花椒不仅是常用的调味品，而且是一味重要的中药（药用以色红开口者为佳，果皮名"椒红"，种子名"椒目"，均作药用，没有开口者不能入药）。李时珍在《本草纲目》中记载："花椒坚齿、乌发、明目，久服，好颜色、耐老、增年、健神。"花椒含有挥发油，芳香气味十分浓烈，能除各种鱼肉的腥膻气味，芳香健胃，促进唾液分泌，增加食欲，温中散寒，扶助阳气，扩张血管，降低血压，杀虫解毒，温燥除湿，疏风止痒，主要用于治疗肺寒咳嗽、脾胃虚寒、食欲减退、脘腹冷痛、虫积腹痛、上吐下泻、痢疾、风寒湿痹、阳虚怕冷、寒性痛经、牙痛、疝气、阴痒、湿疹、癣疮等。

现代药理抑菌试验研究表明：花椒中的挥发油可提高体内巨噬细胞的吞噬活性，进而可增强机体的免疫能力。花椒对金黄色葡萄球菌、肺炎双球菌、溶血性链球菌、白喉杆菌、炭疽杆菌、白色葡萄球菌等 10 种革兰阳性菌，以及大肠杆菌、痢疾杆菌、伤寒及副伤寒杆菌、绿脓杆菌等致病菌和部分皮肤真菌均有明显的抑制作用，对机体局部也有麻醉止痛作用。

1. 感冒发热、头痛、时行瘟疫：花椒、侧柏叶各适量，共捣碎，放入酒瓶内，倒入 45 度白酒，密封浸泡（经常摇动），半个月后随量服用，在呼吸道及消化道传染病流行季节，每日早晨空腹温饮 10 ~ 20 毫升。

2. 风寒咳嗽：花椒 20 粒，梨 1 个，冰糖 2 块。梨洗净，靠柄部横断切开，挖去中间核后，放入花椒和冰糖，把梨柄盖好，放入碗里，上锅蒸半小时左右，成人 1 次吃完，小儿分 2 次吃完。

3. 脾胃阳虚、寒湿阻滞、食物不化、泻下稀水：花椒 30 克，苍术 60 克，研为细末，醋糊为丸，每次温开水送服 6 ~ 9 克，每日 2 次。

4. 消化不良、脘腹胀闷、慢性胃炎：花椒、干姜、橘皮、甘草各等份，微炒、研末，饭后服用，每次 3 ~ 6 克，每日 2 次。

5. 寒性腹痛：花椒 3 克，干姜 6 克，香附 12 克，水煎取汁服，每日 2 次。

6. 夏令伤湿、冷泻不止：川椒 50 克（去籽和未开口者，慢火炒香），肉豆蔻 25 克（面裹、煨），共为细末，以粳米饭和为丸，如黍米大，每次用米汤送服 10 粒，每日数次；川椒 50 克（去籽，炒），研为细末，以醋糊丸，如梧桐子大，饭前用温开水送服 20 ~ 30 丸（小儿减半）。

7. 恶心呕吐：花椒 200 克，微炒后研为细末，面糊为丸如蚕豆大，每次以醋汤送服 10 丸，每日 1 次；花椒 9 ~ 12 克，植物油 50 ~ 80 克，用植物油将花椒炸焦后弃椒留油，待油温后 1 次顿服。

8. 嗳气、呃逆不止： 川椒 150 克，炒焦、研末，用面糊丸，如梧桐子大，每次用醋水送服 10 丸，每日 2 ~ 3 次。

9. 痢疾： 花椒 9 ~ 12 克，红糖 15 ~ 20 克，水煎取汁服，每日早晚各 1 剂。

10. 胆道蛔虫症之呕吐、腹痛： 川椒 30 克（小火微炒），乌梅 9 克，水煎取汁服，每日分 2 ~ 3 次服。

11. 蛔虫性肠梗阻： 花椒 5 ~ 10 克，麻油 100 ~ 200 毫升，麻油置锅中煎熬，投入花椒，至花椒微香即捞出弃去；待花椒油微温时分 2 次服用，间隔 2 ~ 3 小时。一般 15 ~ 30 分钟可止痛、排便，有的同时排出蛔虫。如梗阻时间过长、中毒症状明显且有肠坏死或阑尾蛔虫可能者，不宜服用。

12. 蛲虫病： 花椒 50 克，加水 1000 毫升，煮沸 40 ~ 50 分钟，过滤取汁，取微温滤液 25 ~ 30 毫升保留灌肠，每日 1 次，连续 3 ~ 4 次。

13. 早、中期血吸虫病： 花椒适量，炒焦、研成粉末，装胶囊，成人每天 5 克，分 3 次服，20 ~ 25 天为 1 疗程。服药后食欲增加，肝脾有不同程度的缩小。

14. 颈肩腰腿痛： 上好花椒 50 克（打成粉末），放入 55 度的白酒中浸泡 1 ~ 2 天，用棉球或软布蘸花椒酒在疼痛的部位来回搓擦，待局部发热后再捂上温度适中的热水袋。疼痛严重的先捂一会儿，再用酒搓，搓热后再敷，反复进行。如果能再在疼痛处用艾条熏烤 20 ~ 30 分钟，边熏边擦，每天配合着喝生姜茶，效果更好。

15. 膝关节疼痛： 花椒 50 克（压碎），鲜姜 10 片，葱白 6 段（切碎），混合，装在包布内置于膝关节处，再将一温度较高的热水袋放在药袋上，热敷 30 ~ 40 分钟，每日 2 次。

16. 关节肿痛、肌肉瘦削、肢体酸软无力甚或瘫痪： 花椒 500 克，嫩松叶（切碎）、嫩柏枝（切碎）各 250 克，混合后微炒，研末，酒泛为丸，饭后服用，每次 3 克，每日 2 ~ 3 次。

17. 慢性肾炎或肾病综合征浮肿腹水： 椒目 60 克，车前子 30 克，共研细末，枣肉为丸，每服 3 ~ 6 克，每日 2 次。

18. 怕冷： 花椒 1 克，胡椒 4 克，共研末，撒在伤湿止痛膏上，敷贴肚脐，每日 1 次。

19. 年老体衰、牙根松动、脾肾阳虚、腰酸腿软： 干花椒 50 克，小茴香 20 克，混合后微炒、研为细末（可炼蜜为丸），每次用温水送服 3 ~ 6 克，每日 2 次。

20. 寒性痛经（寒凝气滞）： 花椒 9 ~ 12 克，生姜 18 ~ 24 克，大枣 10 ~ 20 枚，加水 300 毫升水煎取汁服，早晚分 2 次温服，每日 1 剂；花椒 10 克，胡椒 3 克，共研细粉，用白酒调成糊状，敷于肚脐，外用伤湿止痛膏敷贴，每日 1 次。

21. 回乳困难： 花椒 6 克，红糖 30 ~ 60 克。花椒放砂锅中，加清水 400 ~ 500 毫升，先浸泡后再煎水煮，浓缩成 1/2，再加红糖，于断乳当天趁热 1 次服下，每日 1 次，连续 1 ~ 3 天。绝大多数于服药后 6 小时乳汁即显著减少，第 2 天乳胀消失或胀痛缓解。

22. 妇人阴部剧痒、非以汤水泡洗不能已者： 花椒煎汤内服或坐浴；花椒、吴茱萸、蛇床子各 50 克，藜芦 20 克，陈茶叶 1 撮，盐 30 克。水煎取汁，先熏洗阴部，再行坐浴。

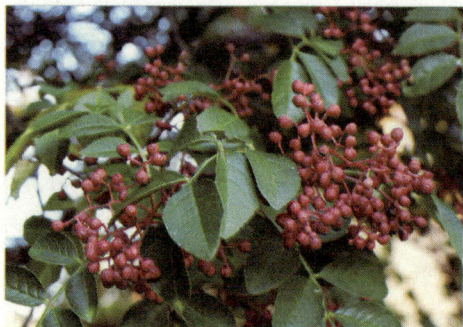

23. 阴囊瘙痒： 花椒煎汤内服或坐浴；川椒、杏仁各适量，捣烂如膏，涂阴囊上而卧。

24. 牛皮癣、湿疹： 花椒 50 克（碾碎），放在 1 斤高度酒中浸泡半个月后使用，每天在患处多擦几次；等病人感觉内热大时，可以在病人的背后刮痧，从心俞穴（第 5 胸椎下旁开 1.5 寸）往下刮到肾俞（第 2 腰椎下旁开 1.5 寸），再从病人腿上的足三里穴（外膝眼重点之下 3 寸）刮到解溪穴（小腿与足背交界处），痧最好出透，2 ~ 3 天后牛皮癣、湿疹即可很快退去；然后再运用食疗补气血，切忌一切寒凉食物。治疗后一般不会有大的复发，只是身体虚弱时可能会有小范围的复发。

25. 漆疮： 花椒适量，煎汤取汁，外洗患处。

26. 痔疮： 花椒 1 把，装入小布袋中，扎口，用开水泡于盆中。先用热气熏洗患处，待水温降到不烫，再行坐浴 20 分钟，每天早晚各 1 次。

27. 手心脚心风毒肿：生花椒细末、盐末各等份，以醋调和，敷患处。

28. 寒湿脚气：川椒适量，炒焦、研细末，装布袋中，白天放置于鞋中，以脚踏之。

29. 脱发：花椒适量，炒干捣碎，加麻油拌匀，每日早晚擦头皮，连用 1～2 周。

30. 秃顶：花椒适量，浸泡在 500 毫升高浓度的白酒中，1 周后使用，以干净的软布蘸此浸液搽抹头皮，每天数次。若能配以姜汁洗头，则效果更好。

31. 白秃：花椒适量，研为细末，加猪油调敷患处。

32. 口疮日久不愈：蜀椒适量（去没开口者、洗净），加面粉适量，拌匀煮粥，空腹服食。轻者每日 1 次，重者每日 2 次，以愈为度。

33. 牙痛：花椒 6 克，陈醋 100 毫升，煎煮取汁，频频含漱；川椒 50 克（去籽），研为细末，以上好白面水泛为丸，如皂角子大，炒热，于所痛处咬之。

34. 龋齿：川椒 9 克，烧酒 30 毫升，浸泡 10 天，过滤取汁，用棉球蘸药酒，填塞于蛀孔内可止痛。

> **注意事项**
>
> 1. 孕妇、阴虚火旺者不宜。
> 2. 多食动火、耗气、损目，消耗肠道水分，造成便秘。
> 3. 花椒保管时要放在干燥的地方，注意防潮，受潮后会生白膜、变味。

（二）胡椒温中解湿毒

胡椒又名"玉椒""浮椒"，分黑、白两种，未成熟者名"黑胡椒""黑川"，成熟者称"白胡椒""白川"，药用以白者为佳。

【营养及药用价值】

胡椒性热、味辛；归脾（经）、胃（经）、大肠（经）；含胡椒碱、挥发油、粗脂肪、粗蛋白、淀粉等营养物质。具有散寒解表、温中止痛、开胃消食、化湿解毒之功效，主要用于外感风寒、寒性咳喘、消化不良、食欲不振、脘腹疼痛、反胃、呕吐、腹泻、痢疾、黄疸型肝炎、肾炎、遗尿、寒性痛经、带下、冻疮、阴囊湿疹、毒虫咬伤、咽炎、牙痛、荤腥鱼肉类中毒等病症。

1. 外感风寒：白胡椒粉 3 ~ 5 克，葱白 3 根（切碎），煮稀饭或下面条时放入，趁热吃 1 ~ 2 碗，盖被而卧，出汗即愈。

2. 风寒咳嗽、痰多泡沫：白胡椒 5 粒，陈皮 3 克，白萝卜 200 克（洗净、切块），生姜 3 片，煎汤早晚饭后各服 1 次；白胡椒 5 粒，大白萝卜 1 个（洗净、切片），麻黄 2 克，蜂蜜 30 克，置碗中蒸半小时趁热顿服，卧床见汗即愈。

3. 虚寒哮喘：胡椒 10 粒，田鸡 1 只（去内脏），将胡椒塞入田鸡腹内，用线缝合，焙至酥脆，研成粉末，每次服 1 克，每日 3 次。

4. 脾胃虚寒、食欲不振：白胡椒适量（研极细末），每日晚餐后半小时左右用温开水冲服 2 克，直至纳食正常为止。

5. 肉食不消化：胡椒粉 6 克，生姜、紫苏叶各 5 克，水煎取汁服。

6. 恶心反胃、呕吐、不欲饮食：胡椒、盐梅核各 3 粒，共研极细末，用姜汁加温开水调服，每日 1 次；白胡椒 10 粒，绿豆 80 粒，共研极细末，分 2 ~ 3 次温开水送服；白胡椒、黄连各等份，研极细末，每次用开水冲服 2 克，每日 3 次；白胡椒、菜豆子各 20 粒，用盐水共炒后研极细末，分 1 ~ 2 次开水送服；胡椒、制半夏各等份，共研细末（或以姜汁为丸），每次以姜汤送服 10 克，每日 2 ~ 3 次。

7. 胃肠虚寒、虚寒性脘腹疼痛（喜温、喜按）：炖肉时加入一点白胡椒以及人参、白术各 20 克；白胡椒、绿豆各等份，共研细末，每次以温黄酒送服 3 克，每日 2 次；白胡椒、杏仁各 7 粒，大枣 3 个，共捣成泥，以

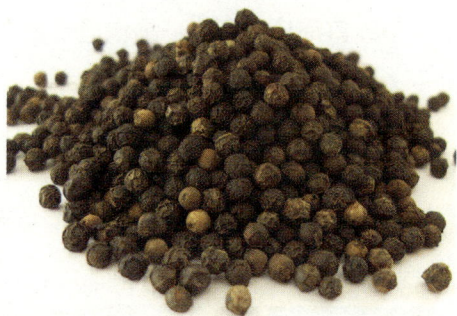

白酒或食醋少许送服，痛则停服；白胡椒粉 25 克，200 克以上活鲤鱼 1 条（宰杀、去内脏、清洗干净），将胡椒粉放入鱼肚中，隔水蒸熟吃，连服 3 ～ 5 日。

8. 胃痛、胃下垂：白胡椒 15 克（捣碎），猪肚 1 个，将白胡椒装入猪肚，文火炖熟，加入调料趁热吃，3 日内分 6 ～ 9 次服完，连用 3 ～ 4 个。

9. 脘腹冷痛、食欲不振、腹泻：白胡椒 1 ～ 2 克（研末），红糖适量，开水冲服，每日 2 ～ 3 次，连续 3 ～ 5 日；胡椒粉适量，泡酒 1 ～ 2 周后取汁涂抹胸口膻中穴（两乳头连线中点）、中脘穴（胸剑结合部与肚脐连线中点）及其附近，每日 1 ～ 2 次。

10. 小儿消化不良性腹泻：白胡椒 1 克（研极细末），葡萄糖粉 10 ～ 15 克，混合，1 岁以下，每次服 0.5 克；1 ～ 3 岁，每次服 0.5 ～ 1.5 克。均每日 3 次，3 日为 1 疗程。

11. 腹泻兼手足清冷：胡椒 15 粒，生姜 6 克，淡豆豉 3 克，水煎取汁服，每日 1 次；胡椒末 3 克，饭团少许，做饼，每晚睡前贴肚脐，连续 3 ～ 5 日；胡椒 10 克，大蒜瓣 2 ～ 3 个，捣烂做饼，每晚睡前贴肚脐，连续 2 ～ 3 日。

12. 痢疾：湿热痢疾用胡椒 10 粒，绿豆 60 粒，共研细末，开水冲服，连服 3 ～ 5 日；胡椒 5 粒，绿豆 3 粒，红枣 2 个（洗净、去核），共捣成泥，每晚睡前敷肚脐（神阙穴），次晨取下，每日 1 次；虚寒泻痢用胡椒、生姜（或炮姜）、淡豆豉各 9 克，水煎温服。

13. 黄疸型肝炎：白胡椒 10 粒（研细为末），鸡蛋 1 个（钻小孔），将胡椒装入蛋中，用面粉加水调成糊状，封蛋口蒸熟后 1 次吃下，每日早晚各 1 次。

14. 肾炎：白胡椒 10 粒（研细为末），鸡蛋 1 个（钻小孔），将胡椒装入蛋中，用面粉加水调成糊状，封蛋口蒸熟后 1 次吃下，成人每日早晚各 1 次，小儿每日 1 次即可，10 日为 1 疗程，休息 3 日后再服第 2 疗程，连服 3 个疗程左右。

15. 遗尿：白胡椒 10 粒（研细为末），鸡蛋 1 个（钻小孔），将胡椒装入蛋中，用面粉加水调成糊状，封蛋口蒸熟后 1 次吃下，成人每日早晚各 1 次，小儿每日服 1 次即可，连服 1 周。

16. 痛经：白胡椒粉 1 克，白酒 30 毫升（烫热），冲服胡椒粉，每日

1 ～ 2 次，连续 2 ～ 3 日。

17. 白带（质清稀，或伴小腹冷痛）： 胡椒（研极细末）20 ～ 30 粒，鸡蛋 1 个，炒食，每日早晨 1 次，连续 7 ～ 10 日。

18. 冻疮： 胡椒、白酒按 1∶9 的比例备料，将胡椒浸入白酒内，7 日后取药涂于患处，直至痊愈。

19. 阴囊湿疹： 胡椒 10 粒（研极细末），放入 2000 毫升水中，煮沸 5 ～ 10 分钟，外洗患处，每日早晚各 1 次。

20. 毒虫咬伤： 先取胡椒适量，水煎取汁，清洗伤口；再取胡椒适量研极细末，以水（或醋、蛋清）调涂患处，每日 2 ～ 3 次。

21. 牙痛： 胡椒 9 粒，绿豆 10 粒，共捣碎后用棉球裹成绿豆大小药丸，咬于患处，涎出即吐出，每日 2 次。

22. 荤腥鱼类中毒： 白胡椒、橘皮各等份，共研细末，每次用温水送服 3 克，每日 1 ～ 2 次。

注意事项

1. 本品为辛热、纯阳之物，热证、目疾患者及孕妇忌服。

2. 黑胡椒对铁板类的菜肴效果最好，因为热度高可以使胡椒的味道更浓郁。

3. 黑胡椒与肉同煮的时间不宜长，因为黑胡椒中含挥发油，受热时间太久会使它独特的香辣味挥发掉。

（三）肉桂飘香保健康

肉桂，属于樟科植物桂树（10 年以上树龄的川桂、细叶香桂等）的干燥树皮，有浓烈的特殊香气。又名"大桂""玉桂""牡桂""紫桂""辣桂""桂皮"，国产肉桂通常称"西玉桂"，进口肉桂通常称"安南肉桂"。

【营养及药用价值】

肉桂，性大热，味辛、甘；归心（经）、脾（经）、肝（经）、肾（经）；

含有碳水化合物、蛋白质、膳食纤维、挥发油、桂皮醛、桂皮酸、肉桂醇、维生素 E 以及钾、钠、钙、锌、锰、铜、铁、硒等元素，这些成分有促进唾液和胃液分泌以及温暖脾胃、增进消化、促进食欲、温补肾阳、温通血脉、散寒止痛的作用。主要用于阳虚怕冷、短气喘促、胃肠感寒、食欲不振、呕吐清水、脘腹冷痛或隐痛、便溏或肠鸣泄泻、风寒湿性关节痛、腰膝冷痛、虚脱脉微、肾阳不足、命门火衰、小便频数清长或尿少浮肿、遗精阳痿早泄、寒性痛经经闭、宫寒不孕、产后腹痛、慢性溃疡久不收口、或上热下寒、头晕耳鸣、面赤足冷、口舌溃破长久不愈者。

现代医学研究表明：肉桂中含的肉桂醛，对中枢神经系统有明显的镇静作用和降压作用；桂皮油有强大的杀菌作用，内服可作健胃和祛风剂，外敷能治疗胃肠胀气。

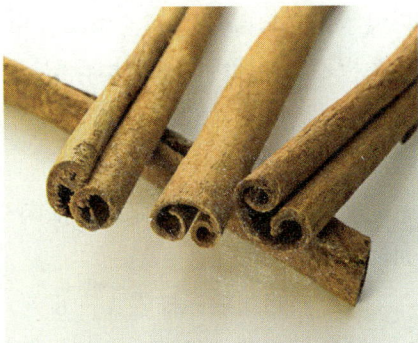

1995 年 1 月 17 日的加拿大《世界新闻周刊》杂志，列举了经西方科学家研究证实用肉桂配蜂蜜能够治愈的诸多病症，且无任何副作用。

1. 免疫低下： 每天服用肉桂和蜂蜜水，能增强人体的免疫系统，保护机体不受细菌和病毒的侵害。

2. 伤风、感冒、咳嗽： 患者每天服 1 汤匙肉桂粉加 4 汤匙蜂蜜的温开水，连服 3 天，感冒就能改善。

3. 消化不良： 饭前服用 2 汤匙撒上肉桂粉的蜂蜜能中和胃酸及帮助消化难消化的食物。

4. 胃痛不适： 将肉桂粉与蜂蜜按照 1∶2 的比例调配，温开水冲服，能缓解胃痛，坚持服用一段时间，还能改善胃溃疡。

5. 嗳气： 根据专家们在日本和印度进行的研究，将肉桂粉同蜂蜜一起冲服，可以很快缓解胃部产生的嗳气现象。

6. 低血压： 肉桂、桂枝各 40 克，甘草 20 克，混合捣碎，开水冲泡代茶饮服 1 周以上。

7. 心脏病： 把肉桂和蜂蜜制成膏剂，敷在胸部，同时早餐时用它当果酱、果冻吃，会降低动脉中的胆固醇含量，避免心绞痛发作。每天坚持服用，可加强心跳，改善呼吸，远离心绞痛的发作。在美国和加拿大等地的养老院里，这种治疗都获得了成功，并发现肉桂和蜂蜜可以软化动脉血管。

8. 高胆固醇： 把 3 汤匙肉桂粉和 2 汤匙蜂蜜溶于 50 毫升茶水中，给高胆固醇患者服下，2 小时内就能使血液中的胆固醇降低 10%。如果 1 天服 3 次，对于慢性胆固醇增高症也有治疗作用。

9. 肥胖： 每天早饭前半小时和晚上睡觉前喝 1 杯等量的肉桂、蜂蜜混合温水，能降脂减肥，甚至能减掉重度肥胖者的体重。即使吃高热量的食物，脂肪也不会在体内过多聚集存留。

10. 膀胱炎： 取 2 汤匙肉桂粉，1 汤匙蜂蜜，以温开水冲服，可以杀灭膀胱里的细菌。

11. 痛经： 桂皮 3 克，山楂肉 9 克，红糖 30 克，水煎三五分钟取汁，月经前分 2 次服下。

12. 产后腹痛： 桂皮 3 ~ 6 克，红糖 12 克，水煎取汁，分 2 次温服。

13. 风湿病： 风湿病人可以每天早、晚各 1 次服用 1 杯用肉桂粉和蜂蜜各 1 汤匙调成的蜜水。经常服用，即使慢性风湿病也有治疗作用。

在哥本哈根大学进行的一项研究发现，1 周内，如此治疗的 200 名风湿病患者中，73 例病人的疼痛完全缓解了，1 个月内，原来因风湿病不能行走或不能随意挪动的病人，大多数开始能够行走，且不感到疼痛。

14. 疲劳： 每天服用等量的肉桂和蜂蜜水，能最大限度消除疲劳，恢复体力和精神。每天下午三点半左右，当精力开始减退时，喝 1 杯肉桂蜂蜜水，可以保持精力旺盛。南美人的生活习惯每天早晨起床第一件事就是冲服 1 杯肉桂蜂蜜水，这样一整天都能保持精力充沛、心情舒畅。

15. 衰老： 经常服用肉桂粉与蜂蜜调制的饮料能减少由年龄老化、自由基积存带来的各种损害。可用 1 汤匙肉桂粉、4 汤匙蜂蜜、3 杯水煮开，制成饮料，每次喝 1/4 杯，每天喝三四次，可保持皮肤细腻、滋润、柔嫩，推迟衰老，益寿延年。

16. 皮肤感染： 以等量的肉桂和蜂蜜粉混合，涂敷于患部，能治愈诸如湿疹之类的多种皮肤感染。

17. 痤疮： 用1汤匙肉桂粉，3汤匙蜂蜜，制成膏剂，睡觉前将膏敷在痤疮上，第二天早晨用温水洗净。坚持使用2周，对痤疮有清除作用。

18. 脚气： 肉桂粉适量，加食醋调敷患处，每日早晚各1次。

19. 癌症： 每天坚持用温开水冲服1汤匙肉桂粉和1汤匙蜂蜜，每日3次，坚持数月。在日本和澳大利亚进行的研究显示，晚期的胃癌和骨癌也可能成功治愈。

20. 耳鸣、耳聋、听力下降： 每天早晚坚持服用等量的肉桂和蜂蜜水，能促进复聪。

21. 咽喉肿痛： 相传春秋战国时期，中国四大美女之一的西施曾服用肉桂治好了咽喉肿痛。一日，西施正抚琴吟唱自编的《梧叶落》，忽感咽喉疼痛不适，遂用大量清热泻火之药，症状得以缓和，但药停即发。后另请一名医，见其四肢不温、小便清长、六脉沉细，乃开肉桂半斤。药店老板对西施之病也略有所知，看罢处方，不禁冷笑："喉间肿痛溃烂，乃大热之症，岂能食辛温之肉桂？"便不予抓药，侍人只得空手而归。西施道："此人医术高明，当无戏言，眼下别无他法，先用少量试之。"侍人便换店买来肉桂，西施先嚼了一小块肉桂，感觉香甜可口，嚼完半斤，疼痛消失，进食无碍，大喜。药店老板闻讯，专程求教名医。名医答曰："西施之患，乃虚寒阴火之喉疾，非用引火归元之法不能治也。"

注意事项

1. 肉桂是大热药物，如有干燥综合征、目赤、鼻干或出血、口干舌燥、咽喉肿痛、大便干燥秘结等热性症状及各种急性炎症时，不宜服用。

2. 慢性肝病、痔疮、癌症、结核病、红斑狼疮、更年期综合征等患者忌服。

3. 阴虚火旺，里有实热、血热妄行的出血病症患者及孕妇均禁服。

4. 古代文献记载：用桂忌用诸葱。可做参考。

（四）温中止痛的大小茴香

茴香，又名"怀香""香籽""香丝菜"，有使人精神振奋、重新添香之意，故名（回香）。有大茴香、小茴香两种，都是生活中常用的调味香料。大茴香颜色紫褐，呈八角星状，故名"八角茴香"，俗称"大料"，是木本植物八角树的果实，为我国特产；有强烈的芳香气味和甜辣味，香气来自其中挥发性的茴香醛。八角是制作冷菜以及炖、焖、卤制菜肴时不可少的调味品，其作用为其他香料所不及，也是加工五香粉的主要原料。小茴香是草本植物茴香菜的种子，它的茎叶部分（茴香菜）也具有香气，常常用来作包子或饺子等食品的馅料（应先用开水焯一下）。

【营养及药用价值】

大小茴香的性味、归经和功能作用几近相似，性温、味辛、甘；入脾（经）、胃（经）、肝（经）、肾（经）；含有挥发油（主要为茴香油、茴香脑、茴香醚、茴香醛、茴香酮、甲基胡椒酚等）、碳水化合物、蛋白质、维生素A、维生素C、维生素E、胡萝卜素、少量脂肪和膳食纤维以及钾、钠、钙、镁、磷、铁等元素。能除鱼肉中的腥膻味，具有醒脾开胃、促进食欲、疏肝理气、和胃止痛、温经散寒、消肿散结等功用，主要用于治疗慢性胃炎、脾胃虚寒、脘腹冷痛、食少吐泻、溃疡病、蛔虫腹痛、慢性痢疾、便秘、虚寒腰痛、遗尿、小便不利、疝气、阴囊肿痛、睾丸肿胀、月经不调、痛经、赤白带下等病症。

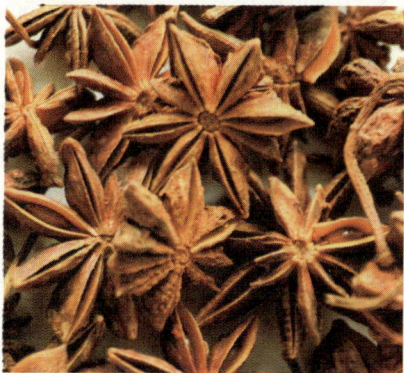

八角对结核杆菌有明显抑菌作用，对金黄色葡萄球菌、肺炎球菌、白喉杆菌、枯草杆菌、霍乱弧菌、伤寒杆菌、副伤寒杆菌、痢疾杆菌、大肠杆菌及常见致病菌均有较强的抑制作用。

1. 胃寒疼痛：茴香油有温中散寒、理气止痛作用，能促进唾液和胃液分泌，增加食欲和胃肠蠕动，帮助消化，有助于健运脾胃、缓解痉挛、减轻疼痛。可以取小茴香少许，炒后煎汤取汁，然后加大米煮粥食用。

2. 肝气犯胃、胸胁及脘腹胀痛： 小茴香 30 克，枳壳 15 克，微炒、研末，每次用温开水或盐开水送服 6 克，每日 2 ~ 3 次；小茴香、枳壳、乌药、川厚朴各 10 ~ 12 克，佛手、陈皮、甘草各 8 克，加水煎至 300 毫升取汁，每日分 2 次温服。

3. 慢性胃炎、胃寒冷痛： 大茴香 9 克，加酒适量煎水服；或研末调白糖冲服，每日 2 次；舌苔白厚、舌质淡、频泛清涎者加桂枝 4 ~ 6 克，干姜 3 克，水煎取汁服；舌苔黄厚者加蒲公英 15 ~ 18 克，藿香、砂仁、白蔻仁各 6 ~ 8 克（后 3 味均后下）。

4. 虚寒性胃痛、溃疡病： 小茴香 6 ~ 9 克，红糖适量，水煎取汁，每日饭前分 2 次服用；小茴香、香附、白芷各 10 克，乌贼骨、田七粉（炒）各 15 克，延胡索 12 克，大黄 6 克，共研极细末，装入胶囊，每饭前空腹时用温开水送服 3 粒，每日 3 次。

5. 寒性腹痛： 小茴香、胡椒各等份，研末，每次用少量白酒送服 3 克，每日 2 次。

6. 小儿吐奶、腹泻： 小茴香 9 克，水煎，代茶饮。

7. 小儿感寒伤食腹胀： 大茴香 30 克，肉桂、生姜、鸡内金各 10 克，共研末，加食盐 250 克，共炒热，装入布袋，趁热敷于小儿脘腹部，每日 1 次，直至痊愈。

8. 消化不良、食欲不振： 茴香 50 克（洗净、研末），大米 200 克，先将大米煮熟后关火，加入茴香末，焖 5 分钟后食用。

9. 蛔虫腹痛： 小茴香 10 克，南瓜籽 20 克，共焙干研末，每天晨起空腹开水送服 10 克，连续 3 日。

10. 慢性痢疾： 小茴香 9 克，石榴皮 15 克，水煎取汁服，每日 1 次。

11. 便秘： 茴香醚具有刺激作用，对消化系统能加速和增强胃肠蠕动，可促进排便，缓解腹部胀痛。可用大茴香 7 个，麻子仁 15 克，葱白 7 根，共研碎、捣烂，水煎取汁服，每日 2 次。

12. 肝脾肿大： 小茴香、青皮、海带各 25 克，荔枝核 15 克，水煎取汁常服，每日 1 剂。

13. 白细胞减少：茴香脑（茴香烯）能促进骨髓细胞成熟和释放入外周血液，有明显的升高白细胞的作用（主要升高中性粒细胞），可用于白细胞减少症。

14. 肾虚腰痛：小茴香 10 克（炒香、研末），猪肾 1 个（剖开、多层不断），分层加入茴香，纸包煨熟，1 日内分 2 ～ 3 次用温黄酒送服，连服 1 周。

15. 遗尿：小茴香 6 克，桑螵蛸 15 克，装入猪膀胱内，焙干、研末，每次冲服 3 克，每日 2 次。

16. 小便不利：大茴香 7 个，麻仁 15 克，葱白 7 根，共研末、捣烂，水煎取汁服，每日 2 次。

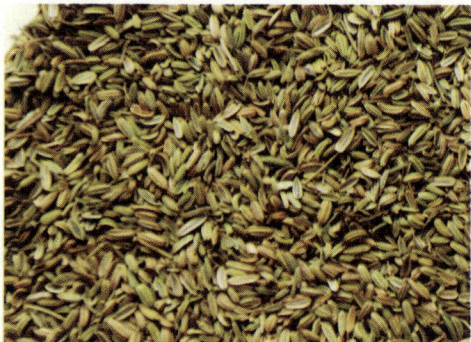

17. 月经不调：小茴香、青皮各 15 克，置于 250 克黄酒中浸泡 3 天。每次饮服 15 ～ 30 毫升，每日 2 次。若不能饮酒者，可以用醋代之。

18. 气滞血瘀之痛经：小茴香 6 克（研末），当归 12 克，枳壳 15 克，后 2 味水煎，饮服时冲入 1/2 小茴香粉，每日 2 次。月经来潮前 1 周左右连续服 4 ～ 5 剂。

19. 赤白带下：小茴香 120 克（炒黄），置于 500 毫升黄酒中，煮沸数次，凉后装瓶备用，一日三餐饭前温服 20 ～ 30 毫升。

20. 产后乳少：小茴香种子加大麦茶冲泡，可增加母亲的奶水。

21. 颈淋巴结核：小茴香 10 克，海带、海藻各 15 克，水煎取汁服，每日 2 次。

22. 睾丸肿胀、鞘膜积液：小茴香、苍耳子各 9 克，水煎取汁服，每日 2 次；小茴香、木香各 6 克，木通、枳壳、黄柏、槟榔各 9 克，白芍、川楝子各 12 克，生薏苡仁 24 克，水煎取汁服，每日 1 次。

23. 睾丸炎肿痛：小茴香 10 克，海带、海藻各 20 克，水煎取汁服，每日 1 ～ 2 次。

24.疝气： 寒疝绕脐痛用小茴香、橘子核、山楂肉各等份，焙枯、研细末、混合，每次用温黄酒送服 6 克，每日 2 ~ 3 次；阴囊坠胀疼痛：小茴香 16 克，胡椒 10 克，共研细末，酒糊为丸，每次用温酒送服 3 ~ 6 克，每日 2 次；小茴香 20 克，山楂核、荔枝核、橄榄核各等份，后 3 种核共烧存性研末，用小茴香煎汤，于清晨空腹送服 10 克，连续 5 日；间歇期疼痛不发作时用大茴香、枳壳各 30 克，共焙干研末，每次用温黄酒送服 3 ~ 6 克，每日 2 次。

清代末年，俄罗斯富商米哈伊洛夫在中国乘船游览杭州西湖，正当他尽情欣赏秀丽风光之时，突然疝气发作，痛得他捧腹大叫。这时，随行的俄罗斯医生束手无策，幸好船夫向他推荐了一位老中医，老中医用中药小茴香 1 两，研成粗末，让米哈伊洛夫用 2 两浙江绍兴黄酒送服。大约过了 20 分钟，他的疝痛奇迹般地减轻并很快消失。得知自己的疼痛是被茴香治好，米哈伊洛夫大呼神奇，此事一时也被传为佳话。

25.年老体衰、牙根松动、脾肾阳虚、腰酸腿软： 小茴香 20 克，干花椒 50 克，混合后微炒、研为细末（可炼蜜为丸），每次用温水送服 3 ~ 6 克，每日 2 次。

26.口臭： 口气重的餐后嚼一粒茴香子可以消除口气。

【小食谱】

茴香豆： 现介绍一下我国近代著名文学家、思想家鲁迅先生笔下的孔乙己特别喜爱吃的茴香豆的做法：蚕豆 500 克（泡一夜后取出控水），茴香、桂皮、盐各 6 克。锅中加水 1000 毫升左右，放入蚕豆（以水没过豆面为准），旺火烧开，不断搅动，沸煮 15 分钟左右，一次性放入茴香、桂皮和盐，搅匀，烧开后再改用中、小火焖煮 1 ~ 1.5 小时，至豆酥入味即成。

注意事项

1. 茴香性燥热，脏腑有实热、阴虚火旺者不宜。

2. 即或是虚寒体质的人，也不宜短期大量食用，每天不宜超过 10 克，多食会有损视力、生疮长疖。

3. 对茴香过敏者忌服。